추만호의
체질 이야기

추만호의
체질 이야기

추만호 지음

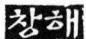

নষ্ট ছেলে

| 들어가기 |

아홉수예요. 주역의 9, 청소년의 19, 노인 나이 99, 은하철도 999 등은 완성의 수라서 넘어서기 어려운 마의 숫자래요. 실인즉 그동안 아빠가 펴낸 책이 19권인데, 이 수를 벗어나기 어렵다는 한탄이 서린 말씀이에요. 다시 말해 이 책이 마의 아홉 고지를 넘어서는 20번째 책으로, 그만큼 쓰기 힘들었다는 뜻이죠. 제가 한 일이란 "아빠는 뭐든 해내는 도사잖아. 아빠 자신을 믿어. 힘내세요, 힘, 힘, 힘. 힘내자!"라고 엄청 격려를 한 것뿐이에요.

고민하대요. 어려운 사상 체질 이야기를 어떻게 해야 쉽게 풀어 쓸 수 있을까, 라고. 생각하기를 중학교 2학년 아이와 대화하면 어떨까, 그것도 사내가 아닌 계집애하고. 그래서 선택한 것이 저예요. 또 생각하기를 오늘날의 급변하는 상황과 흡사한 과거의 역동적인 dynamic 시대상 속의 인물들을 선택하면 어떨까, 그것도 지금껏 살아 숨 쉬는 역사의 고전classic에서. 그래서 선택한 것이 사마천 할배의 『사기史記』래요.

노력하대요. 어떤 번역본 『사기』도 참조하지 않고 직접 풀이하는 수고를 마다하지 않대요. 그래야 원문의 맛을 제대로 느끼고, 희미하게 투영되는 인물의 체질상을 그나마 올곧게 파악할 수 있다고. 그러나 무엇보다 어린 저를 상대하는 일이야말로 가장 힘들었을 거예요.

즐거워하대요. 왜 부끄럽게 내 이야기를 공개하느냐며 항변하자, 이렇게 달래시대요. "아가야, 중학교 2학년 때의 일기를 갖는 행복한 사람이 이 세상에 몇 명이나 될까? 그것도 아빠하고 정담을 나누는 달콤한 추억이 담긴 독서 일기를." 그러고는 "딸내미랑 제대로 이야기를 나눌 수 있는 아빠가 되어 행복하다."며, 오히려 저에게 감사 인사를 하시네요.

이 책의 제1부는 저 사오정 꾸냥(15세, 중학교 2학년)이 우리 사오정 아빠 삼지선인(54세, 도사)과 대화한 내용을 정리한 거예요. 저도 중딩치고는 제법 글을 쓰는 편인데, 아빠 말씀에 논리의 비약과 이탈이 심해 정리하는 데 애를 먹었어요. 전국시대(기원전 440년 무렵)에서 한 고조 유방의 재통일 직후(기원전 195년 무렵) 사이에 활동한 16명의 인물을 사상 체질의 눈으로 읽어 내려가요. 한국출판마케팅 연구소의 『기획회의』 215~228호에 연재한 「책 읽는 바보의 황당한 체질 이야기」를 증보한 것이죠.

제2부는 아빠와 함께 수련하는 취도광인醉道狂人이 정리했어요. 충남 공주의 신문인 『금강뉴스』 69호부터 연재한 「선인仙人께서 이렇게 물으시다」를 옮긴 것이죠. 어떻게 체질을 판단하는가, 체질을 왜 알아야 하는가, 체질별로 나타나는 마음의 변화 상태를 어떻게

다스리는가를 다루죠. 말하자면 제1부의 부록인 셈이에요. 제1부를 읽고 나면 생기는, 그러면 '나는 무슨 체질이지?'라는 궁금증을 풀 수 있게 체질에 대해 가볍게 접근한 글이죠. 하지만 마지막 3장 부분이 무지 어려워요. 특히 3장 맨 끝의 7절과 8절은 정신이 맑은 상태에서만 읽히므로, 반복해서 수없이 정독하고 명상에 잠겨야 한대요. 이제마 할배께서 도무지 이해할 수 없는, 워낙 악명 높은 문체를 구사하신 어른이라 그렇다네요.

  글의 연재를 허락하신 한국출판마케팅연구소의 한기호 소장님과 금강뉴스의 신용희 대표님, 읽을 책을 무한정 보내주는데다 이 책의 출판까지 맡아주신 창해출판사 전형배 사장님께 무어라 감사의 말씀을 드려야 할지 모르겠어요. 좀 쑥스럽네요. 예쁘게 봐주세요. 후훗.

— 딸래미 추연정

| 차례 |

- 들어가기 … 5
- 사오정 우리 아빠, 삼지선인 … 12

제1부 체질 이야기

태양인 이야기
어짊이 의로움에 앞선다 _ 대단한 사나이 **섭정** … 25
성냄 하나로 천만인을 떨게 하다 _ 완벽의 사내 **인상여** … 33
술동이 앞, 누굴 위해 춤추리, 눈물 뿌리리 _ 패왕별희의 대영웅 **항우** … 47

소양인 이야기
사내란 자기를 알아주는 이를 위해 죽는다 _ 터프한 사나이 **예양** … 99
나의 죽음조차 병법이다 _ 병법의 달인 **오기** … 107
천하제일로 자부하다 _ 이론병법의 대가 **조괄** … 119
재삼, 재사라도 달래어 바른길로 이끈다 _ 세객의 초상 **우경** … 126
몸을 낮춰 어진 이의 아래에 선다 _ 천하제일의 공자 **신릉군** … 143
가랑이 사이에서 전쟁의 신으로 _ 허풍쟁이 회음후 **한신** … 160

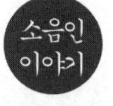 아름다워라, 산과 황하의 굳셈이여 _ 교만탱이 **위 무후** … 199
싸우지 않는 것으로 싸운다 _ 백전노장 **염파** … 204
당대 최고의 담설로써 권위를 꺾노라 _ 포의의 천하지사 **노중련** … 209

소음인
이야기 나를 어떤 임금이라 생각하는가 _ 깍두기 **위 문후** … 229
병법이란 죽을 자리를 다루는 것 _ 명장 **조사** … 236
아아, 장사여, 다시 돌아오지 못하리 _ 강호의 전설 **형가** … 242
누구를 위하여 천하를 근심하나 _ 꾀주머니 **유후 장량** … 259

• 별밤, 못 다한 이야기 … 286

제2부 체질이란 무엇인가

체질감별   체질은 이렇게 안다 … 303
누워 재는 이유 … 307
파악 일반 … 310
일상적인 방법 … 314
자가 파악 … 317

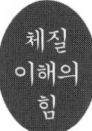
체질 이해의 힘   체질을 왜 알아야 하나 … 323
양생이란 … 327
사상의학의 특성과 일생 … 331
몸이란 … 334
마음이란 … 338

| 체질별
마음의
네 갈래 | 본성 … 345
감정 … 350

본성의 토대 … 355

감정의 토대 … 361

사상인의 장부 … 367

앞뒤 4해와 성정 강화법 … 373

절세박통과 독행대인 … 381

전인의 세계로 가는 길 … 391

... 사오정 우리 아빠, 삼지선인 ...

동네 할머니 : 대나무 베러 왔씨유.

사오정 아빠 : 목욕하는데 오시면 어떡혀유.

동네 할머니 : 괜찮아유(누가?). 어이 목욕하셔, 난 이것만 갖고 가면 된께.

시골살이의 한 장면이다. 아침에 큰 대야에 물 받아놓고 햇볕에 놔두면 물이 따뜻해진다. 아빠는 그 물로 밖에서 목욕을 한다. 야산의 절벽이 펼쳐지다 약간 움푹 들어간 곳에 자리한 우리 집. 우리 집을 둘러싸고 날개처럼 펼쳐진 절벽 양쪽에 대나무 숲이 있어, 봄 여름이면 새벽에 가끔씩 동네 분들이 대나무를 자르러 오신다. 그 할머니는 오늘따라 벌건 대낮에 오시다가 아빠의 멋들어진 팔등신 맨몸을 보신 것이다. 그래서 벌어진 해프닝.

날이 더워져 공부방 바깥문을 열고 자노라면, 동네 할머니들이 방 밖의 자갈을 밟고 지나가면서 자는 모습을 내려다본다. 그냥 하늘에 날아가는 새를 바라보듯.

가끔 유치원과 유아원에서도 견학을 온다. 태권도 배우는 6학년 초등학생이 제일 나이 많고, 세 살배기 어린애들까지 있다. 아빠는 세 살에서 다섯 살까지의 조무래기들이 올 때 가장 기뻐하신다. 원두막 하일정夏日亭이 인기 짱인데, 조무래기들이 그곳에 올라서서 침대의 스프링 타듯 발을 구르고 소리 지르며 난리를 떠는 바람에 그 아래 채약실採藥室에 있으면 금방이라도 무너질 것 같다. 조무래기만 그러냐고? 어른은 말 마셔.

멀쩡한 사내 셋, 하일정에 연이은 채약실 지붕 위에 드러누워 하늘을 본다.

"시부랄, 장승업이 취화선醉畵仙이면 난 취도선醉道仙."

"제~미, 목이 왼쪽 어깨에 붙어버린 난 사경선斜頸仙."

"도로 아미타불. 시간, 공간, 생각도 멈춰버린 난 삼지선三止仙."

도호道號 탄생의 순간이다.

"한낮의 하일정 그림자 속에 누우면 극락이 따로 없어."

사경선의 말에 취도선이 덧붙인다.

"한낮의 하늘 보기는 정말 호사豪奢네. 무릉도원이야."

삼지선도 한마디 거든다.

"오줌 누기도 쉬워. 이런 데가 없어. 무하유지향無何有之鄕이라니까."

그러고는 지붕 끝으로 가서 아래에다 쉬를 한다. 쉿, 절대 흉내 내지 말길.

아빠는 대나무발로 사립문을 만들어놓고도 밤낮 그냥 열어둔다.

방문도 잠그지 않고, 물론 잠금 장치도 없지만, 장기 외출까지 한다. 그러다 누군가 물건을 가져가면 다 그 사람이 주인이라 그렇단다. 그래서 놓아기르던 진돌이 솔도 도저히 못 묶겠다고 주인에게 돌려보낸 게 아닌가. 다음에 진돗개가 생기면 처음부터 묶어 기른다는데, 솔직히 그 말이 믿기지 않는다. 만물은 만물답게 사람도 동물답게, 사람이 아픈 이유는 문화인이라며 몸과 마음을 감싼 데 있다면서, 본성대로를 늘 외치는 분이기 때문이다. 물론 아빠는 반바지만 걸친 아프리카 부시 족 차림이다.

몇 년 전에는 머리와 수염을 내버려둬 꼭 『삼국지』의 장비나 이외수 오라버니 동생 같더니, 머리 깎으라 성화를 좀 부렸더니만 아예 싹 밀어버려 꼭 브래드 피트 형님 같다. 잘 씻지도 않는다, 때가 몸을 보호해주는 거라면서. 옷도 마찬가지다. 한 철에 입성(옷) 두 벌이면 된다면서, 반년에 거의 한 벌로 때운다. 빨래한다고 벗으라 해도 아직 입을 만하다며 버틴다. 우리 집 여자들은 아주 질려버려 가능하면 용모나 입성에 관한 이야기를 안 한다.

이 집 청련도관에 살면서도 처음엔 물과 불로 속깨나 태웠다. 물은 자전거를 타고 가 산에서 약수를 길어 먹는다 하고, 불은 호롱불과 촛불을 쓰면서 자연의 시간에 맞춰 산다 했기 때문이다. 우리 집 여자들이 출입하지 않겠다는 강력한 경고를 보내자, 그제야 전기 놓고 물은 이웃집 지하수를 끌어왔다. 화장실은 자연이 다 화장실이라면서도, 변소에 붓글씨로 측간厠間이라는 당당한 명패를 붙이는 자비를 베풀어 깨끗한 푸세식을 마련했으니.

텔레비전에 나오는 도사들은 멋지던데, 우리 아빠는 할아버지 말씀대로 깡통 하나만 들면 갈 데 없는 거지다. 도사와 거지야말로 세상에서 제일 귀하고 제일 부자란다. 가지면 가질수록 그만큼 자신의 몸과 마음이 무거워지니 얼마나 힘드냐며, 버리면 버릴수록 자신과 자연이 얼마나 귀하고 무진장無盡藏한지 모른다며.

먹는 것도 1식1찬이다. 엄마가 여러 반찬을 들어보라고 권하면, 거들떠보지도 않아 엄마 마음을 아프게 한다. 먹을 게 없어도 곤란하지만 많으면 너무 괴롭다며, 도사는 풀 이슬과 맑은 공기와 따스한 햇볕만 있어도 살지만 자기는 아직 공력이 부족해 거기에 이르지 못한다 자책한다. 반찬이 없어도 걱정 하나 안 한다. 밥에 물 말아 먹으면 훌륭한 한 끼라니, 이 어처구니여.

잠잘 때도 홀로 캄캄한 방에서 꼭 귀신 씻나락 까먹는 소리로 중얼거린다. 『노자』 「도경」이라나. 그것도 순 암송과 역 암송을 밤마다 번갈아 한다. 「덕경」도 있다는데, 그건 좀 맘에 안 들어 암송치 않는단다. 정말 다행이지 뭔가. 앞으로도 계속 맘에 안 들었으면.

잠도 없는지 새벽에 일찍 일어난다. 잠 깨워 미안한지 "늙으면 잠이 없다더니 어른들 말씀 그른 게 없다니까." 하면서, 눈 뜬 우리에게 새벽 인사로 남기고 나간다. 목검을 휘두르든지, 풀을 뽑든지, 요상한 동작으로 긴 호흡을 한다. 밥 먹기 전에도 잠깐이지만 호흡을 한다. 뭐라 할라치면, 간단한 호흡 하나하나가 모여 건강한 몸을 이룬다며 나에게도 해보라 권한다. 하긴 할머니 말씀에 따르면, 아빠 키가 더 컸을 텐데 10대와 20대 중반까지 채식만 한다고 젓갈 넣은 김치조차 먹지 않아 지금처럼 되었단다. 어떻게 말리겠는가.

제1부
체질 이야기

안녕하세요. 저는 사오정 꾸냥, 아빠는 사오정 도사예요. 아빠의 어려운 말씀을 조금이라도 이해하기 쉽게 하기 위해 나선 도우미죠.

우리가 사상 체질의 눈으로 읽어 내려갈 인물은 16명이에요. 섭정, 인상여, 항우는 태양인이고, 예양, 오기, 조괄, 우경, 신릉군, 한신은 소양인이에요. 위 무후, 염파, 노중련은 태음인이고, 위 문후, 조사, 형가, 장량은 소음인이에요.

그분들이 활동한 시대는 전국시대를 여는 기원전 440년 무렵부터 시작해서, 한 고조 유방의 천하 재통일 직후인 기원전 195년 무렵까지예요. 이른바 중국 최초의 황금시대라 불리는 시기지요.

1,000년이 넘게 노예와 귀족이 병존한 이전까지의 사회는 이 무렵에 와서야 크게 변화하죠. 철기의 보편화와 대량 생산화로 노예제도가 몰락하고, 새로운 토지 분배의 길을 걸으면서 지주 계급과 도시의 상업 계급이 세습 귀족의 자리를 대신해요. 그들은 백가쟁명百家爭鳴의 시대를 열어, 책과 지식을 농단壟斷한 과거의 세습 귀족 대신 다양다기한 새로운 생각들을 내어놓죠.

이전 같으면 꿈도 꿀 수 없는 일들이 모락모락 피어오르죠. 한 개인의 권력은 조상의 성분이 아니라, 본인의 생각이나 능력에 따라 결정되어요. 황금시대의 평민들은 새롭게 획득한 지식과 기능을 바탕으로 귀족의 지위에 오르며, 정부의 관리를 맡거나 재부를 축적하죠. 이러한 토대 위에 철학, 사상, 문화 창조가 싹을 틔워 성장해요. 도가道家, 법가法家, 묵가墨家, 유가儒家가 그 대표 주자죠.

나라 간의 전쟁은 잦아지고 규모도 더욱 커져, 국제 권력의 추이는 전에 없던 모습으로 나타나요. 큰 나라가 미친 듯이 작은 나라들을 집어삼키죠. 나라의 임금들이 쫓겨나고 죽음을 당하는 일도 연이어 질풍노도처럼 일어나요.

기원전 453년, 오랫동안 6대 가문의 내부 분쟁에 휘말린 진晉나라는 진양성 전투를 분수령으로, 끝내 3대 가문에 의해 조趙, 위魏, 한韓이란 독립된 나라들로 찢어져요. 그 후일담의 하나가 자객 예양(소양인) 이야기고, 그 잔영이 섭정(태양인) 이야기죠.

위나라는 당대의 초강대국이에요. 중원의 중앙에 자리하여 가장 기름진 농경지를 안고 있어 다른 나라보다 농산물 생산에서 우위를 차지하죠. 법가의 인물을 잇달아 기용하여 강대국으로 떠올라요. 그 중심에 과감히 인재를 등용하고 구사한 위 문후(소음인)의 조정이 있고, 전장에는 상승常勝의 승부사인 병법가 오기(소양인)가 자리하죠.

기원전 3세기에 접어들자 진秦나라의 군사 역량은 대적할 상대가 없을 정도로 막강해져요. 이 과정에서 터져 나온 가장 비참한 사건이 장평전투죠. 기원전 267년, 진나라 장수 백기는 전국의 15세 이상 모든 후방 병력을 전장에 투입해요. 조나라 40만 대군은 죽음의 계곡에 매장되고 겨우 240명만 살아 돌아가죠. 이처럼 조나라를 돌이킬 수 없는 억겁 속으로 밀어 넣은 세기의 전쟁이 바로 장평전투예요.

진왕 앞에서 조나라의 위엄을 떨친 안하무인 인상여(태양인), 막강 진군을 패배시킨 명장의 대명사 조사(소음인), 진군이 상대하기 꺼려한 백전노장의 대식가 염파(태음인), 무늬만 호랑이인 이론 병법의 대가 조괄(소양인), 조나라를 위해 세치 혀를 아끼지 않은 세객의 초상 우경(소양인), 한단을 포위한 진군의 전선을 해체하고 진나라를 벌벌 떨게 한 비운의 공자 신릉군(소양인), 장평전투 이후의 진정 국면을 마련한 천하의 담설가 노중련(태음인) 등의 인물이 이 시기의 천하를 수놓은 별들이죠.

세기말로 접어들면서 전국 6웅은 7웅의 하나인 진나라에 의하여 한韓, 위魏, 초楚, 연燕, 조趙, 제齊의 순서로 하나씩 정복당해요. 기원전 230년부터 221년까지 10년 동안에 말이에요. 그 가운데 기원전 227년, 진나라 왕의 가슴에 서부인徐夫人이란 비수를 안겨주려는 사건이 일어나죠. 주인공은 강호의 전설로 남아 지금도 인구에 회자하는 고독한 자객 형가(소음인)예요.

최초로 가장 강대한 왕조를 출현시킨 진시황은 군사적 파괴력을 정치·경제·문화의 건설로 전환하여 황금시대의 최고봉에 오르죠. 그러나 진시황이 죽고 불과 14개월 만에 진이란 거대 제국은 천붕지괴天崩地壞하듯 무너지면서 군웅할거의 시대로 나아가요.

기원전 209년, 안휘성 기현의 대택향에서 북방 수비대와 근무 교대를 하기 위해 가던 소대장 진승과 오광이 일으킨 반란이 그 시발이에요. 진승이 장초왕으로 서면서 13명의 왕이 부활하죠. 정작 여기에서 흥미로운 것은 스스로 국왕으로 봉하지 않은 두 명의 인물인데, 초나라 장군의 후손인 떠돌이 항우(태양인)와 지역 무뢰배인 건달 유방(태음인)이에요.

　유방은 진나라를 항복시키고, 항우는 함양에 입성하여 천하를 재편해요. 재편한 질서에 불만을 품은 무리와 유방 집단이 항우에게 도전하면서 천하는 다시 전쟁의 불길에 휩싸이나, 유방 집단의 선택과 집중에 의해 한漢제국으로 통일되죠. 기원전 203년의 일이에요.

　이렇게 기원전 209년부터 203년까지의 7년간을 『초한지』의 시대라 부르죠. 유방 집단이 천하를 통일하는 데 결정적 역할을 한 세 사람이 한신(소양인), 장량(소음인), 소하예요. 7년이란 『초한지』 격동기의 주역 셋을 꼽으라면, 아무래도 유방 집단의 꾀주머니 장량, 승리의 전신戰神 한신, 낭만의 대영웅 항우를 들 수밖에 없어요. 자, 그러면 이제부터 체질 이야기의 세계로 전격 뛰어 들어가 볼까요?

태양인 이야기

어짊이 의로움에 앞선다 _ 대단한 사나이 섭정 … 109

성냄 하나로 천만인을 떨게 하다 _ **완벽의 사내 인상여** … 33

술동이 앞, 누굴 위해 춤추리, 눈물 뿌리리 _ **패왕별희의 대영웅 항우** … 47

어짊이 의로움에 앞선다
– 대단한 사나이 **섭정**

"지금, 무슨 책 읽고 있니?"

"『책에 미친 바보』."

"음.『책을 읽는 바보』이덕무구나."

또박또박한 대답마저 멋대로 듣는 사오정은 우리 아빠. 정말, 책을 읽는 바보다.

오늘 저녁 식사 때만 해도 그렇다. 바보 아빠 때문에 눈물을 흘려야 했으니까. 부엌 아궁이 속의 소나무 장작은 활활 타오르지, 엄마가 조리한 맛있는 감자탕은 입에서 살살 녹지, 맨상투 수염투성이 취도선 아저씨는 유머러스하지. 이런 기분을 환상적으로 깨뜨린 이는 어김없이 우리 아빠.

"할아버지랑 이야기하면 엄청 답답해."

"너두 그러면서."

"뭐가?"

"성적 때문에 질질 짜잖아. 까짓것 떨어지면 좀 어때서, 뱃속이 다 상하냐. 괜찮다고 해도, 엄마가 뭐라 한다는 둥. 답답하게 말하잖아."

"난, 아빠가 세상에서 제일 미워."

중인환시리衆人環視裏에 이런 말을 하다니. 15세 소녀의 자존심을 공개적으로 무참하게 짓밟다니. 흑흑거리는 날 달래는 아빠 말을 들은 것은 맛있는 감자탕 때문이다. 절대로 아빠 때문이 아니다.

나 소양인, 꽃다운 나이 열다섯, 1994년 개띠, 2년차 중딩이. 학교에서 학원으로, 이런 평가에서 저런 평가로, 뱃속이 이상해져 요 몇 달은 학교에만 다닌다.

"성적으로 인한 과다한 스트레스야. 공부하지 말고, 성적에 신경 쓰지 말거라."

그러면서 책이나 읽으라며, 책을 벌써 몇 무더기나 옮긴지 모른다. 『세계는 평평하다』 1권 끝과 2권 처음은 꼭 읽어야 하고, 수학은 교과서를 수십 번 읽으면 된다는, 입시학원장 출신 출판사 사장의 『기획회의』 인터뷰 내용도 들려준다.

나는 입으로 부는 건 잘하는 편이다. 사랑방 양성실에 건너가 단소를 불자, 영화 〈첨밀밀〉 주제가에 맞춰 아빠가 콧노래를 부른다. 공부방 도인실 아궁이에서 구운 따끈따끈한 호박고구마를 먹고는, 엄청 지저분한 취도선 아저씨가 묻는다.

"소리를 정말 잘 내네."

"할아버님께서 퉁소를 늘 부셨거든. 만들고 불면, 할머님은 부시고 불태우고. 뱀 나오고 귀신 나온다면서."

울 아빠 말대로라면 나는 어디에도 없다. 내가 단소를 잘 불면 증조부의 재능, 공부 못하면 늦된 아빠의 머리, 예쁜 건 엄마의 미모, 우리 집에서 제일 큰 키는 외탁이란다.

도인실에 돌아와 눕자, 불을 끈 채 엄마랑 이야기를 나누는 아빠.
"아무래도 글쓰기의 압박 때문인가 봐요. 역사 인물로 체질 이야기를 하라는데, 자신이 안 서요."
"재미있겠다. 그런 식으로 접근한 건 없잖아. 한번 해봐."
"아빠, 재미있겠어. 해봐라."
그런 말쌈 들으면 반드시 끼어드는, 못말림성후천적면역결핍증의 나. 이걸로 아빠의 글쓰기는 결정이 난 셈이다. 덕분에 난 의욕 고취를 조성한 혐의로 더러운 아빠의 뽀뽀를 몇 번이나 받아야 했지만.

첫 스토리텔링은 섭정聶政이라는 우리 아빠만큼이나 대단한 싸나이. 사마천의 『사기史記』「자객열전刺客列傳」에는 조말, 전저, 예양, 섭정, 형가라는 다섯 명의 자객killer 이야기가 나온다. 예양이 죽은 뒤 40년, 사람을 죽이고 원수를 피해 어머니와 누나와 함께 제나라로 가서 백정이 된, 지軹 땅 심정리 사람 섭정의 이야기.

엄중자가 한韓 애후를 섬기다가 재상 협루와 틈이 벌어져 도망간다. 협루에게 원수를 갚아줄 사람을 찾아다니다가 제나라에 이른다. 사람들이 섭정을 용감한 사내라 추천한다. 엄중자가 여러 번 들른 뒤에, 제대로 술자리를 마련해 섭정의 어머니에게 대접한다. 얼큰해지자 황금 100일鎰(1일은 20냥)을 받들고 축수를 올리니, 섭정이 놀라 사양한다. 엄중자가 굳이 올리자 그가 거듭 사양한다.

"제가 가난하여 늙으신 어머님을 모시느라 백정질을 하지만, 조석의 공양은 제대로 갖춰드리니, 당신의 선물을 받을 수 없군요."

"저에게 원수가 있어 여러 나라를 떠돌다가 여기까지 이르렀죠. 당신의 의로움이 높다는 소문을 듣고, 금을 바쳐 어머님의 공양비로 써서 당신의 기쁨을 얻고자 함일 뿐, 별다른 뜻은 없습니다."

"제가 욕되게도 저잣거리에서 백정질을 하는 것은 늙으신 어머님이 계시기 때문이니, 어머님 생전에 제 몸을 남에게 허락할 순 없군요."

섭정이 끝내 받아들이지 않는다. 그런데도 엄중자는 예를 다 갖춘 뒤 물러간다.

그 뒤 어머니가 돌아가시어 장례를 치르고 상복을 벗자, 섭정이 탄식한다.

'나는 시정잡배로 칼질하는 백정인데도, 한 나라의 재상을 지낸 엄중자가 천리를 멀다 않고 찾아와 몸을 낮춰 사귀려 한다. 비천한 처지에다 잘 알려진 공도 없거늘, 내 비록 받지 않았으나 엄중자가 금을 받들어 축수까지 올리니, 날 깊이 알아주는 분이다. 저 뛰어난 분이 분노를 머금고 몸소 궁벽한 나를 가까이하시니, 내 어찌 입 다물고 조용히 있을 수 있으리오? 저번엔 어머님 핑계를 댔지만 이젠 어머님도 돌아가셨으니, 나를 알아주는 이를 위해 죽으리라.'

엄중자가 사는 위나라 복양으로 찾아간다.

"먼젓번 당신을 받아들이지 않은 것은 어머님 때문이오만, 어머님이 돌아가셨소. 당신의 원수가 누구요? 뜻대로 하리다."

"제 원수는 한의 재상 협루지요. 임금의 숙부이기도 하여 거처엔 호위병도 많아 자객을 보내봤지만 실패했죠. 지금 다행히 당신이 제 뜻을 받아들이시니, 도와줄 장사들과 수레들을 더해드리지요."

"이곳 위에서 한까지의 거리는 멀지 않소. 나라의 재상이자 임금의 친족을 죽이는데, 사람이 많아서는 실수가 생기지 않을 수 없소. 실수하면 말이 새기 마련이니, 나라 전체가 당신의 원수가 되오. 위태로워지리다."

장정과 수레를 물리치고 칼 하나 둘러멘 채 홀로 떠나간다. 협루가 좌정한 관부에 이르니, 무기를 들고 호위하는 이들이 몹시 많다. 곧바로 쳐들어가 섬돌 위로 올라 협루를 찌르니, 주변에서 큰 혼란이 일어난다. 섭정이 크게 소리치며 죽인 자들이 수십 명이다. 그러고는 스스로 얼굴 가죽을 벗기고 눈을 빼낸 다음 배를 갈라 창자를 쏟아내어 죽는다.

한에서 섭정의 시체를 거리에 내놓고 재상 협루를 죽인 그가 누구인지 알면 천금을 내리겠다고 현상금을 걸지만, 오래도록 알지 못한다.

그 소식을 들은 누이 섭영이 "내 아우리라. 아아, 엄중자가 내 아우를 알아주었지." 하고는, 즉시 한에 가서 저잣거리의 시신을 보니 과연 섭정이다. 시신 위에 엎어져 슬피 울며, "지 땅 심정리의 섭정"이라 말한다. 주변 사람들이 말린다.

"듣지 못했소, 이 사람의 성명을 알려주는 자에게 왕이 천금을 내린다는 말을. 어찌 아낙네가 감히 와서 아는 체하오?"

"들었지요. 아우는 늙으신 어머니와 시집 못 간 나를 위해 저잣거리에서 욕된 일을 감당했지요. 어머님이 돌아가시고 나도 시집가자 엄중자가 아우의 욕됨을 살펴 도탑게 사귀니, 어찌겠어요. 사내란 자신을 알아주는 이를 위해 죽는 법이지요. 제가 아직 살아 있으므로 스스로 몸에 몹쓸 짓을 하여 흔적을 지웠으나, 제가 죽는 것이 두려워 아우의 이름을 끝내 사라지게 할 수야 있나요!"

저자 사람들이 크게 놀라는 사이, 섭영이 크게 하늘을 향해 부르짖길 세 번 하고는 아우의 곁에서 죽는다.

진, 초, 제, 위에서 이 소식을 듣고는 모두 말한다.

"섭정만 대단한 게 아닐세. 그 누님도 열녀로구먼. 섭정이 누님의 결코 참지 못할 의지를 알았다면, 엄중자에게 몸을 허락하지 않았으리. 엄중자도 사람을 잘 알아보는 사람이라 할 수 있고."

"아, 정말 대단해. 어떻게 스스로 얼굴 가죽을 벗기고 눈을 빼내며 배를 갈라 창자를 쏟아내어 죽을 수 있을까?"

"그 누님은 어떻고?"

"참 대단한 오누이야, 그치!"

"그래서 내가 어릴 적에 영화까지 나왔어. 외팔이 시리즈로 유명한 왕우 주연의 〈대협객大俠客〉이란 제목으로. 당시만 해도 이 영화가 무협을 좋아하는 중국인들의 허풍이라 생각했지, 실화를 바탕으로 한 줄은 몰랐어. 어른이 되어 섭정 이야기란 걸 알고 충격을 받았지."

"나라도 그랬겠네. 그럼 이들 오누이는 무슨 체질일까, 아빠?"

"하나하나 짚어볼까? 어머니의 축수를 빌며 엄중자가 황금을 선물하는 대목에서 사양하는 장면이 연출되지. 그 내용을 잘 읽어봐. 신분 높은 전직 재상이 백정인 자기에게 하는 인사를 사양하는 게 아니야. 공양비로 올린 황금 2,000냥을 사양하는 것이지. 그걸 보면 태음인이나 소음인은 결코 아님을 알 수 있어. 태음인이라면 예의 (禮)에 밝으니까 신분 차이에 따른 질서나 절차를 운운할 터이고, 소음인이라면 슬기(智)에 밝으니까 황금의 양을 20냥이나 200냥으로 알맞게 조절하겠지."

"그렇담 양인이란 말인데……."

"그렇지. 섭영의 행동에서 결정적 단서를 찾을 수 있어. 어머니 생전에는 봉양을 위해 엄중자와 사귀지 않고, 어머니 사후에는 누나의 생존을 위해 자신의 얼굴 가죽을 벗겨 누구도 알아보지 못하게 한 것을 봐. 어짊(仁)에 밝은 태양인의 모습 아니겠어?

소양인처럼 의로움(義)을 중히 여겨 엄중자의 의뢰를 받고 살인을 하지만, 그 의로움보다 앞서 내세운 것이 어짊이야. 단독으로 살인 행각을 벌인 이유도 살인을 의뢰한 자의 이름이 누설되어 엄중자가 위태로워질까 저어해서잖아.

그리고 처음부터 끝까지 수미일관하잖아, 그것도 후회 한 점 없이. 수미일관과 후회하지 않음은 다른 체질에서 찾아볼 수 없는 태양인만의 고유한 표시mark야."

태양인은 모습이 득의양양하여 도도해 보이고, 몸을 뒤로 젖혀 무

> 류이 앞으로 구부러져 보인다. 태양인은 매사에 의기양양하여 큰일을 논하기 좋아하고, 무능하면서도 허튼소리를 지껄이며, 자기 생각을 사방팔방에 드러내고, 행동거지에 옳고 그름을 돌아보지 않으며, 일처리를 늘 자기 멋대로 하고, 비록 실패하더라도 뉘우치는 법이 없다.
>
> — 『황제내경 영추黃帝內經靈樞』「통천通天」

"으음, 그런 게 태양인의 어짊이구나. 하나 배웠네. 고마워!"

아빠 설명은 너무나 쉽게 잘 들어온다. 그런데 어째 공자님의 어짊과는 다르다. 도덕 시간에 배운 유학자의 어짊이 어떻게 살인 청부업자killer의 어짊으로 쓰이는가? 아무래도 궁금하다. 엄마 말씀대로 내가 사오정이라 그럴까? 아님 아빠 말씀대로 상상력이 풍부해서일까? 아무래도 풍부한 상상력이겠지.

"무슨, 별말씀을."

오늘 밤도 상상력에 날개를 달자. 태양인의 어짊이 이토록 대단하다면, 태양인의 다른 특색은 또 어떤 것일까? 무척 궁금하다. 책 읽는 바보 아빠의 무지 황당한 체질 이야기. 다음 편은 뭘까? 꿈속에서도 기다려질 것 같은 불길한 예감이 든다.

성냄 하나로 천만인을 떨게 하다
– 완벽의 사내 **인상여**

소식 하나. 12월 23일, 3개월 된 진돌이 솔 옴. 내 옷으로 멍멍이의 깔개를 마련하는 곰살가운 소음인 울 엄마. 동생이 하나 생긴 셈이다.

소식 둘. 크리스마스이브에 앞집 소가 송아지 낳음. 특보는 울 아빠가 난산으로 쩔쩔매는 수의사 아저씨를 도와 순산하도록 도운 것. 먼저 나온 뒷발에 로프를 매어 어른 셋이 잡아당겼다는 끔찍한 야그. 오메, 이젠 짐승까지 돌보려나.

솔 녀석 때문에 집안이 온통 북새통이다.

엄마가 말한다.

"우유는 강아지한테 이롭다 해롭다 말들이 서로 다르네."

언니가 보탠다.

"엄마, 강아지는 꼭 심장사상충과 광견병 주사를 맞혀야 해."

나도 한마디 거든다.

"엄마, 종합 백신을 먼저 맞혀야 해."

여자 셋은 인터넷에서 자료를 뽑아 방 안 가득 늘어놓고 먹이, 예방접종, 진돗개의 특성, 기르고 훈련하는 법, 주인에 대한 애정 등의 내용에 줄을 쳐가며 의견을 교환한다. 방바닥에 배 깔고 두 종아리를 오르락내리락하거나, 데구루루 뒹굴어 이 카피 저 카피 넘나보며 참견하면서, 솔만큼이나 새카만 눈동자에 놀람과 기쁨과 우려의 빛을 띤다.

아빠가 가져온 창해출판사의 『진돗개 기르기』와 창해 ABC북 『개 이야기』의 사진을 보면서 진돗개 같지 않다는 등 젖먹이 강아지와 똑같다는 등 의견이 분분하다. 귀가 왜 서지 않느냐, 눈이 삼각형 같냐, 턱이 여우 같냐, 앞다리가 떡 벌어지느냐, 꼬리가 어째 말리지 않느냐, 다리 한쪽 들지 않고 왜 암캐처럼 쪼그리고 오줌 싸느냐 별별 이야기를 다 한다.

대화의 정점엔 물론 완벽주의자 소음인인 우리 엄마가 버티고 있다. 얼마 전 스승의 날에 받아온 학생들의 한 카드에는 아빠가 "완전히 순악질 여사나 왈순 아지매군."이라 평하신, 치마 입고 두 다리 떡 벌리고 빗자루를 한 손 높이 쳐들며 외치는 엄마의 모습이 그려져 있다.

아빠는 담력과 힘을 길러야 한다면서 뒷산을 같이 오르내리며 쉬면서 관찰하고, 엄마는 틈만 나면 먹이를 가져다주느라 바쁘고, 언니는 솔이 핥는 걸 피하느라 호들갑 떨고, 난 공 가져오는 것 훈련시키느라 부산하다.

외출할 때면 조용하지만 더욱 시끄럽다. 우리는 몰래몰래 나가느라 조심조심하지만 마지막 사람이 나갈 때는 저도 따라 나간다고 사립문 밑 땅을 두 발로 긁어내 파질 않나, 고샅을 돌아설 즈음 등 뒤로 들려오는 그 구슬픈 소리는 남의 애를 저민다(표절 문장임). 그러나 이것도 과거형.

현재형은 이렇다. 어느새 우리 뒤를 따라오는 것이 아닌가. 범죄현장의 사실 검증을 무색케 하는, 아빠와 솔이 보여준 재연의 모습에 우리 모두 입을 떡 벌리고 감탄하지 않을 수가 없다. 아빠가 나가면, 솔은 재빨리 사립문 옆의 기둥에 몸을 기대어 비비적거리며 올라 사립문 위로 폴딱 뛰어넘는 것이 아닌가? 현재진행형은 솔님이 우리랑 같이 차에 타고 나들이 가신다.

조나라 혜문왕은 화씨벽和氏璧이란 구슬을 얻는다. 이 소식을 들은 진 소왕이 진나라의 15성과 구슬을 바꾸자는 편지를 보내자, 조왕은 대장군 염파廉頗를 비롯한 여러 대신들과 상의한다. 진나라에게 구슬을 주자니 성도 얻지 못하고 사기당할까 두렵고, 주지 않으려니 진나라 군사가 쳐들어올까 근심한다. 더구나 진나라에 심부름을 보낼 사람도 찾지 못한다.

이런 상황에서 환관의 우두머리인 환자령宦者令 무현이 제안한다.

"제가 부리는 심부름꾼 중에 인상여藺相如가 시킬 만합니다."

"어떻게 그자가 시킬 만하다는 것을 아는가?"

"제가 일찍이 지은 죄가 있어 연나라로 달아나려 나름대로 꾀를 냈습니다. 그때 심부름꾼인 상여가 말리더군요.

'나리께선 어떻게 연나라 왕을 아시나요?'

'일찍이 대왕을 따라 연나라 왕과 국경 위에서 만났네. 연나라 왕이 사사로이 내 손을 잡고는 친구로 맺고 싶다 하더군. 이 때문에 연나라 왕을 알고 있지. 그래서 가려고 하네.'

'대저 조나라는 강하고 연나라는 약합니다. 나리께서는 조왕의 총애를 받으므로, 연왕이 나리와 친교를 맺으려 한 것이죠. 지금 나리께서 도망하여 연나라로 달아나면, 연나라는 조나라가 두려워서 틀림없이 나리를 꽁꽁 묶어 조나라로 되돌려보낼 것입니다. 나리께서는 차라리 허물을 드러내어 형틀에 엎드려서 죄를 청하는 것만 못하죠. 어쩌면 죄를 면할지도 모릅니다.'

그의 말대로 하자, 다행스럽게도 대왕께서 저의 죄를 용서하십니다. 그 뒤 제 나름대로는 그를 지모까지 겸비한 용사라 여기죠. 그래서 심부름을 시킬 만하다고 추천하는 것입니다."

왕이 인상여를 불러 묻는다.

"진왕이 15성과 나의 구슬을 바꾸자고 청한다. 주어야 하는가, 주지 말아야 하는가?"

"진나라는 강하고 조나라는 약합니다. 주지 않을 수 없습니다."

"그렇다면 진나라가 내 구슬만 차지하고 성을 주지 않으면 어떻게 하는가?"

"진나라가 성으로써 구슬을 요구하고 있습니다. 우리가 거절하면 시비곡절이 우리에게 남지만, 구슬을 받고 진나라가 우리에게 성을 주지 않으면 시비곡절이 저들에게 넘어가죠. 둘 다 비슷한 바에야 차라리 허락해서 진나라에 시비곡절을 떠넘기는 것이 좋을까 합니다."

"시킬 만한 사람이 누가 있는가?"

"왕께서 정 사람이 없다면, 제가 구슬을 받들고 사신으로 가겠습니다. 진나라의 성이 우리에게 들어오면 구슬은 진나라에 남겨놓고, 그렇지 않으면 제가 구슬을 온전히 보전하여(완벽完璧) 돌아오겠습니다."

상여가 구슬을 받들고 서쪽 진나라로 들어가니, 진왕은 장대章臺라는 높다란 누마루에 앉아 상여를 맞이한다. 상여는 진왕에게 구슬을 바친다. 진왕이 크게 기뻐하여 미인들과 좌우 대신들에게 돌려 보이자, 좌우 대신들이 모두 만세를 부른다. 진왕이 조나라에게 성을 줄 생각이 없음을 알아챈 상여는 곧 앞으로 나가 말한다.

"구슬에 흠집이 있는데, 그곳을 왕께 가르쳐드리겠습니다."

왕이 구슬을 건네준다. 구슬을 가지고 물러나서 기둥에 기댄 상여의 머리카락이 화로 인해 곤두서서 관을 찌르고 올라올 정도다. 그러나 넌지시 진왕을 달랜다.

"대왕께서는 구슬을 차지하려고 조왕에게 편지를 보냅니다. 우리 왕은 신하들을 소집해서 논의합니다. 다들 '진나라는 탐욕스러운데다 그 강대함을 믿어, 헛된 말로써 구슬을 구하려 한다. 우리가 진나라 성을 얻지 못할까 두렵다. 진나라에 구슬을 주지 말자.'는 쪽으로 생각이 기웁니다. 제가 '평민들의 사귐도 서로 사기 치지 않는 것을 숭상하는 법, 하물며 큰 나라에 있어서야? 그깟 구슬 하나 때문에 강한 진나라의 기쁨을 거슬리게 하는 것은 옳지 않다.'고 이의를 제기합니다. 이에 우리 왕은 닷새간 목욕재계하고 궁정에서 진나라를 향하여 배례를 한 뒤에 구슬과 편지를 보냅니다.

그런데 어찌된 일입니까? 큰 나라일수록 존엄하게 공경함을 닦아야 위엄이 서는 법입니다. 지금 제가 이르자, 대왕께서는 저희를 줄지어 놓고 맞이하죠. 이것은 아주 거만한 예절입니다. 구슬을 얻고서는 미인들에게 돌려보게 하죠. 이것은 저희를 희롱한 것입니다.

대왕께서 우리 왕에게 성으로 갚을 뜻이 없음을 눈치 챈 제가 다시 구슬을 차지한 것입니다. 대왕께서 다급하게 억지로 구슬을 빼앗으려 하시면, 제 머리를 구슬과 함께 기둥에 박살낼 것입니다."

상여가 구슬을 든 채 기둥을 흘끗흘끗 보면서 부딪히려 한다. 구슬을 부술까봐 두려워진 진왕은 상여에게 크게 사죄한다. 담당 관리를 불러 지도를 펴게 한 뒤, 여기부터 저기까지 15성을 손가락으로 가리키면서 조나라에게 준다고 한다. 진왕의 속임수를 간파한 상여가 다시 말한다.

"화씨의 구슬은 천하가 같이 탐내어 전해온 보물입니다. 진나라를 두려워해 주지 않을 수 없던 우리 왕은 구슬을 보낼 때 닷새간 목욕재계를 합니다. 이제 대왕께서도 역시 5일간 목욕재계하시고 궁정에 국빈 대접(구빈九賓)의 예를 갖추어 잔칫상을 마련하면, 저는 곧 공손히 구슬을 바칠 것입니다."

진왕이 억지로는 끝내 빼앗지 못할 것을 깨닫고, 마침내 5일간의 목욕재계를 허락한다.

그러나 약속을 저버리려는 진왕의 속셈을 헤아린 상여는 평복으로 갈아입힌 종자를 시켜 구슬을 갖고 지름길로 도망가게 한다. 구슬을 조나라로 돌아가게 한 것이다.

진왕이 5일 동안 몸을 깨끗이 한 뒤, 궁정에 구빈의 예를 갖추고 조나라의 사자 인상여를 인도한다. 상여가 도착하여 진왕에게 말한다.

"진나라는 목공 이래 20여 왕이 지나도록 아직껏 약속을 뚜렷이 밝혀 지킨 바가 없습니다. 저는 참으로 대왕에게 속임을 당하여 우리나라를 저버릴까 두렵습니다. 그래서 사람을 시켜 구슬을 가지고 돌아가게 하니, 지금쯤은 우리나라에 이르렀을 겁니다. 진의 강함으로 먼저 15성을 떼어준다면, 우리나라가 어찌 감히 구슬을 주지 않아 대왕께 죄를 얻겠나이까? 제가 알기로 대왕을 속인 죄는 죽을죄에 해당하니, 삶아 죽임의 형벌(탕확湯鑊)로 나아가길 청합니다. 바라건대 대왕께서는 신하들과 더불어 깊이 생각하여 저에 대해 의논하소서."

진왕과 신하들이 서로 쳐다보며 어이없어 웃는다. 좌우의 어떤 이가 상여를 끌고 가려 하자, 진왕이 말린다.

"이제 상여를 죽이더라도 결국엔 구슬을 얻지 못하고 우리와 조나라의 우호 관계만 깨어질 터, 그를 후히 대접하여 조나라로 돌려보내느니만 못하다. 조왕이 어찌 구슬 하나의 일로 우리를 속이겠는가."

마침내 궁정에서 상여에게 예를 다하고 그를 돌려보낸다.

조왕은 상여가 현명하여 사신으로서 제후에게 욕을 당하지 않았다고 여기고 그를 상대부로 임명한다.

그 뒤 진왕이 사자를 시켜 조왕과 더불어 우호를 맺자며 황하 밖의 민지에서 만나자고 청한다. 그러나 조왕은 진을 두려워하여 가지 않으려 한다. 염파와 인상여가 "왕이 가지 않으면 조나라가 약하고 겁이 많음을 보여주는" 것이라며 가기를 설득한다.

조왕의 행차에 상여가 수행한다. 염파가 왕을 전송하여 국경에 이르자, 왕과 작별의 인사를 나눈다.

"왕께서 가시는 길을 헤아려보건대, 만남의 예를 다하고 돌아오시는 데 30일이 넘지 않습니다. 30일이 되어도 돌아오시지 않으면, 태자를 왕으로 세워 진의 속셈을 끊기를 청합니다."

왕이 이를 허락하고, 드디어 진왕과 민지에서 만난다. 술자리가 무르익자 진왕이 청한다.

"과인이 듣기로 조왕이 음악을 즐긴다 하니, 비파를 연주해주오."

조왕이 비파를 연주하자 진의 어사가 나와 기록한다.

'아무 연월일 진왕이 조왕과 만나 술을 먹다가, 조왕에게 명하여 비파를 켜게 하다.'

인상여가 앞으로 나와 말한다.

"조왕께서 듣기로 진왕께서 진나라 음악을 잘한다 하니, 부를 연주하시어 서로 즐겁게 하길 청합니다."

진왕이 노하여 허락하지 않는다. 이에 상여가 나아가 부를 내밀면서 무릎 꿇고 진왕에게 청한다. 진왕이 부를 치기를 기꺼워하지 않자, 상여가 말한다.

"다섯 걸음 안에서 제 목의 피로 대왕의 옷을 적시기를 청합니다."

진왕의 좌우 신하들이 상여에게 칼질을 하려 하나, 상여가 그들을 노려보고 호통을 치자 모두 겁에 질려 피한다. 이에 진왕이 내키지는 않으나 부를 한 번 친다. 상여가 둘러보다가 조나라의 어사를 불러서 적게 한다.

'아무 연월일 진왕이 조왕을 위하여 부를 치다.'

진나라 신하들이 "조나라의 15성으로 진왕을 위하여 축수하소서."라고 청하자, 인상여 역시 "진나라 수도인 함양 땅으로 조왕을 위하여 축수하소서."라고 청한다.

진왕이 술자리가 마치도록 조나라에 이기지 못하고, 조나라도 병사를 잘 배치하여 대비하니 진나라 병사가 감히 움직이지 못한다.

진왕과의 회동을 끝내고 귀국한 조왕은 상여의 공이 크다 하여 염파보다 윗자리인 상경으로 임명한다. 염파가 선언한다.

"내가 조나라 장군이 되어 성을 공격하거나 야전에서 세운 공이 크거늘, 인상여는 단지 입으로 공을 세워 나보다 윗자리를 차지한다. 게다가 상여는 천인 출신이라, 그의 아래에 위치하는 부끄러움을 참지 못하노라. 상여를 만나면 반드시 그를 욕보이리라."

상여가 소문을 듣고는 만나기를 꺼려한다. 상여가 매일 아침 조회마다 항상 병을 핑계로 염파와 지위를 다투려 하지 않는다. 얼마 지나지 않아 상여가 외출을 하는데, 멀리 염파가 보이자 마차를 이끌어 피하여 숨는다. 이에 상여의 사인舍人들이 그에게 간한다.

"우리가 친척들을 떠나 나리를 섬기는 이유는 단지 나리의 높은 의를 사모하기 때문입니다. 이제 나리께서 염파와 같은 항렬에 들었거늘, 염파가 나쁜 말을 퍼뜨리고 다닙니다. 그러나 나리께서는 그를 두려워하여 숨는데, 두려워함이 특히 심합니다. 그것은 보통

사람에게도 참기 어려운 수치거늘, 하물며 장군이나 재상들에게서는 어떠합니까? 우리는 불초하여 이만 떠날까 합니다."

인상여는 그들을 간곡히 만류한다.

"그대들이 보기에 염 장군과 진왕, 둘 중 누가 더 나은가?"

"염 장군이 진왕만 못합니다."

"무릇 진왕의 위세에도 불구하고, 나는 그의 궁정에서 호통을 치고 그의 신하들을 욕보였네. 내가 아무리 노둔하기로서니 유독 염 장군만 두려워하겠는가? 돌아보건대 내 생각은 이렇다네. '강한 진나라가 감히 병력을 일으켜 우리나라를 공격하지 못하는 까닭은 단지 나와 염 장군, 두 사람이 있기 때문이다.' 이제 우리끼리 서로 다툰다면, 그것은 둘 다 살지 못할 형세일세. 내가 지금 이처럼 행동하는 이유는 국가의 위급을 먼저 생각하고 사적인 원한을 뒤에 두기 때문이라네."

이 말을 전해들은 염파는 한쪽 어깨를 드러낸 채 회초리를 짊어지고는 빈객을 앞세워 인상여의 문에 이르러 사죄한다.

"비천한 이 몸이 상경의 관대함이 거기까지 이름을 알지 못했습니다."

마침내 상대를 위해 기꺼이 자신의 목숨까지 내어놓을 우정(문경지교刎頸之交)을 맺는다.

"아홍, 멋지다. 인사마!"

"인사마가 뭐냐? 벼슬이 상경이니까 인 상경, 아니면 그냥 인상여로 불러야지. 말을 조심해서 써야 해. 민주사회의 우리말은 조사나 내용으로 존칭과 하대를 정해. 당선자께선 존칭, 당선자는 범칭, 당선자 따윈 비칭이야. 당선인님도, 대통령님도 다 틀린 말, 그건 집 위에 집(옥상옥屋上屋)인 꼴불견, 잘하려다 괜히 말꼬리 붙이면 개망신을 사서 하는 셈.”

"치이, 아빤 배용준을 오빠 부대들이 욘사마라 부르는 걸 몰라? 질질 짜는 욘사마와 비교하는 건 좀 우습지만, 우리나라 대통령이 미국 대통령한테 굽실거리는 걸 봐. 그걸 보면 인상여가 얼마나 대단한지 알 수 있어. 그러니까 인사마야.”

"하긴, 강대국인 적대국의 왕조차 반할 만큼 멋진 싸나이지.”

"정말 인상여는 주위를 배려하는 당당함이 끝내줘. 잠깐, 이해 안 가는 것 물어봐도 돼?”

"물어봐. 아프지 않게.”

"'다섯 걸음 안에서 제 목의 피로 대왕의 옷을 적시겠다.'고 한 말은 무슨 뜻이야?”

"진왕의 목숨을 위협하는 소리지. 그렇지만 정상회담 자리에서 상대의 피를 본다는 말을 직접적으로 쓸 수 없으니까, 자신의 피로 더럽히겠다고 간접적으로 돌려 한 말이야.”

"인상여는 말이나 행동 하나하나가 예사롭지 않네.”

"상대를 꼼짝 못하게 하면서도 시종 여유롭지. 그야말로 완벽의 싸나이지.”

"사실 젤 궁금한 건 화씨벽이야. 무슨 구슬인데 그렇게 시끄러워?”

"여자답다. 옛날 초나라에 화씨란 사람이 왕한테 구슬을 바쳤는

데, 아니라고 감정이 내려져 형벌을 받아. 불구의 형벌을 두 번이나 받고, 세 번째 왕에 가서야 인정받아. 그래서 화씨의 구슬이라는 이름이 붙지. 나중에 전국시대를 통일한 진시황이 옥새로 만들고."

"그러고 보니까 김혜자 아줌니의 『꽃으로도 때리지 마라』가 생각나네. 아름다운 다이아몬드 원석을 둘러싼 슬픈 아프리카를 다룬 글. 그걸 보면서 엄마랑 언니랑 셋이서 꺼이꺼이 울었는데."

"그래서 노자老子 왈 '천하 사람들이 모두 아름다움을 아름다움이라 알지만, 이야말로 더러움일 뿐(天下皆知 美之爲美 斯惡已)'이라고 하신 게지."

"인상여는 양인 같아. 스스로 사신 가길 자청한 걸 보면. 소음인은 내숭 덩어리고, 태음인은 음흉 덩어리잖아. 그런데 소양인인지 태양인인지 잘 모르겠어."

"힌트를 줄게. 인상여가 어느 부문에서 활약하는가를 볼 것."

"대국에 사신으로 가고, 정상회담의 수행원이 되는 것을 보면 외교 부문. 아니? 외교라면 교우交遇의 태양인. 설마, 태양인? 태양인은 거의 없잖아."

"빙고, 맞음. 성내는 감정의 태양인. 인상여가 구슬을 받들고 서쪽 진나라로 찾아가 한 일을 봐. 진왕이 조나라에게 성을 줄 생각이 없음을 알아채곤, 구슬을 되가지고 물러나서 기둥에 기대지. 어땠어? 화나서 곤두선 머리카락이 관을 찌르고 올라올 정도잖아.

또 약소국의 비애를 뼈저리게 느끼게 하는 정상회담의 장면에서, 강대국의 진왕에게 진나라 음악을 연주케 한 걸 봐. 진왕의 좌우 신하들이 상여에게 칼질을 하려 하지. 어땠어? 상여가 그들을 노려보고 호통을 치자, 모두 겁에 질려 피하잖아.

  낯선 사람들과의 만남인 교우의 장면에서 태양인의 감정인 성냄은 멋있지. 태양인의 올바른 성냄은 한 사람의 성냄으로도 천만인을 성내게(꼼짝 못하게, 떨게) 해."

>   태양인의 성냄은 한 사람의 성냄으로도 천만인을 성내게 한다(太陽人怒 以一人之怒而 怒千萬人). 이것이 감정의 순동이다. 그러나 그 성냄이 천만인을 다룰 재간이 없을 때에는 반드시 천만인을 견뎌내기 어렵다(其怒 無術於千萬人則 必難堪千萬人也). 이것은 감정의 역동이다.
>
>   소음인의 기쁨은 한 사람의 기쁨으로도 천만인을 기쁘게 한다. 이것이 감정의 순동이다. 그러나 그 기쁨이 천만인을 다룰 재간이 없을 때에는 반드시 천만인을 견뎌내기 어렵다. 이것은 감정의 역동이다.
>
>   소양인의 슬픔은 한 사람의 슬픔으로도 천만인을 슬프게 한다. 이것이 감정의 순동이다. 그러나 그 슬픔이 천만인을 다룰 재간이 없을 때에는 반드시 천만인을 견뎌내기 어렵다. 이것은 감정의 역동이다.
>
>   태음인의 즐거움은 한 사람의 즐거움으로도 천만인을 즐겁게 한다. 이것이 감정의 순동이다. 그러나 그 즐거움이 천만인을 다룰 재간이 없을 때에는 반드시 천만인을 견뎌내기 어렵다. 이것은 감정의 역동이다.

여기까지가 아빠의 멋진 설명이다.

"어쩜, 너무 완벽해."

"어쩌면 인상여가 전국시대의 가장 뛰어난 인물이 아닐까 싶어. 체질적으로도 본성, 감정, 본성기운, 감정기운인 천인성명天人性命 네 가지를 겸비한 놀라운 인물이야."

"그런 사람은 거의 없잖아. 궁금하다. 설명이 필요해."

"태양인은 차원을 단숨에 뛰어넘어 미래를 예견하는 시간의 도약인 천시에 뛰어나고, 막힌 것을 시원하게 트는 소통에 뛰어난 성질이 있어서 우연히 만난 사람들과 잘 사귀는 교우를 잘하는 재간이 있지. 천시야 타고난 본성이고, 외교적 성과를 이룬 교우야 이미 앞에서 본 바 있지.

염파와 문경지교를 맺는 대목에서는 본성기운인 벌심伐心을 잘 극복하여 절세의 행검行檢에 다다름을 볼 수 있어. 벌심은 사정없이 남을 멸시하여 쳐내고 자기만이 옳다고 똥고집을 부리는 것이고, 행검은 행실을 바르게 절제하는 것이야. 자기와 같은 위치에 있는 염파에게 한걸음 물러서 양보하는 것이야말로 절세의 행검이 아니면 무어겠어.

화씨벽과 정상회담의 깔끔한 일 처리 대목에서는 감정기운인 절심竊心을 잘 극복하여 대인의 방략方略에 다다름을 볼 수 있어. 절심은 제멋대로 하는 마음이 지나쳐서 남의 이익이나 명예를 훔치려는 것이고, 방략은 일을 잘 다스리도록 방법이나 방향을 세우는 것이야. 살얼음판을 딛고 선 죽음의 자리에서, 나라의 자존심을 세우고 자신도 살아난 것이야말로 대인의 방략이 없다면 어떻게 가능하겠어."

"아홍, 멋져라. 온몸이 다 찌릿찌릿해. 더해주라, 잉."

"아쉬워도 여기까지. 원고 over야."

술동이 앞, 누굴 위해 춤추리, 눈물 뿌리리
– 패왕별희의 대영웅 **항우**

"고민은 많죠. 학교생활은 재미있어. 단지 영어 선생님이 싫을 뿐이야. 작년에 비해서 그래도 많이 웃는 편이야."

아빠가 요즘 학교에서 어떻게 지내냐고 이것저것 물으셔서 이야기를 시작한다.

"아빠가 꿈이라 하니까 며칠 전 읽은 책이 생각나네. 하반신 장애인 소녀가 혼자서 걷는 걸 상상해. 어느 날 지진이 일어났어. 소녀가 걷는다 하는 걸, 사람들도 의사 선생님도 안 된다고 하는 걸, 사람들에게 그렇게(걷는 걸) 보여주려 했어. 몇 년 뒤 소녀가 걷게 돼."

"무슨 책이니?"

"『영혼을 위한 닭고기 수프』."

"그런 책이 있니?"

"학교에서 읽으라고 해서. 난 원래 장르 안 가리고 읽잖아."

"그게 좋아. 어쨌든 (학교에서) 잘 지내는 편이구나."

"영어 선생님, 너무 싫어. 내년 정년퇴임이래. 목소리가 하도 커서 들으면 심장이 벌렁벌렁해. 매일 시험 보고. 내일부턴 때린대."

"그런 선생님도 계셔야 해. 그걸 싫어하지 마."

"게다가 인연인지 악연인지 모르지만, 영수심화반 들어갔는데, 그 선생님인 거야. 발음은 괜찮은데 혀가 짧아서 나도 어느 순간부터 혀 짧은 소리를 하고 있어. 어떻게 교정한 발음인데."

"그건 힘들겠다."

"선생님들마다 영어 선생님한테 이른다는 말씀뿐이야."

"거봐, 그 선생님께서 악역을 맡으신 게야. 그분이라고 니들 때리기 좋겠니? 더구나 내년에 정년이라면서. 나 같아도 좋은 아저씨 소리 듣다 퇴임하고 싶겠다."

"하긴 노는 애들이 웬만해야지. 그리 보니 괜찮은 선생님이시네. 그건 그렇고 PELT 자격증 시험이 4주 남았는데, 또 (준비) 못했어. 학원 숙제 하면 시간 없어. 책 석 장 베끼라 하니 시간 되게 걸려."

말이 난 김에 맘속 깊이 가둬놓은 부끄러운 이야기를 꺼낸다.

"그런데 나랑 이렇게 하면서도 전교 1, 2등 하는 애들이 부러워."

"걔들도 너와 같은 과정을 먼저 거친 애들이야. 쌓아놓은 게 있으니까 그렇게 올라 있는 거야. 너두 저번 봄 서울의 태음인 황인원 아저씨 따라 중소출판사 돌 때 받은 『공책 메모법』인가 하는 책 읽고 도움 받았잖아. 공부하는 기술, 시험 치는 기술을 나름대로 터득해야 해."

책 이름을 정확히 모르는 건 엄마가 참조한다고 빌려가서 나한테 없기 때문이다. 그건 그렇고, 아빠는 20년도 훨씬 전에 치른 마지막 영어시험 때, 애매한 5지선다의 7문항 중에서 아니라고 생각한 답을 찍어, 평소의 30프로 득점을 70프로로 올린 체험담을 말씀해주신다. 내 경향은 글쎄, 난 아직 시험 치를 때마다 들쑥날쑥하여 나름의 표준점을 찾기 어렵다.

"아빠랑 이야기 나누다 보니 맘이 편해졌어. 아빠, 사랑해."

항우項羽가 처음 봉기를 일으킨 것은 스물네 살 때다. 그의 계부는 항량이고, 항량의 아버지는 진의 장군 왕정에게 죽임을 당한 초의 장군 항연이다. 대대로 초의 장군을 지낸 가문으로, 항 땅에 봉토를 받아 성을 '항'씨로 쓴다.

항우가 소싯적에 글을 배우다 말자 검술을 익히게 한다. 이 역시 그만두자 항량이 화를 내니, 항우가 말한다.

"글이란 이름만 쓸 수 있으면 되고, 검이란 한 사람과 싸우니 배우기에 만족스럽지 못합니다. 많은 사람을 상대로 하는 것을 배우고 싶습니다(학만인적學萬人敵)."

항량이 곧 병법을 가르치니 항우가 아주 좋아하지만, 그 뜻을 대략 알고는 역시나 끝까지 배우기를 달가워하지 않는다.

항량은 이전에 늑양에서 체포되자 기 땅의 간수인 조수에게 편지를 주어, 늑양의 간수 사마흔에게 힘쓰게 청하여 풀려난다. 급기야 살인을 저질러 원수를 피해 항우를 데리고 오 땅으로 간다. 오의 뛰어난 사대부들이 모두 항량의 밑으로 들어온다. 부역이나 초상 같은 큰일을 치를 때마다 항량이 책임자가 되어 일을 하는데, 남몰래 병법으로 외국의 빈객들과 오의 자제들을 훈련시키면서 그들의 능력을 파악한다.

　진의 시황제가 회계 지방을 노닐면서 절강을 건널 때의 일이다. 항량과 함께 그 광경을 지켜보던 항우가 중얼거린다.

　"저 자리에서 끌어내려 대신 할 수 있겠는데."

　항량이 그 입을 막으며 말한다.

　"헛소리 마라. 9족이 멸한다."

　이때부터 항량은 항우를 기이하게 여긴다. 항우의 키는 8척 남짓이고, 힘은 커다란 무쇠 솥을 두 팔로 들어 올릴 만큼 세며, 재주와 기운은 보통사람을 뛰어넘으므로 오의 자제들일지라도 모두 항우를 꺼려한다.

　진 2세 원년 7월, 진섭 등이 대택에서 난을 일으킨다. 그해 9월 회계 태수 통이 항량을 불러 말한다.

　"강서 지방이 모두 진에 반기를 들었소. 하늘이 진을 망하게 하려는 때가 온 것이오. 나는 들었소. '먼저 일어나면 다른 사람을 제압하지만, 뒤에 일어나면 다른 사람에게 제압을 당한다.'고. 병사를 일으켜 그대와 환초를 장군으로 삼으려 하오."

　이때 환초는 택으로 도망갔으므로 항량이 말한다.

　"환초가 도망가서 그가 있는 곳을 알지 못합니다. 오직 항우만이 그곳을 압니다."

　항량은 곧 밖으로 나와 항우에게 주의를 주면서 칼을 지니고 밖에서 기다리게 한다. 항량이 다시 들어와 태수와 같이 앉아 말한다.

"청컨대 항우를 불러 환초를 데려오게 명을 내리소서."

태수가 그러라 하여 항량이 항우를 불러들인다. 순간적으로 항량의 눈짓을 받자 항우가 말한다.

"실행하겠습니다."

바로 항우가 칼을 뽑아 태수의 머리를 자르니, 항량은 태수의 머리를 들고 그 직인을 허리에 찬다.

태수 밑에 있는 사람들이 크게 놀라 요란스러워진다. 항우가 죽인 자가 80~90명을 헤아리니, 그 안에 있던 모든 이가 깊이 복종을 하고 감히 대항하지 못한다. 항량은 곧 옛날에 알고 지내던 호탕한 관리들을 불러들여 거사를 일으키자고 설득한다.

마침내 오에서 군사를 일으키고 사람들을 부려 소속 현들을 거두어들이며 잘 훈련된 병사 8,000명을 얻는다. 항량은 오의 호걸들을 각각 교위, 후, 사마로 삼아 부서를 짠다. 자리를 얻지 못한 누군가가 불만을 말하자 항량이 말한다.

"전에 초상을 치를 때 그대에게 어떤 일을 맡겼소. 맡은 일을 잘 수행치 못하기에 이번에 그대를 쓰지 않는 게요."

군중이 이 말에 모두 감복한다. 이에 항량이 회계 태수고 항우가 비장임을 소속 현에 널리 알린다.

이때 광릉 사람 소평이 진왕陳王을 위해 광릉을 공격했지만 아직 함락시키지 못했는데, 진왕이 패하여 달아나고 진군秦軍이 육박하고 있다는 소문을 듣는다. 소평이 곧 강을 건너 진왕의 명이라고 거짓 꾸며 항량을 초왕의 상주국으로 임명하고는 명을 내린다.

"강동은 이미 결정 났으니 급히 군사를 몰아 서쪽으로 가서 진秦

을 공격하라."

항량은 곧 8,000명을 군사를 이끌고 강 건너 서쪽으로 간다. 진영이 이미 동양을 점령했음을 듣고 사신을 보내 동맹을 맺고는 함께 서쪽으로 행군한다.

진영은 예전 동양 현령의 서기를 지낸 인물로, 평소 행동을 삼가고 믿음을 주어서 장자長者라 칭송을 받았다. 동양의 청년들이 현령을 죽이고 수천 명이 모였는데, 마땅한 우두머리를 뽑을 수 없자 진영에게 요청하지만 그가 사양한다. 그러나 마침내 억지로 진영을 세워 수령으로 삼고 고을에서 따르는 자 2만 명을 얻는다. 청년들은 진영을 왕으로 옹립하고, 머리에 청색의 띠를 두른 특수군을 만들려 한다. 진영의 어머니가 진영을 말린다.

"네 가문의 아녀자가 된 이래 아직까지 너의 선조 가운데 귀인이 있다는 소리를 듣지 못했다. 지금 갑자기 큰 이름을 드러내는 것은 상서롭지가 않아. 남의 밑에 소속되는 것만 같지 않구나. 거사에 성공하면 제후의 자리를 봉토로 받고, 거사에 실패하면 도망치기 쉬우니, 세상 사람들에게 지명도 받지 않을 테고."

진영은 어머니의 뜻을 따라 감히 왕이 되지 못하고 군리들에게 명한다.

"항씨는 대대로 장군가의 집안으로 초나라에서 이름이 높다. 이제 대사를 일으키고자 하는데 장차 항씨의 집안사람이 아니고는 할 수 없다. 우리가 그 이름난 가문에 의지하면 반드시 진을 멸망시킬 것이다."

이에 무리가 그 말을 따라 항량의 군대로 들어간다. 항량이 회수를 건너자 경포와 포장군도 병사들을 귀속시켜 6~7만의 군사가 하비에 주둔한다.

이때 진가가 경구를 이미 초왕으로 세우고, 팽성 동쪽에 군대를 집결시켜 항량에게 대항하려 한다. 항량이 군리들에게 명한다.
"진왕陳王이 먼저 봉기를 일으켰지만 싸움이 불리하여 아직 그가 있는 곳을 듣지 못하거늘, 이제 진가가 진왕을 배반하고 경구를 왕으로 세우니 대역 죄인이로다."
병사를 진군시켜 진가를 공격하자 진가의 병사들이 패하여 달아나는데, 이들을 쫓아 호릉에 이른다. 다시 하루를 싸워 진가는 죽고, 그의 병사들은 항복하고, 경구는 달아나 양지에서 죽는다. 진가의 병사들을 병합해 호릉에 군대 일부를 남겨놓고, 군대를 인솔해 서쪽으로 향한다.
진나라 장한의 병사가 율 땅에 다다르자, 항량은 별장인 주계석과 여번군을 나가 싸우게 한다. 여번군이 전사하고, 주계석의 군대는 패하여 호릉으로 달아난다. 항량은 병사를 이끌고 설 땅으로 들어가 주계석을 죽인다.
항량은 이보다 앞서 항우로 하여금 따로 양성을 공격케 한다. 항우는 굳세게 저항하는 양성을 함락시키지 못하다가, 마침내 이긴 후에 모두를 생매장하고 돌아와서 항량에게 보고한다. 진왕의 죽음이 확실하다는 보고를 받은 항량은 모든 별장을 설 땅에 불러 모아 앞으로의 일을 계획한다. 이때 패공 유방도 패 땅에서 봉기하여 이곳으로 온다.

일흔 살 먹은 거소 사람 범증은 본디 집에 있을 때부터 기이한 꾀를 내기 좋아한다. 그가 와서 항량을 설득한다.

"진승이 패한 것은 참으로 당연한 일입니다. 진나라에게 망한 6국 중에서 가장 죄가 없는 것이 초나라지요. 회왕이 진나라로 불려 들어가 되돌아오지 않아, 초나라 백성들은 오늘날까지 그분을 불쌍히 여기고 있습니다.

옛적에 초나라 남공은 '비록 초가 세 집만 남더라도, 진나라를 망하게 하는 것은 반드시 초리라(楚雖三戶 亡秦必楚也).'고 예언을 했습니다. 지금 진승이 가장 먼저 봉기를 했지만, 초의 후손을 왕으로 세우지 않고 스스로 왕이 되었기 때문에 그 세력이 크지를 못하지요. 그런데 이제 나리가 강동에서 일어나자 초에서 일어난 장군들이 모두 다투듯 나리에게 옵니다. 이것은 나리의 집안이 대대로 초의 장군가라서, 초의 후손을 다시 세울 수 있다고 여기기 때문입니다."

그 말을 옳게 여긴 항량이 보통사람이 되어 양치기를 하는 회왕의 후손 심을 찾아 초나라 회왕으로 삼으니, 초나라 백성들의 바람을 따른 것이다. 진영은 초의 상주국이 되어 5현을 봉토로 받은 뒤 우태에서 회왕과 함께 있고, 항량은 자신의 호를 무신군이라 짓는다.

몇 달 뒤, 병력을 이끈 항량은 항보를 공격하여 제의 전영과 사마용저와 함께 동아를 구하고, 동아에서 진의 군대를 크게 무찌른다. 전영은 곧 병사들을 이끌고 제나라로 돌아가서는 제왕인 전가를 몰아낸다. 전가는 초나라로 달아나고, 전가의 재상인 전각은 조나라로 도망간다. 전각의 아우인 전간은 제의 장군이었는데, 조나라에 살면서 감히 돌아가지 못한다. 전영은 전담의 아들 시를 제의 왕으로 삼는다.

항량은 이미 동아에서 군대를 격파하여 항복시킨 뒤, 마침내 진나라 군사를 추격한다. 자주 사신을 보내 제나라 병사를 재촉하여 함께 서쪽으로 가고자 한다.

전영이 "초에서 전가를 죽이고 조에서 전각과 전간을 죽이면 병사를 일으키겠습니다." 하고 말하자, 항량이 대답한다.

"전가는 왕의 자리를 내어주고 궁핍하여 나를 찾아온 것이오. 내 어찌 차마 그를 죽이겠소."

조에서도 전각과 전간을 죽이지 않고서 제나라와 교환 조건으로 삼는지라, 제에서는 끝내 초를 도와 병력 일으키기를 달가워하지 않는다.

항량은 패공과 항우에게 따로 성양을 공격하게 하여 도륙하고, 서쪽으로 나아가 복양 동쪽에서 진군을 격파하자, 진이 병사를 거두어 복양으로 들어간다.

패공과 항우가 정도를 공격하나 함락하지 못한다. 물러나와 서쪽으로 조금씩 땅을 점령해가다 옹구에 이르러 진군을 크게 이기고 이유를 벤다. 외황을 둘러싸고 공격하나 외황까지 함락시키지는 못한다.

항량이 동아의 서쪽에서 일어나 북으로 정도에 이르러 거듭 진군을 격파하고, 항우 등도 이유를 베고 나서는 더욱 진을 가볍게 보아 교만한 빛을 띤다. 이에 송의가 항량에게 간한다.

"전투에서 이겨 장군이 교만해지고 졸개가 게을러지면 패하기 마련입니다. 지금 졸개들이 조금씩 게을러지는데 진나라 병사들은 날이 갈수록 많아지고 있습니다. 저는 이 점이 두렵습니다."

항량은 이 말을 듣지 않고, 송의를 제에 사신으로 보낸다. 제로 가던 송의는 우연히 제의 사신 고릉군 현을 만난다.

"그대는 무신군(항량)을 만나러 가는 길이오?"

"그렇소."

"제 생각에 무신군의 군대는 반드시 패합니다. 그대가 천천히 가면 죽음을 면하지만, 빨리 가면 화를 입을 것이오."

과연 진에서는 병사를 모두 일으켜 장한에게 증파하여, 초군과 싸워 정도에서 크게 이기고 항량도 죽인다. 패공과 항우는 외황에서 물러나와 진류를 공격하나, 진류의 수비가 굳세 함락시키지 못한다. 패공과 항우가 같이 상의한다.

"지금 항량군이 패하고 나서는 사졸들이 겁에 질려 있소."

이에 여신과 함께 병사를 인솔해서 동쪽으로 간다. 여신은 팽성의 동쪽에, 항우는 팽성의 서쪽에, 패공은 탕에 각각 군대를 집결시킨다.

장한은 이미 항량군을 물리친 뒤라 초의 병사는 근심할 것이 못된다 여기고, 곧 황하를 건너 조나라를 공격하여 크게 쳐부순다. 이때 조에서는 조헐이 왕이 되어 진여를 장군으로 삼고 장이를 재상으로 삼아, 모두 달아나 거록성으로 들어간다. 장한은 왕리와 섭간에게 거록성을 포위케 한다. 장한은 성 남쪽에 군대를 집결시키고 보급로를 구축한 뒤, 그 길로 곡식을 나른다. 진여 장군은 수만 명의 졸병을 거느려 거록의 북쪽에 군대를 집결시키고 하북군이라 일컫는다.

초나라 병사들이 정도에서 패한 뒤로, 회왕은 겁에 질려 거처를 우태에서 팽성으로 옮기고 항우와 여신의 군대를 스스로 거느린다. 여신을 사도로, 그의 아버지 여청을 영윤(서울 시장)으로 삼는다. 또한 패공을 탕 고을의 우두머리로 삼고 무안후로 봉하여 탕군의 병사를 거느리게 한다.

이전에 송의와 우연히 만났던 제나라 사신 고릉군 현이 초군 안에 있다가, 초왕을 뵙자 건의한다.

"송의가 논하기를 무신군의 군대는 반드시 패할 것이라 했는데, 며칠 뒤 과연 그의 군대가 패했습니다. 병사들이 미처 싸우기도 전에 먼저 패할 징조를 보았으니, 병법을 아는 이라 할 수 있습니다."

왕이 송의를 불러 같이 일을 계획하고는 크게 기뻐한다. 그러고는 송의를 상장군으로, 항우를 노공魯公 겸 차장으로, 범증을 말장으로 삼는다. 조를 구원하러 가는 여러 별장을 모두 송의의 밑에 들어가게 하여 경자관군이라 부른다. 길을 떠나 안양에 도착한 뒤 46일을 머물면서 더 나아가지 않는다.

항우가 의견을 낸다.

"나는 진군이 조왕이 있는 거록을 포위한다고 들었소. 빨리 병사를 이끌고 황하를 건너 우리가 외곽을 치면 조가 안에서 응전할 것이오. 그러면 진군을 반드시 격파할 수 있소."

그러나 송의가 반대한다.

"그렇지 않소. 대저 소의 등에 붙은 등에를 때린다 해서 소의 가죽 속에 숨은 이까지 잡을 수는 없소. 지금 진에서 조를 공격하여 싸움에 이기면 진의 병사들이 피로해질 터이니, 나는 그 틈을 타면 될 것이오. 반대로 진이 질 경우, 나는 병사들을 이끌고 북을 치면서 서쪽 진의 수도로 가면 반드시 진을 멸할 수 있소. 그러므로 진과 조가 먼저 싸우는 것만 못하오. 대저 견고한 갑옷을 입고 예리한 칼을 들고 싸우는 것은 내가 그대보다 못하지만, 앉아서 계략을 부리는 것은 그대보다 내가 낫소."

그러고는 송의가 군사들에게 엄명을 내린다.

"사납기가 호랑이 같고, 대드는 것이 염소 같고, 탐욕스럽기가 이리와 같아 억세어 부려먹을 수 없는 자는 모두 죽이리라."

얼마 뒤 송의가 아들 송양을 제의 재상으로 보내는데, 자신이 몸소 환송하여 무염에 가서는 술을 마시는 거창한 모임까지 연다. 날씨는 춥고 비는 억수로 내리고 사졸들은 추위와 굶주림에 시달리니, 항우가 결심한다.

"장차 죽을힘을 다하여 진을 공격해야 하건만 오래도록 머물면서 진군하지 않는구나. 올해의 흉년으로 백성은 빈곤하고 사졸들은 나물과 콩으로 연명하며 군대에서 식량을 구경조차 못하는 실정인데, 술을 마시고 큰 잔치를 베풀다니. 병사들을 이끌어 황하를 건너 조의 식량을 먹고 조와 함께 진을 공격할 생각은 하지 않으면서, 너는 그 틈을 탄다고만 지껄이고 있구나.

저 강한 진이 새로 일어난 조를 치면 반드시 조를 거꾸러뜨릴 형세리라. 조는 망하고 진은 강성해지리니, 무슨 틈을 탄단 말인가? 또한 우리 군대는 최근에 패하여 왕은 앉아 있어도 편안치 못해 경내에 있는 군사를 모조리 너의 휘하에 몰아두었으니, 국가의 안위가 이 한 번의 거사에 달려 있다. 이런 상황에 사졸들을 아끼지 않고 사적인 일에만 제멋대로 힘쓰니, 사직의 신하가 아니로다."

항우가 상장군 송의를 아침 일찍 뵈러 갔다가 막사 안에서 송의의 목을 베고는, 막사에서 나와 군중에 알린다.

"송의가 제와 함께 초를 반역하는 모의를 하여, 초왕이 나에게 은밀히 송의를 죽이라고 명했노라."

장군들이 모두 두려워 복종하고 감히 항거하지 못한다.

"초나라를 제일 먼저 세운 것은 장군의 집안이외다. 지금 장군께서는 반란자를 죽인 것입니다."

곧 항우를 임시 상장군으로 옹립하고, 송의의 아들을 추격하는 병사를 보내어 제의 국경에서 그를 죽인다. 환초에게 명하여 회왕에게 보고하자, 회왕은 항우를 상장군으로 삼는다. 당양군과 포장군도 모두 항우의 휘하로 들어간다. 항우가 이미 경자관군의 수뇌부를 죽여 초나라 안에 위엄을 떨치자, 그 이름이 제후들에게까지 알려진다. 곧 당양군과 포장군에게 군사 2만을 거느리고 황하를 건너 거록을 구하게 한다.

싸움에서 별다른 성과가 없자, 진여는 다시 병사를 요청한다. 항우는 이에 모든 병사를 이끌고 황하를 건넌다. 타고 온 배를 가라앉히고, 취사도구를 부수며, 막사를 불태워버리고, 오로지 사흘 치 식량만을 지참케 하면서 죽을 각오로 싸워 이기지 않으면 돌아갈 마음이 없음을 사졸들에게 보여준다.

　거록에 도착하자마자 왕리를 포위하여 진나라 군사와 아홉 번을 싸운다. 진의 보급로를 끊고 크게 깨뜨려서 소각을 죽이고 왕리를 포로로 잡는다. 섭간은 초에 항복하지 않고 스스로 불에 타 죽는다.
　이때를 맞이하여 초의 병사들은 제후의 군대들 위에 서게 된다. 제후의 군대들은 거록을 구하려고 아래쪽에 10여 개의 방벽을 쌓고서도 감히 군사를 부리지 못하고, 초가 진을 공격할 때도 제후의 장군들은 모두 방벽 위에서 구경만 한다. 일당십 아님이 없는 초의 전사들이 내지르는 소리가 천지를 진동하므로, 제후의 군사들치고 두려움에 떨지 않는 자가 없다.
　진의 군대를 격파하고 나서 항우가 제후의 장수들을 불러 보고자 하니, 제후의 장수들이 군영의 문을 들어올 때 무릎으로 기다시피 들어오지 않는 이가 없으며, 감히 항우를 올려보지도 못한다. 항우는 이로 말미암아 비로소 제후의 상장군이 되어 제후의 군대까지 모두 복속시킨다.
　장한은 극원에 진을 치고, 항우는 창남에 진을 친다. 서로 대치하여 싸우지 않으면서 진군이 자주 물러나자, 진의 2세가 사람을 보내어 장한을 꾸짖는다. 장한이 두려워 장사 흔을 시켜 앞으로의 일 처리를 요청코자 함양에 보내지만, 사마문에서 사흘을 머물러도 조고가 알현시키지 않자 불신하는 마음이 생긴다. 장사 흔이 두려워서 인솔 군사를 이끌고 도로 달아나는데, 감히 오던 길로 돌아가지 않는다. 과연 조고는 사람을 시켜서 그를 추격하지만 미치지 못한다. 장사 흔이 군영에 도착하여 장한에게 보고한다.

"조고는 궐내에서 일을 제멋대로 꾸미고 있는데, 밑에서 그가 하는 일을 막는 자가 없습니다. 지금 싸움에서 이기면 조고가 우리의 공을 질투할 테고, 싸움에서 지면 죽음을 면할 길이 없습니다. 장군께서는 깊이 숙고하시기 바랍니다."

조의 진여 역시 장한에게 편지를 보내 설득한다.

"과거 백기는 진의 장군이 되어 남으로 초의 언과 영을 정벌하고, 북으로 조의 마복을 도륙하며, 성을 공격하고 땅을 빼앗은 것이 이루 헤아릴 수 없을 정도지만 마침내 죽임을 당했습니다. 몽염도 진의 장군이 되어 북으로 오랑캐 융을 몰아내고 유중 땅 수천 리를 개척하지만, 마침내 양주에서 죽임을 당했습니다.

왜냐고요? 공이 많기 때문입니다. 진은 공을 세운 모두에게 봉토를 줄 수 없으므로, 법으로 얽어매어 죽인 겁니다. 지금 장군께서는 진장이 된 지 3년이 되어, 도망가고 잃은 병사가 십만 단위를 헤아립니다. 제후들은 같이 일어났지만 숫자가 더욱 많아지고 있습니다.

저 조고는 본디 아첨한 지가 오래된 사람이지만, 지금은 일이 급해져서 그 역시 2세에게 죽임을 당할까 두려워하고 있습니다. 그래서 조고는 법으로 장군을 얽어매어 죽임으로써 책임을 막고자 하고, 사람을 바꾸어 장군을 대신케 하여 그 화를 벗어나고자 합니다. 밖에서 머문 지 오래된 장군은 궐내에서 허점이 많습니다. 공이 있어도 죽고, 공이 없어도 죽습니다. 또한 하늘이 진을 망하게 하려는 때라는 것은 어리석은 자나 똑똑한 자나 할 것 없이 모두 아는 바입니다.

 지금 장군은 안으로는 올바른 말을 올릴 수도 없고, 밖으로는 망해가는 나라의 장수입니다. 고독히 홀로 서서 몸이라도 잘 보존하려 하고 있으니, 어찌 슬픈 일이 아닙니까? 장군께서는 제후들과 연합하여 공동으로 진을 공격하기를 약속한 다음, 왕의 자리와 땅을 나누어 받고 남쪽을 바라보며 짐이라 부르면 될 터인데, 어찌하여 군대를 돌리지 않습니까? 몸은 형벌 도구에 묶여 엎드리고 처자식은 죽임을 당하는 것과 어느 쪽이 더 낫습니까?"

 장한이 여우처럼 의심하여 남몰래 후시성을 사신으로 항우에게 파견하여 협약을 맺으려 한다. 협약이 미처 이루어지기 전에 항우는 포장군을 시켜 밤낮으로 군사를 이끌어 삼호를 건너게 하여, 창남에 진을 치고 진군과 싸워 다시 크게 이긴다. 항우는 모든 병력을 인솔하고 오수의 위쪽에서 진군을 쳐서 크게 깨뜨린다. 장한의 사신이 항우를 만나서 약속을 맺으려 할 때, 항우가 군리들을 불러 말한다.

 "식량이 조금밖에 없어 그들의 협약을 들어주려 한다."

 "좋습니다."

 항우는 곧 약속을 하고 항수 남쪽 은허 위쪽으로 향한다. 동맹을 맺고 나서 장한은 항우를 만나 눈물을 철철 흘리면서 조고에 대해 말한다. 항우는 장한을 옹왕으로 삼아 초나라 군대에 두고, 장사 흔을 상장군에 앉혀 진군을 거느리고 선봉에 서게 한다.

 신안에 이르러서의 일이다. 제후의 이졸들은 과거 부역과 병역 등의 일 때문에 진나라로 갈 적에 진의 이졸들에게 있으나 마나 한 존재로 대우받으며 업신여김을 당했다. 그런데 진군이 제후들에게 항복하고 나자, 제후의 이졸들이 승리한 기운을 타고 진군의 이졸들을 노예나 포로 취급을 하면서 가벼이 업신여긴다. 그러자 진나라 이졸들 대다수가 조용히 속삭인다.

"장한 등의 장군들이 우리를 속여 제후들에게 항복하니, 이제 진을 격파하여 함곡관에 입성할 수 있으면 아주 좋지만, 그렇지 못하면 제후들은 우리를 포로로 데리고 동쪽으로 가고, 진은 반드시 우리의 부모처자 모두를 죽일 것이다."

제후의 장군들이 그들의 말을 은밀히 엿들어 항우에게 보고한다. 항우는 곧 경포와 포장군을 불러 상의한다.

"진의 이졸들이 오히려 숫자가 많은데, 그들이 마음으로 굴복하지 않고 있소. 만일 함곡관에 이르러 그들이 말을 듣지 않는다면, 반드시 일이 위태롭소. 차라리 우리가 그들을 죽이고 장한과 장사흔과 도위 예만을 데리고 진에 입성하는 것만 못하오."

초군은 밤을 틈타 그들을 치고, 진의 졸병 20만여를 신안성 남쪽에 파묻는다. 서서히 공략해 들어가서 진의 땅 함곡관까지 이르지만, 함곡관을 지키는 병사들이 들어오지 못하게 한다. 게다가 패공이 이미 함양에 입성했다는 소식을 들은 터라, 크게 격분한 항우가 당양군 등에게 함곡관을 치게 한다. 마침내 항우가 함곡관에 들어가 희 땅 서쪽에 이른다. 이때 패공은 패상에 군사를 주둔하여 아직 항우와 대면하지 않은 상태다.

패공의 좌사마로 있는 조무상이 사람을 시켜 항우에게 알린다.

"패공은 함곡관 안에서 왕이 되려 하여, 진의 후계자 자영을 재상으로 삼고, 모든 보배와 보물을 소유했습니다."

항우가 크게 성내어 외친다.

"내일 새벽 사졸들을 배불리 먹인 뒤, 패공의 군대를 격파하리라!"

당시 항우의 군사는 40만으로 신풍 홍문에 주둔하고, 패공의 군사는 10만으로 패상에 주둔한다. 범증이 항우를 설득한다.

"패공이 산동에서 살 때에 재물을 탐내고 여자들을 좋아하였는데, 함곡관에 들어와서는 재물을 취한 적이 없고 부녀자를 희롱하지 않으니, 이는 그의 뜻이 작은 것에 있지 않음을 뜻하네. 내가 사람을 시켜 그의 기운을 관찰하게 하였는데, 모두 용과 호랑이의 기개를 지니고 다섯 가지 색채를 띠고 있으니, 이것은 천자天子의 기운이지. 급히 쳐서 기회를 잃지 말게."

초의 좌윤인 항백은 항우의 계부로서, 평소 유후인 장량과 잘 지낸다. 이때 장량은 패공을 따르고 있었는데, 항백은 곧 밤새 말을 타고 패공군 진영으로 달려가 개인적으로 장량을 만나 사태의 추이를 낱낱이 알리고는 함께 떠나자고 한다.

"패공을 따르지 마오. 함께 죽으리다."

"저는 한때 한왕韓王을 위하여 패공을 배웅하였소. 지금 패공에게 다급한 일이 닥친다 하여 도망간다면, 이는 의롭지 못한 일이오. 패공에게 이 사태를 알리지 않을 수 없소이다."

장량이 곧 안으로 들어가 패공에게 낱낱이 처한 사태를 알리자, 패공이 크게 놀란다.

"이를 어찌하면 좋을꼬?"

"대체 누가 대왕께 이러한 일을 하게 하였습니까?"

"취생이 '제후들이 함곡관에 들어오지 못하게 막으면 진나라 땅을 전부 다스릴 수 있다.'고 설득하는 말을 들었다네."

"대왕의 사졸들이 항왕을 당해낼 수 있다고 헤아리십니까?"

패공이 말없이 묵묵히 있다가 대답한다.

"진실로 그렇지 않네. 장차 이 일을 어찌할꼬?"

"청컨대 항백에게 가서 말하십시오. '제가 감히 항왕을 배반하지 않았습니다.'라고."

"그대는 항백과 어떤 연고가 있는가?"

"진나라 시절에 저와 함께 노닐며 다닐 적에 항백이 살인을 한 적이 있는데, 그때 제가 그를 살려주었습니다. 지금 일이 급박해지자 다행히 저에게 달려와서 사태를 알려주었습니다."

"그대와 비교하여 나이는 어떻게 되는가?"

"저보다 많습니다."

"그대가 나를 위해 그를 불러들이면, 나는 그를 형으로 섬기리라."

장량이 나가서 요청하자 항백이 들어와 패공을 만난다. 패공은 술잔을 들어 항백의 만수무강을 빌고, 혼인까지 약속한다.

"제가 함곡관에 들어와 추호도 감히 재물을 가까이한 적이 없으며, 관리와 백성들의 장부를 정리하고 관청의 창고를 닫아 오로지 장군께서 오시기만 기다렸습니다. 장수를 보내서 함곡관을 지킨 것은 다른 도둑의 출입과 비상사태를 대비한 것이죠. 밤낮으로 장군께서 도착하기만을 기다리고 있는 터에 어찌 감히 배반하오리까? 원컨대 나리께서는 제가 감히 장군의 은덕을 배반하지 않았다고 낱낱이 말해주소서."

"그러겠네만, 그대도 내일 아침 일찍 스스로 항왕께 와 사죄하지 않으면 아니 되네."

"그러겠습니다."

그날 밤 떠나 항우군 진영에 도착한 항백은 패공의 말을 항왕에게 낱낱이 보고한다.

"패공이 먼저 함곡관을 격파하지 않았더라면, 어찌 네가 감히 함곡관에 들어갈 수 있겠느냐? 이제 큰 공을 세운 이를 친다면 의롭지 않으니, 잘 대우함만 같지 않구나."

"좋습니다."

패공이 다음날 아침 일찍 항우를 만나기 위해 100여 기를 이끌고 달려와 홍문에 도착하여 사죄를 한다.

"제가 장군과 함께 죽을힘을 다하여 진을 공격하여, 장군께서는 하북에서 싸우시고 저는 하남에서 싸웠습니다. 그러나 뜻하지 않게 제가 먼저 진을 격파하고 함곡관에 입성하여, 이제야 이렇게 다시 장군을 뵙게 되었습니다. 지금 장군께서 어떤 소인배의 말을 들으시어, 장군과 저 사이에 틈이 벌어지게 되었습니다."

"그대의 좌사마인 조무상이 그렇게 말한 것이오. 그렇지 않다면 내 어찌 이렇게 살아 있겠소?"

항왕은 곧 패공을 만류하여 더불어 술을 마신다. 항왕과 항백은 동쪽을 향하여 앉고(높은 자리), 아보(범증에 대한 존칭)는 남쪽을 향하여 앉으며(가장 높은 자리), 패공은 북쪽을 향하여 앉고(신하의 자리), 장량은 서쪽을 향하여 항우를 시중든다. 범증이 항왕에게 여러 번 눈짓을 하면서 허리에 찬 패옥을 들어 세 번이나 신호하는데도 항우는 묵묵히 반응을 보이지 않는다. 범증이 일어나 밖으로 나와서 항장을 불러 시킨다.

"군왕께선 사람됨이 잔인하지 못하신 분이다. 네가 들어가서 먼저 만수무강을 빌고 칼춤을 청하여 춤추다가, 앉아 있는 패공을 쳐서 죽여라. 그렇지 않으면 너의 무리 모두가 장차 그의 포로가 될 것이다."

항장이 들어가 만수무강을 빌고 나서 청한다.

"군왕과 패공께서 술을 드시는데, 군중이라서 즐길 만한 무엇이 없는 듯하와 감히 칼춤을 추기를 청하옵니다."

"그리 하라."

항장이 칼춤을 추자 항백도 칼을 뽑아들고 일어나 춤을 춘다. 계속하여 항백이 자신의 몸으로 날개처럼 펼쳐 막으니, 항장이 내려치지를 못한다.

장량이 밖으로 나와 군영의 문에서 번쾌를 만나니, 번쾌가 묻는다.

"오늘 일은 어찌되어 가오?"

"몹시 위급하오. 지금 항장이 칼춤을 추고 있는데, 그 뜻이 항시 패공에게 가 있소."

"이거 급박하구려. 제가 들어가서 항우와 목숨을 같이해야겠소."

번쾌가 곧 칼을 차고 방패를 들고 군문으로 들어간다. 창을 맞대어 지키는 병사가 들어가지 못하게 저지하는데, 방패를 옆으로 밀자 위사들이 방패와 부딪쳐 땅에 엎어진다. 마침내 군문을 통과하여 장막을 열고 들어가 서쪽을 향하여 선다. 꾸짖는 눈으로 항왕을 쳐다보는데, 머리카락은 위로 치솟고 눈자위가 거의 찢어질 지경이다.

항왕이 칼을 움켜쥐고 한쪽 무릎을 세워서 묻는다.

"넌 무엇 하는 놈이냐?"

장량이 대신 대답한다.

"패공의 참승인 번쾌라 합니다."

"장사로다. 술을 주거라."

술을 받자 번쾌가 엎드려 감사함을 표시하고, 일어나서 선 채로 그 술을 마신다.

"돼지 넓적다리도 주어라."

생고기인 넓적다리를 준다. 번쾌는 땅 위에 방패를 엎어서 그 위에 넓적다리를 올려놓고, 칼을 뽑아 잘라 먹는다.

"장사로다. 더 마실 수 있겠느냐?"

"제가 죽더라도 피하지 않을진대, 어찌 술을 피하겠습니까? 저 진왕은 호랑이와 이리의 마음을 가지고 있어 사람을 죽일 때는 더 죽이지 못해 발악하는 것 같고, 형벌을 내릴 때는 더 심한 고통을 주지 못해 안달하는 것 같으므로 천하 모두 그를 배반하였습니다. 회왕께서 여러 장군들께 명하셨습니다. '먼저 진을 격파하고 함양에 입성하는 자로서 왕을 삼을 것'이라고.

지금 패공께서는 먼저 진을 격파하고 함양에 들어가서도, 털끝만큼이라도 감히 재물을 가까이하지 않고 궁실도 닫아 봉하며, 군대를 패상으로 되돌려 대왕께서 오시기를 기다렸습니다. 그러므로 장수를 파견하여 함곡관을 지킨 것은 다른 도적들의 출입과 비상 사태를 대비한 것입니다.

힘들여 공을 세운 것이 이와 같고 아직 제후로 봉토를 받지도 않았는데, 간신의 말을 듣고 공이 있는 사람을 죽이려고 하신다면, 이야말로 바로 망한 진나라를 따르는 것입니다. 대왕을 위해서라도 그러한 선례를 따르지 마셨으면 합니다."

항왕이 응답하지 않고 말한다.

"앉거라."

번쾌는 장량을 따라 앉는다.

잠깐 앉아 있다가 패공이 변소에 가려 일어서고, 기회를 틈타 번쾌를 불러낸다. 패공이 나온 뒤, 항왕이 도위인 진평을 시켜 패공을 부른다.

패공이 염려하며 말한다.

"지금 나와서 아직 하직인사를 하지 않았는데, 이를 어찌할꼬?"

번쾌가 대답한다.

"큰일에는 하찮은 것을 돌아보지 않으며, 큰 예절에는 자잘한 사양을 헤아리지 않는다 합니다. 바야흐로 지금 저들이 칼과 도마라면, 우리는 고기와 생선입니다. 이 상황에 무슨 하직인사이옵니까?"

패공이 마침내 떠나가면서 장량더러 남아서 하직인사를 대신하게 하자, 장량이 묻는다.

"대왕께서 오실 적에 무엇을 가져왔습니까?"

"흰 구슬 한 쌍을 항왕에게 주고 옥그릇 한 쌍을 아보에게 주려

했는데, 아보가 성내는 것을 보고는 감히 줄 생각도 못했네. 자네가 나를 위해 그것들을 주도록 하게."

"삼가 받들겠습니다."

이때 항왕의 군대는 홍문 밑에 주둔하고 패공의 군대는 패상에 주둔하여, 서로 떨어져 있는 거리가 40리다. 패공은 데리고 온 호위병들 대부분과 수레를 남겨두고 혼자 말을 타고 빠져나온다. 함께 나온 번쾌, 하후영, 근강, 기신은 칼과 방패를 들고 뛰어 여산 아래로부터 지양에 이르는 샛길로 빠져나온다.

패공이 떠나면서 장량에게 일러둔 말이 있다.

"이 길에서 우리 진영까지는 불과 20리밖에 안 되네. 자네는 내가 우리 진영에 도착하는 데 걸리는 시간을 짐작해서 막사 안으로 들어가게나."

패공이 떠나자 장량은 패공이 군영에 도착하는 시간을 헤아려, 안으로 들어가 사죄한다.

"나리가 술기운을 이기지 못해 하직인사를 드릴 수 없으므로, 저로 하여금 흰 구슬 한 쌍을 대왕께 드리되 절을 두 번 하고 올리며, 옥그릇 한 쌍은 두 번 절하고 대장군께 드리라고 하셨습니다."

"패공은 어디에 있는가?"

"대왕께서 나리를 꾸짖으려는 뜻이 있음을 알고는, 몸만 홀로 빠져나갔습니다. 지금쯤 이미 군영에 도착했을 겁니다."

항왕은 구슬을 받아 앉은 곳 위쪽에 놓는데, 아보는 옥그릇을 받아 땅에 버리고 칼을 뽑아 쳐서 깨뜨린다.

"그래, 어리석은 놈과는 일을 같이할 수 없지. 그대의 천하를 빼앗을 자는 틀림없이 패공이리니, 우리는 이제 그의 포로가 되리라."

패공은 군영에 도착하자마자 앉을 사이도 없이 선 채로 조무상을 죽인다.

며칠 뒤 항우는 병사를 이끌고 서쪽으로 가서 함양을 도륙하고, 항복한 진왕 자영을 죽이며, 진의 궁실도 불태웠는데, 불이 석 달이나 꺼지지 않고 타오른다. 재화, 보물, 부녀들을 데리고 동쪽으로 돌아가자, 어떤 이가 항왕을 설득한다.

"산과 강으로 막혀 있는 관중은 사방이 요새고 땅이 비옥하고 풍요로우므로, 이곳을 도읍으로 삼는다면 천하를 제패할 수 있습니다."

항왕은 진의 궁실이 모두 불타 부서져 깨진 것을 본데다가, 마음속 깊이 동쪽으로 돌아가려는 마음까지 품은 터다.

"부귀할 때 고향으로 돌아가지 않는다면, 수놓은 옷을 입고 밤길을 걸어가는 것과 같으니(의수야행衣繡夜行), 누가 그것을 알아주리오!"

"초나라 사람들은 목욕시킨 원숭이의 머리에 갓을 씌운 듯하다더니(목후이관沐猴而冠), 과연 사람들 말대로구나."

그 말을 들은 항왕이 격노해 설득한 사람을 삶아 죽인다. 항왕이 사람을 시켜서 회왕의 명대로 진을 멸했노라 알리자, 회왕이 "맹약과 같이 하라."고 한다. 이에 회왕을 받들어 의제로 삼고, 항왕 스스로 왕이 되고자 먼저 여러 장군과 재상들을 왕으로 삼는다.

"천하에 처음 어려움이 닥쳐 임시로 제후들을 세운 뒤에 진을 정벌코자 몸에는 갑옷을 걸치고 예리한 무기를 들고 먼저 거사를 하여, 밖에서 이슬을 맞은 지 3년에 진을 멸하고 천하를 안정시키니, 이 모든 것이 장군, 재상, 제후들과 나의 힘이오. 의제는 공이 없으므로 마땅히 그 땅을 나누어 우리가 그곳에서 왕 노릇을 해야 할 것이오."

여러 장군들 모두가 대답한다.

"좋습니다."

곧 천하를 나누고, 여러 장군들을 왕과 제후로 세운다.

한漢 원년 4월, 제후들이 희하에서 흩어져서 각각 왕과 제후가 되어 돌아간다. 항왕은 자기 나라로 돌아와 사람을 시켜 의제를 옮기게 한다.

"옛날의 제왕은 땅이 사방 천리였으니, 반드시 산간벽지에서 거주해야 한다."

의제를 장사침현으로 옮기게 하여 행차를 재촉한다. 의제의 신하들이 점점 의제를 배반하자, 몰래 형산왕과 임강왕을 시켜 강중에서 그를 쳐서 죽인다. 한왕 성은 군사적인 공로가 없으므로 항왕은 그를 자기 나라로 보내지 않고, 팽성으로 데리고 와서는 제후의 자리를 폐한 뒤 곧 죽인다. 장도는 자기 나라로 돌아가서 요동왕 한광을 몰아내려 하지만 한광이 듣지 않자, 무종에서 한광을 격살하고 그 땅까지 아우른다.

전영은 항우가 제왕 시를 교동왕으로 옮기고 제의 장군 전도를 제왕으로 삼는다는 소리를 듣고 크게 성내어, 제왕 시를 교동으로 보내는 것을 달가워하지 않는다. 진영이 제로 돌아오는 전도를 맞이하러 나가 치니, 전도는 초나라로 달아난다. 제왕 시는 항왕이 두려워 교동으로 도망가서 나라를 취한다. 이에 전영이 크게 성내어 시를 추격하여 즉묵에서 그를 죽인다. 전영은 이 일로 인해 스스로를 제왕으로 세워, 서쪽으로 가서 제북왕 전안을 쳐 죽이고 제나라 셋을 아우른다. 전영은 팽월에게 장군의 도장을 주어 양에서 항우에게 반기를 들도록 시킨다.

진여는 은밀히 장동과 하열을 제왕 전영에게 보내 설득한다.

"항우가 천하를 주재하지만 공평치 못합니다. 지금 옛 왕들에게는 모두 나쁜 땅을 다스리게 하고, 항우의 여러 장군과 신하들에게는 좋은 땅을 다스리게 합니다. 또한 옛 주인인 조왕을 축출하여 북쪽 대의 땅에 살게 하니, 저로서는 어찌할 수 없습니다. 대왕께서는 병사를 일으켜 의롭지 않은 일을 따르지 않는다고 들었습니다. 대왕께서 저에게 병사를 빌려주시기를 바랍니다. 상산을 쳐서 조왕을 다시 복권시켜 우리나라가 대왕 나라의 방패 역할이 되고자 청합니다."

제왕이 허락하여 병사들을 조에 보낸다. 진여는 3현의 병사를 모두 징발하여 제와 힘을 합치고 상산을 쳐서 크게 이긴다. 장이는 한나라로 도망간다. 진여는 옛 조왕 헐을 대에서 맞아들이니, 조왕은 진여를 대의 왕으로 세운다.

이때 한은 되돌아와서 3진을 평정한다. 항우는 한왕이 이미 관중을 모두 병합하여 바야흐로 동쪽으로 온다는 소식과 제와 조가 반기를 들었다는 소식을 듣고는 크게 성내어, 옛 오의 수령인 정창을 한왕韓王으로 삼아 한漢을 막게 하고, 소공 각 등으로 하여금 팽월을 치게 한다. 그러나 팽월은 항우가 보낸 소공 각 등을 거꾸러뜨린다. 한漢은 장량으로 하여금 한韓을 공격하게 하고, 곧 항왕에게 편지를 보내 설득한다. 또한 제와 양과 초를 이간질하는 편지를 항우에게 보낸다.

"한왕은 합당한 자리를 잃었습니다. 관중을 얻고자 하는 것은 맹약과 같으므로 곧 진군을 멈추어 감히 동쪽으로 가지 않을 생각입니다."

"제나라가 조와 힘을 합하여 초를 멸하려 합니다."

초는 이 편지로 인하여 서쪽으로 한을 토벌하러 갈 생각을 하지 않고, 오히려 북쪽으로 가서 제를 공격한다. 항우는 구강왕 포에게 병사를 징발할 것을 요청하는데, 포가 병을 핑계로 가지 않고 휘하 장수로 하여금 수천 명을 거느려서 대신 가게 한다. 항우가 이 일로 말미암아 포를 원망한다.

한나라 2년 겨울, 항우는 마침내 북쪽으로 가서 성양에 도달하고, 전영 역시 병사를 거느리고 싸움에 임한다. 전영은 승리하지 못하고 달아나서 평원에 다다르니, 평원의 백성들이 그를 죽인다. 항우는 제의 성곽과 집을 불태워 초토화시키고, 항복한 전영의 부하를 모두 땅에 파묻으며, 노인과 어린이와 여자들을 포로로 삼는다. 제를 공격하면서 북해에 도달하기까지 잔인하게 멸한 일이 많은지라, 제나라 사람들이 서로 모여들어 항우에게 반기를 든다. 이때 전영의 동생 전횡이 제의 도망친 병사들을 거두어 수만 명을 얻고 성양에서 반기를 든다. 이로써 항왕은 남아서 전횡과 계속해서 싸우는데, 그를 항복시키지 못한다.

그해 봄, 한왕은 제후의 병사 50~60만 명을 통솔하여 동쪽으로 가서 초를 친다. 항왕은 이 소식을 듣자마자 여러 장수들을 시켜 제를 공격하게 하고는, 몸소 정예 병사 3만으로 남하하여 노를 거쳐 호릉으로 나온다.

4월, 이미 한군은 팽성에 입성하여 그곳에 있는 재물, 보물, 미인을 거두어들여 날마다 큰 잔치를 벌인다. 항왕은 곧 서쪽으로 가 숙을 거쳐 서둘러 새벽에 한군을 치고, 동쪽으로 팽성에 이르러 한낮에 한군을 크게 깨뜨린다.

한군이 달아나면서 서로 앞을 다투어 사수로 들어간다. 한군 10만여 명이 죽고, 나머지 한군은 남쪽의 산으로 도망간다. 초도 이들을 추격하여 영벽의 동쪽 수수 위쪽에 이른다. 한군이 퇴각하다가 초의 압박으로 한꺼번에 몰리는 형세가 되어 한졸 10만여 명이 수수로 들어가 대부분 빠져 죽으니, 수수가 흐르지 못한다.

항우는 한왕을 3겹으로 포위한다. 이때 폭풍이 서북쪽에서 일어나 나무가 부러지고 집이 흔들린다. 모래와 돌이 휘날리며 대낮인데도 칠흑처럼 어둡게 하는 폭풍이 초군에게 들이닥치자, 큰 혼란이 일어나 군대의 전열이 흐트러진다. 덕분에 한왕은 수십 기를 거느리고 숨어 달아날 수 있는 기회를 얻어, 패를 거쳐 가족을 거두려고 서쪽으로 간다. 초도 군사로 하여금 한왕을 쫓아 패로 가게 하여 한왕의 집을 점거하나, 한왕의 가족은 모두 도망간 뒤라서 초군은 한왕을 만나지 못한다.

한왕은 도망가는 중에 길에서 아들 효혜와 딸 노원을 만나 싣고

간다. 초의 기마병이 한왕을 추격해오자, 한왕은 마음이 급한 나머지 효혜와 노원을 수레 밑으로 밀어 떨어뜨린다. 등공이 계속해서 한왕의 뒤를 따르면서 이들을 다시 수레에 싣는다. 이와 같이 한 것이 세 번이라, 등공이 비난한다.

"아무리 급하더라도 같이 달릴 수 없습니까? 어찌하여 아이들을 버리십니까?"

마침내 한왕은 초군의 추격을 벗어난다. 한왕은 부친 태공과 부인 여후를 찾지만 만나지 못하고, 심익이 태공과 여후를 모시고 샛길로 빠져나와 한왕을 찾다가 오히려 초군을 만난다. 초군이 마침내 이들을 데리고 돌아와서 항왕에게 보고하자, 항왕은 이들을 항상 군중에 둔다.

이때 여후의 오빠 주여후가 한을 위해 병사를 거느리고 하읍에서 머무르는데, 한왕이 샛길로 가서 이들에게 자기를 따르게 하여 차츰차츰 사졸로 거두어들인다. 형양에 이르러서는 패한 군사들이 모두 모인다. 소하도 관중에서 아직 장부에 기록되지 않은 노약자들을 모두 징발해 형양에 도착하니, 한왕이 다시 떨쳐 일어난다.

초가 팽성에서 일어나 항상 승리의 기운을 타고 패배자들을 쫓다가, 형양의 남경과 색 사이에서 한과 싸워 패한다. 초가 이 때문에 형양을 거쳐 서쪽으로 나아가지 못한다. 항왕이 팽성을 구하고 한왕을 추격하여 형양에 이를 때, 전횡 역시 제를 수습할 수 있게 되어 전영의 아들 광을 제나라의 왕으로 세운다. 한왕이 팽성에서 패하자 제후들 모두 다시 초나라에 붙어 한나라에 등을 돌린다. 한이 형양에 군대를 주둔시키고 보급로를 쌓아, 황하와 연결하여 오창의 곡식을 손에 넣는다.

한나라 3년, 항왕이 한에서 건설한 보급로를 여러 번 침탈하여 식량이 궁핍해지자, 한왕은 두려운 나머지 항왕에게 형양을 분할하여 그 서쪽을 한나라가 차지하고 그 동쪽은 초나라가 차지하는 강화를 맺자고 요청한다. 항왕이 이 제안을 받아들이려고 하나, 범증이 말린다.

"이것은 천하를 한에게 쉽게 줄 뿐이네. 지금 한왕을 풀어주고 그를 잡지 않으면 훗날 반드시 이번 일을 후회하게 될 것이야."

항왕은 범증과 함께 서둘러 형양을 포위한다. 한왕은 크게 걱정하여 진평을 불러 항왕과 범증을 이간질하는 계략을 짠다. 항왕의 사자가 오면 극진히 차린 음식상을 마련하여 그것을 들고 나가려다가, 항왕의 사자를 보고는 거짓으로 크게 놀라는 척 시킨다. "나는 아보의 사자인 줄 알았는데, 항왕의 사자로군." 하고는 상을 다시 들고 나가, 무성의하게 차린 음식을 항왕의 사자에게 먹인다.

사자가 돌아가서 보고하니 항왕은 범증이 개인적으로 한나라와 내통하고 있는 것이 아닌가 의심하여 차츰차츰 범증의 권한을 빼앗아간다. 범증이 크게 성내어 선언한다.

"천하의 일이 이미 크게 정해졌네. 군왕께선 홀로 일을 처리하게나. 바라건대 졸개 신분으로나마 돌아갈 수 있게 해주시게."

항왕이 허락하자 범증은 팽성으로 떠났지만, 다 이르기도 전에 등에 종기가 나서 죽는다.

한의 장군 기신이 한왕에게 제안한다.

"일이 너무 급하게 되었습니다. 청하옵건대 초나라를 속이게끔 저에게 왕 노릇을 시키소서. 그사이 왕께서는 탈출하실 수 있을 것입니다."

이에 한왕은 밤에 형양의 동문으로 여자들을 내보내니, 갑옷 입은 여인 2,000명을 초나라 병사들이 사방에서 에워싸고 친다. 황금색의 덮개를 씌운 수레에 올라탄 기신이 수레 왼쪽에 황제를 상징하는 깃발을 꽂고 "성안에 식량이 떨어져서 한왕이 항복한다."고 알리니, 초군 모두가 만세를 부른다. 한왕 역시 수십 기를 거느리고 성의 서문으로 나와서 성고로 달아난다. 항왕은 기신을 보고 "한왕은 어디 있는가?" 묻자, 기신이 "한왕은 이미 탈출하였소."라고 답한다. 이에 항왕은 기신을 태워 죽인다.

한왕은 어사대부인 주가와 종공과 위표에게 형양을 지키게 하는데, 주가와 종공이 모의하여 "국왕을 배반하는 사람과 함께 성을 지킬 수 없다."며 위표를 죽인다. 초가 형양성을 함락시켜 주가를 생포하자, 항왕이 주가에게 "자네가 나의 장수가 된다면 그대를 상장군으로 삼고 3만 호를 봉하리라."며 회유하니, 주가가 "네가 서둘러서 한에 항복하지 않으면 이제 너를 포로로 잡을 것이다. 너는 한왕의 적수가 되지 못한다."고 꾸짖는다. 이에 항왕이 크게 성내어 주가를 삶아 죽이고, 종공도 아울러 죽인다. 형양을 빠져나온 한왕은 남하하여 완과 섭으로 달아나 구강왕 포를 얻고, 행군하면서 패잔병을 거두어 다시 성고를 지키러 들어간다.

한나라 4년, 항왕이 병사를 이끌고 성고를 포위하자, 한왕은 도망치면서 등공과 함께 성고의 북문으로 빠져나간다. 한왕은 황하를 건너 수무로 달아나 장이와 한신의 군대를 좇는다. 여러 장군이 차츰차츰 성고를 빠져나와 모두 한왕을 따른다. 초는 성고를 함락시키고 서쪽으로 가려 하지만, 한의 병사들이 공에서 항우를 막아 서쪽으로 가지 못하게 한다.

이때 팽월은 황하를 건너 초나라의 동아를 쳐서 초의 장군 설공을 죽이니, 항왕이 몸소 동쪽으로 가서 팽월을 친다.

한왕이 회음후 한신의 병사를 얻고 황하를 건너 남쪽으로 가려 하자, 정충이 "이제 진군을 그만두고 황하의 안쪽에 벽을 쌓으십시오."라고 설득한다. 한왕은 유고로 하여금 병사를 이끌고 가서 팽월을 도와 초에서 쌓아놓은 식량을 불태운다. 항왕은 동쪽으로 진군해 팽월을 쳐서 이기자 팽월이 달아난다. 한왕은 곧 병사를 이끌고 황하를 건너 다시 성고를 탈환하고, 광무에 군대를 주둔시켜 오창의 식량을 차지한다.

항왕은 동쪽을 평정하고 돌아와서, 서쪽으로 가 광무에서 한나라와 마주하여 군대를 주둔시키고는 몇 달 동안 서로 버티면서 싸우지 않는다.

이때 팽월이 양에서 자주 반란을 일으켜 초의 식량을 차단한다. 항왕이 근심한 나머지 높은 도마를 설치하고 태공을 그 위에 올려놓는다.

"지금 서둘러 항복하지 않으면 태공을 삶아 죽이리라."

"나는 그대와 함께 북쪽을 바라보면서 회왕의 명을 받을 때에 서로 형과 아우가 되기로 약속하였소. 그러므로 나의 아버지는 곧 그대의 아버지가 되는 것이오. 꼭 그대의 아버지를 삶아 죽이고자 한다면, 나에게도 그 삶은 국물 한 잔을 나누어주면 다행으로 여기겠소."

항왕이 성내어 태공을 죽이려고 할 때, 항백이 "천하의 일을 아직 알 수 없는 상태네. 또한 천하를 도모하는 자는 가정을 돌아보지 않는 법이니, 비록 태공을 죽인다 하더라도 이익은 없고 오히려 화만 더할 뿐이네."라며 말리자 항왕이 그를 죽이지 않는다.

초와 한이 오랫동안 대치하여 아직 싸움을 결판내지 못하므로, 장정들은 군인으로서의 일을 고달프게 여기고 어린이와 노인들은 전쟁 물자를 나르는 부역에 피로를 느낀다. 항왕이 한왕에게 도전한다.

"천하가 여러 해 동안 흉흉해진 것은 다만 우리 두 사람 때문이오. 우리 단둘이서 싸움으로 결판을 내어, 천하 백성들에게 더 이상의 고달픔을 주지 말기로 하오."

그러나 한왕이 비웃으며 거절한다.

"나는 차라리 지혜로 싸울지언정 힘으로 싸울 수는 없소."

항왕이 장사를 시켜 나가서 싸움을 청하게 하자, 한에서도 말 타고 활쏘기에 능한 누번 사람을 내보내 초의 싸움을 받아들이는데, 세 번 부딪침에 누번 사람이 초의 장사를 쏘아 죽인다. 항왕이 크게 성내어 몸소 갑옷을 입고 창을 들어 싸움을 청한다. 누번 사람이 항왕을 쏘려고 할 때 항왕이 꾸짖는 눈으로 그를 노려보자, 눈으로는 감히 항우를 보지 못하고 손으로는 감히 쏘지를 못하여 마침내 되돌아 달아나 성안으로 들어가서 다시 나오지 못한다. 한왕이 사람을 시켜 그가 누구인지를 물으니, 바로 항왕이다. 이에 한왕이 크게 놀란다.

항왕이 곧 한왕에게 나아가 둘이 시냇물을 사이에 두고 마주해서 이야기를 나누는데, 한왕이 항왕을 여러 번 꾸짖는다. 항왕이 성내어 한번 싸우고자 하나 한왕이 들은 척도 하지 않는다. 그러자 항왕이 석궁을 엎어놓고 쏘아 한왕을 맞힌다. 한왕은 상처를 입고 달아나 성고로 들어간다.

항왕은 회음후 한신이 이미 하북을 제압하여 제와 조를 깨뜨리고, 바야흐로 초나라를 공격하려 한다는 소문을 듣는다. 항왕은 용저로 하여금 회음후를 공격하게 한다. 회음후는 전기장 관영과 함께 초군을 크게 이기고 용저를 죽인다. 이 일 뒤에 한신은 스스로 제왕의 자리에 오른다.

항왕은 용저군이 패했다는 소식을 듣고 두려움을 느낀다. 우태 사람 무섭을 보내 설득해보지만 회음후가 듣지 않는다. 이때 팽월이 다시 반기를 들어 양에서 초군의 식량을 차단한다. 항왕은 곧 해춘후인 대사마 조구 등에게 당부한다.

"조심하여 성고를 지키시오. 한나라가 싸움을 걸 것이니 삼가며 싸움을 하지 마오. 그들을 동쪽으로 가지 못하게만 하면 되오. 나는 15일이면 반드시 팽월을 죽이고 양을 평정하여 다시 장군들에게 올 것이오."

곧 동쪽으로 가서 진류와 외황을 공격한다. 외황이 버티다가 며칠이 지나서 항복하자, 항왕이 노하여 15세 이상 남자 모두를 성 동쪽으로 가게 하여 파묻어 죽이려 한다. 외황의 관아에서 심부름하는 13세 소년이 항왕에게 가서 설득한다.

"우리는 강하게 겁주는 팽월이 두려운 나머지 이제야 항복하여 대왕을 기다린 것입니다. 대왕께서 도착하여 우리를 모두 파묻어 죽이시면, 백성들이 어디에다 귀의할 마음을 두겠습니까? 만일 이들을 죽인다면 이곳으로부터 동쪽으로 양의 10여 성이 있는데, 모두가 두려워서 항복하려 하지 않을 것입니다."

항왕이 그 말을 옳게 여겨 죽이려 한 외황 사람들을 용서한다. 동쪽으로 수양에 이르기까지 이 소식을 들은 모두가 다투듯 항왕의 밑으로 들어온다.

과연 한에서는 초군에게 자주 싸움을 걸었으나, 초의 군사들이 나오지 않자 사람을 시켜 욕을 퍼붓는다. 그러나 5~6일이 되자 대사마가 성내어 병사들에게 사수를 건너게 한다. 사졸들이 사수를 반쯤 건널 때에 한에서 이들을 쳐 초의 군사를 크게 쳐부수고, 초의 진귀한 보물을 모조리 탈취한다. 대사마 조구, 장사 예, 색왕 흔 등은 모두 사수 위에서 스스로 목숨을 끊는다. 대사마 조구는 옛날 기땅의 간수고, 장사 예와 색왕 흔도 늑양의 옥리다. 두 사람은 일찍이 항량에게 은덕을 베푼 일이 있어 항왕의 신임을 받은 것이다.

항왕이 수양에 있다가 해춘후의 군대가 패한 소식을 듣고는 병사를 이끌고 되돌아온다. 항왕이 도착하자, 형양의 동쪽에서 종리매를 사방에서 포위하던 한의 군사들이 그를 두려워한 나머지 길이 험준한 곳으로 달아난다.

이때 한의 군대는 성대하고 식량도 풍족하지만, 항왕의 병사들은 지치고 식량도 떨어져간다. 한왕이 육가를 파견하여 항왕에게 태공을 보내달라고 청하나, 항왕은 들은 척도 하지 않는다. 한왕이 다시 후공으로 하여금 항왕을 달래게 하자, 항왕이 한나라와 약속을 맺는다. 천하를 반으로 나누되, 홍구를 기점으로 분할하여 서쪽은 한나라가 차지하고 동쪽은 초나라가 차지하는 것이다. 항왕은 이를 허락하여 한왕의 부모처자를 돌려보내니, 양쪽 군사 모두 만세를 부른다.

한왕은 후공을 평국군으로 봉하고는 그를 피해 다시 보기를 꺼려하여, "이는 천하의 변사다. 있는 곳마다 나라를 기울게 할 사람인지라 평국군이라 부른다."고 말한다. 항왕은 약속대로 전투대열을 해체하고 병사를 이끌어 동쪽으로 돌아간다. 한왕이 서쪽으로 가려 하자 장량과 진평이 설득한다.

"우리나라가 천하의 태반을 차지하여 제후들도 모두 우리나라에 붙었습니다. 지금 초의 병사는 지치고 식량은 떨어지니, 이는 하늘이 초를 망하게 하는 때입니다. 이 기회를 틈타서 초를 취하는 것만 못합니다. 지금 풀어주고 공격하지 않는 것이야말로 이른바 호랑이를 길러 스스로 근심을 남기는 격입니다."

한왕은 이들의 말을 따른다.

한나라 5년, 한왕은 곧 항왕을 추격하여 양하의 남쪽에 이르러 진군을 멈추고 군대를 주둔시킨다. 회음후 한신과 건성후 팽월과 만나서 초를 공격하기로 약속하나, 고릉에 이르러서도 한신과 팽월의 병사를 만나지 못한다. 이때 초에서 한의 군대를 공격하여 크게 쳐부순다. 한왕은 다시 성안으로 들어가서는 성 둘레에 깊은 운하를 파고 스스로 보전하기에 바쁘다. 한왕이 장량에게 묻는다.

"제후들이 약속을 지키지 않는데, 무엇 때문인고?"

"한신과 팽월이 초나라 병사를 쳐부수는데도 아직 나누어 받은 땅이 없으므로, 그들이 도착하지 않는 것은 진실로 당연한 일입니다. 군왕께서 그들과 함께 공동으로 천하를 나눌 수 있다면, 지금이라도 그들을 끌어들여 전쟁터에 세울 수 있습니다. 그렇지 않으면 앞으로의 일은 알 수 없습니다. 진의 동쪽으로부터 바다에 이르기까지 한신에게 주시고, 수양의 북쪽으로부터 곡성에 이르기까지 팽월에게 주시면, 각자 스스로를 위하여 싸우는 것이므로 초나라를 무너뜨리기가 쉬워집니다."

"좋다."

한신과 팽월에게 사자를 보내 "힘을 합하여 초를 쳐서 깨뜨리면, 진의 동으로부터 바다에 이르기까지는 제왕 한신에게 주고, 수양의 북쪽으로부터 곡성에 이르기까지는 상국 팽월에게 주리라."고 전하니, 보낸 사자가 돌아와 한신과 팽월 모두 지금 병사를 진군시킨다고 보고한다. 한신은 제에서 한왕에게 갈 때, 유고의 군대와 수춘에서부터 함께하여 성부를 도륙하고 해하에 이른다. 대사마 주은은 초를 배반하여 서의 병사들로 육을 도륙한다. 구강왕도 병사를 일으켜 유고와 팽월의 뒤를 따른다. 이들 모두 해하에서 만나 진군한다.

항왕의 군대는 해하에서 성벽을 쌓았는데, 병사의 수는 적고 식량은 다 떨어져간다. 한의 군사와 제후의 병사들이 그곳을 여러 겹으로 포위한다. 밤이 되어 한의 군사들이 부르는 초의 노랫소리가 사방에서 들려오자(사면초가四面楚歌), 항왕이 깜짝 놀란다.

"한이 이미 초를 전부 차지했단 말인가! 어찌하여 초나라 사람들이 이렇게도 많은가?"

항왕은 밤인데도 일어나 장막 안에서 술을 마신다. 우虞 미인이 항우의 사랑을 받으며 항상 따라 다니고 준마인 추騅도 늘 탔는데, 항왕이 의기가 복받쳐 비가悲歌(슬픈 노래)를 부른다.

힘은 산을 뽑고 기운은 세상을 덮건만	力拔山兮氣蓋世
때가 이롭지 않아 추마저 가지 않네	時不利兮騅不逝
추가 가지 않으니 어이하나	騅不逝兮可奈何
우여, 우여, 너를 장차 어이하나	虞兮虞兮奈若何

몇 번 노래하여 마치자 우 미인이 이에 답가를 부르니, 항왕이 몇 줄기 눈물을 주르르 흘린다. 좌우에 늘어선 신하들 모두 눈물을 흘리면서 차마 항왕을 바라보지 못한다.

항왕이 말 위에 오르자 휘하 장사로서 말을 타고 좇는 자가 800여 명이다. 그날 밤으로 포위망을 무너뜨리고 남쪽으로 나와 치달려간다. 날이 훤해지자 한군에서 비로소 항우의 탈출을 알아차려 기장 관영에게 5,000명의 기마병을 주어 뒤쫓게 한다. 항왕이 회수를 건너자 말을 타고 따라오는 자가 100여 명이다. 항왕이 음릉에 이르러 갈피를 못 잡고 길을 잃어 밭 가는 농부에게 길을 묻는다. 농부가 속여서 "왼쪽, 왼쪽으로 가시오."라 하여, 큰 늪 속에 빠진다. 이 때문에 한군의 추격이 항우에게 미친다.

항왕이 다시 병사를 이끌고 동쪽으로 가서 동성에 이르니 기마병 28명이 남는다. 한의 추격 기마병은 수천 명이다. 항왕 스스로 한의 포위망을 벗어날 수 없음을 깨닫고는 자신의 기마병들에게 유언한다.

"내가 병사를 일으키어 오늘에 이르기까지 8년일세. 몸소 싸운 것이 80여 번, 맞닥뜨리면 깨뜨리고 공격하면 복종시켜서 이제껏 패배한 적이 없었지. 마침내 패자霸者가 되어 천하를 소유했으나 이제 이렇게 곤란한 지경에 처하네. 이것은 하늘이 나를 버린 것이지, 내가 싸움을 잘못한 죄가 아니야(此天之亡我 非戰之罪也). 오늘 진실로 죽음을 각오하여 제군들을 위해 시원스럽게 싸워 반드시 세 번 그들을 이기려 하네. 제군들을 위해 포위망을 뚫고 장수를 베며 적의 깃발을 부러뜨려, 제군들로 하여금 하늘이 나를 버린 것이지 내가 싸움을 잘못한 죄가 아님을 알게 할 것이야."

기마병을 네 개 대로 나눠 각각 네 방향으로 향하게 하니, 한군이 그들을 여러 겹으로 포위한다. 항왕은 자신의 기마병들에게 "나는 그대들을 위해 저들의 장수 한 명을 죽일 것이야. 각각 사방으로 말을 타고 치달려 내려가, 산의 동쪽 세 곳에서 흩어졌다가 다시 만나기로 하세."라고 약속한다.

항왕이 크게 소리를 지르면서 치달려 내려가니 한군 모두가 그 위세에 눌리고, 항왕은 한의 장수 한 명을 벤다. 이때 기장 역천후가 항왕을 추격하는데, 항왕이 찢어질 듯한 눈으로 그를 노려보자 역천후의 병사와 말들이 함께 놀라 움찔하는 사이에 길이 몇 리나 쉽게 트인다. 이에 항왕은 흩어진 기마병들과 세 곳에서 다시 만난다.

  항왕이 있는 곳을 알지 못하는 한군은 군사를 세 곳으로 나누어 다시 에워싼다. 항왕은 치달려 다시 한의 도위 한 명을 베고 병사 수십 명을 죽인다. 다시 자신의 기마병을 모으니 두 명만 잃었을 뿐이다. 이에 항우가 자신의 기마병에게 "어떤가?"라고 묻자, 모두 마음 깊이 감복하여 "대왕의 말과 같습니다."라고 대답한다.

  항왕은 동쪽으로 가서 오강을 건너려고 하는데, 오강의 나루터지기가 배를 대놓고 기다리며 권한다.

  "강동이 비록 작기는 하지만, 땅은 사방 천리고 백성은 수십만이니 역시 다스릴 만합니다. 바라건대 대왕께서는 급히 강을 건너십시오. 지금 배를 가지고 있는 자는 저뿐이므로, 한군이 도착한다 하여도 강을 건너지는 못합니다."

  항왕이 웃으면서 말한다.

  "하늘이 나를 버렸거늘 내 어찌 강을 건너겠나? 게다가 내가 강동 자제 8,000명과 함께 강을 건너와 서쪽으로 갔는데, 지금 한 사람도 돌아가는 자가 없네. 설사 강동의 부형들이 불쌍히 여겨서 나를 왕으로 삼는다 하더라도, 내가 무슨 면목으로 그들을 보겠나? 설령 그들이 말을 하지 않을지라도, 나 홀로 돌아간다면 어찌 마음에 부끄러움이 없겠는가?

  내가 보기에 그대는 후덕한 사람인 듯싶군. 나는 이 말을 5년간 타고 다녔는데, 당해낸 말이 없고 하루에 천리를 간다네. 내 차마 이 말을 죽일 수 없으니 그대가 갖게나."

항우는 기마병들로 하여금 모두 말에서 내려 걷게 하고, 짧은 무기로 한군과 싸움을 붙는다. 혼자서 한나라 군사 수백 명을 죽이고, 항왕 자신도 역시 10여 군데를 창으로 찔린다. 한의 기사마 여마동을 돌아보며 묻는다.

"너는 옛날에 알고 지낸 사람이 아니더냐?"

얼굴을 알아본 여마동이 고개를 돌려 왕예에게 소리친다.

"이자가 항왕이다!"

"한에서 내 목에 천금과 10만 호의 읍을 걸었다고 들었으니, 너에게 은덕을 베푸노라."

이렇게 말하고는 항우가 스스로 목을 찔러 죽는다. 왕예가 머리를 취하고 나머지는 한의 기마병들이 서로 밟고 밟히면서 다투어 서로 시체를 차지하려 하는데, 그러다가 죽은 자가 수십 명이다. 최후로 낭중기 양희, 기사마 여마동, 낭중 여승과 양무가 시체 한 부분씩을 얻는다. 다섯 명이 같이 그 부분들을 맞춰보니 딱 들어맞는다. 한왕은 상금으로 걸린 땅을 5등분하여 여마동을 중수후로, 왕예를 두연후로, 양희를 역천후로, 양무를 오방후로, 여승을 열양후로 봉한다.

항왕이 죽은 뒤 초의 땅 모두가 한나라에 항복하지만, 노나라 하나만 항복하지 않는다. 천하의 군사를 이끌고 가서 노나라를 도륙하려던 한나라는 왕을 위하여 예의를 지키고 주공을 위해 죽음으로 절개를 지킨다며 항왕의 머리를 갖고 가서 노나라에 보이니, 노나라 부형들이 곧 항복한다.

과거 초 회왕이 항우를 노공으로 봉했고, 그가 죽자 노나라는 최후로 항복한 것이다. 그러므로 노공의 예로써 곡성에다 항왕의 장례를 치르자, 한왕은 애도를 표하여 눈물을 흘리고는 떠난다. 항씨의 친족들은 하나도 죽이지 않고, 항백을 사양후로 삼는다. 도후, 평고후, 현무후가 모두 항씨인데, 이들에게 유씨 성을 하사한다.

태사공 사마천이 말하노라. 주생이 말하기를 순임금의 눈동자가 두 개라는데, 항우도 눈동자가 두 개란다. 항우는 아마 순임금의 후예이지 싶다.

어쩌면 그리도 갑작스럽게 흥했는가? 저 진나라가 본연의 정치를 잃었을 때, 진섭이 먼저 난을 일으키고 호걸들이 벌떼처럼 일어나 서로 다투는 것이 이루 다 헤아릴 수 없을 정도다. 그런데 땅 한 평조차 없이 시절의 흐름을 타고 시골에서 일어난 항우는 3년 만에 마침내 다섯 제후를 거느리며 진을 멸망시키고, 천하를 나누어 왕과 제후를 봉하며, 그로부터 정사가 나오고 패왕으로 불린다. 비록 패왕의 자리를 명대로 끝마치지는 못하지만, 유사 이래 일찍이 없던 일이다.

항우가 함곡관을 버리고 초나라로 돌아가려는 마음으로 의제를 몰아내어 스스로 자리를 차지하고, 왕과 제후들의 배반을 원망하기에 이르러서는 이미 어렵게 된다. 자신의 공을 자랑하고 사사롭게 떨치면서 옛날을 스승 삼지 않는다. 패왕의 업을 이루고도 힘껏 정벌하는 것으로서 천하를 경영하려 하니, 마침내 5년 만에 나라를 잃고 몸은 죽어 동쪽 곡성에 묻힌다. 오히려 깨닫지 못하고 스스로를 꾸짖지 못한 것은 지나친 일이다. 하늘이 나를 버린 것이지 내가 병법을 쓴 죄가 아니라고 하니, 어찌 오류가 아니겠나?

"아빠, 사마천의 비평이 제대로 된 거야? 어째 아닌 것 같아."
"그래, '싸움을 잘못한 죄가 아니다(非戰之罪).'를 '병법을 쓴 죄가 아니다(非用兵之罪).'로 살짝 비튼 그의 말을 들여다보면, 그리 느끼라고 안배한 거야. 그건 그가 한나라의 신하여서 그렇게 에둘러 한 말이지.

성인인 '순임금의 후예이지 싶다.'는 말로 시작하고 있음을 주목해야 해. 성인과 동격에 둔 거지. 「항우본기」는 한 고조 유방을 깔아뭉개는 내용들로 도배되어 있어. 아마 『사기』에서도 가장 많은 분량을 차지할걸. 이러한 사실로도 유방을 경멸하는 이상으로 항우를 얼마나 흠모하는지를 알 수 있어. 「항우본기」는 사마천이 심혈을 기울여 쓴 대서사극인 셈이야.

우뚝하지. 항우는 글도 검술도 병법도 눈 아래로 내려다보잖아.

공평하지. 신동엽 시인의 시처럼 〈껍데기는 가라〉야. 출신에 관계없이 공 있는 자들에게 왕의 자리를 골고루 나눠주잖아.

당당하지. 80회의 싸움이 그렇고, 술수와 모략에 질려 범증 같은 인물을 그냥 보내잖아.

어질지. 유방의 아버지와 부인을 고이 돌려보내는 것도 그렇거니와, 더 이상 죽이지 말라는 13세 아이의 하소연도 들어주잖아. 노나라 사람들이 최후까지 한나라에 항거하고 항우의 장례를 치른 이유는 그가 자신들의 주공이기 때문이 아니라 그의 어짊에 반했기 때문이야. 모르긴 몰라도, 어쩌면 유방의 부인 여후도 뽕갔을걸. 능력 있지, 박력 있지, 위엄 있지, 더 말해 무엇 하겠어.

홍문연의 칼춤이 살리느냐 죽이느냐의 고조하는 갈등을 보여준 하이라이트라면, 해하의 밤, 동성의 유언, 한낮의 오강 나루, 이들 세 장면은 대영웅의 클라이맥스를 장식하는 비극의 백미야.

긴 역사 속의 수많은 인물을 다룬 사마천이 이걸 놓치겠어? 탐욕스런 유방과 담백한 항우만큼 멋진 대조contrast를. 사마천은 이 내용을 쓰면서 '천하, 너희들이 다 해 처먹어라. 신물이 난다, 향수 뿌리며 악취 풍기는 더러운 놈들. 넌더리가 난다, 겉만 번드레하게 꾸민 천한 쌍것들.'이라고 뇌까리지 않았을까 싶어."

"사마천도 호걸이네. 그럼, 항우가 무슨 체질인지 알겠어?"

"글쎄, 소양인인강, 태양인인강?"

"태양인이야."

"어째 그렁가?"

"툭하면 크게 성내잖아. 태양인의 감정은 성내는 데 있잖아. 다른 사람이 자기를 업신여김에 성내는 것이 태양인 아냐?"

"그렇지. 그럼 슬퍼하는 본성은 어디로 갔남?"

"아빠, 바보 아냐? 해하의 밤이 죽음의 전야제잖아. 그때 슬픈 노래를 부르잖아. 바로 그거야. 그거야말로 항우의 본성이 가장 잘 드러나는 부분 아니겠어? 뭇사람이 서로서로를 속임을 슬퍼하는 것이 태양인의 본성이니까.

성 밖을 포위한 한나라 사람들이 불러대는 초나라 노랫소리, 사면초가四面楚歌는 나 같은 어린애가 생각해도 유치한 수작이야. 속셈이 빤히 보이는 상태에서 눈앞의 상대가 벌이는 유치한 연극만큼 나를 슬프게 하는 것은 없어. 하물며 항우 같은 대영웅이 어찌 견딜 수 있겠어? 그러니 밖으로 마구 터져 나오는 비분강개한 감정을 어찌지 못하고, 사랑하는 미인 우희와 늘 아끼는 애마 추를 노래하면서 폭발하는 감정을 추스르려 하지. 그러니까 한두 번도 아니고 연쇄 폭발하듯 여러 번 노래하지. 다음날 죽지만, 이때 항우는 이미 죽은 거야. 다음날의 모습은 그걸 정리하는 과정일 뿐이야."

"그럼 아보 범증 할배는?"

"소양인이지. 화가 엄청 나서 등창이 터져 죽잖아."

> 태양인이 슬퍼하는 본성이 너무나 지극하면 구제하지 못하기 마련이다. 그러면 원망하여 성내는 감정이 밖으로 마구 터져 나온다(太陽人 哀極不濟則 忿怒激外).
>
> 소양인이 성내는 본성이 너무나 지극하면 이겨내지 못하기 마련이다. 그러면 설움에 사무쳐 슬퍼하는 감정이 가슴속을 다 찢어놓는다(少陽人 怒極不勝則 悲哀動中).
>
> 태음인이 기뻐하는 본성이 너무나 지극하면 극복하지 못하기 마련이다. 그러면 오만방자한 즐거운 감정에 푹 빠져버려 아무래도 물리지 않는다(太陰人 喜極不服則 侈樂無厭).
>
> 소음인이 즐거워하는 본성이 너무나 지극하면 이루어내지 못하기 마련이다. 그러면 좋아함이 지나쳐 기뻐하는 감정이 불안정하게 아무 때나 불쑥불쑥 솟구친다(少陰人 樂極不成則 喜好不定).

> 이와 같이 지극한 본성에 의해 감정이 뒤흔들리는 것은 칼로 창자를 도려내는 것과 무엇 하나 다를 게 없다. 한 번 온통 뒤흔들리면 10년이 지나도록 되돌리기 어렵다. 이야말로 죽음과 삶의, 요절과 장수의 갈림길에 마련한 장치이니 알지 못해서는 안 된다.
>
> – 『강의 동의수세보원』 「사단론」

"혹시 〈패왕별희霸王別姬〉 봤니?"

"19금 아닌가?"

"갑자기 어인 금 19돈이니?"

"그러니까 아빤 귀여운 사오정 도사야. 19금은 '19세 이하 청소년 절대 관람 불가'야. 난 청소년이거든. 그런 건 보더라도 손바닥으로 눈을 가리고 손가락 사이로 봐야 해. 난 아예 고개를 돌리고 못된 장면이 지나갈 때까지 기다리지만."

"험험, 뛰어난 비평을 해주신 사오정 꾸냥, 선물로 시 한 수 읊죠. 기대하셔. 증자고曾子固의 〈우미인초虞美人草〉."

홍문의 옥그릇을 눈처럼 가루로 부수고	鴻門玉斗粉如雪
한밤중에 십만 항병 피 흐르니	十萬降兵夜流血
함양 궁전 3개월을 붉게 타올라	咸陽宮殿三月紅
진시황의 패업은 연기 재로 스러지네	霸業已隨煙燼滅
강한 것 인의의 다스림에 반드시 죽게 마련	剛強必死仁義王
하늘이 버린 것 아니라 업신여김으로 잃은 것	陰陵失道非天亡

영웅이란 본디 만인적을 배우는 것	英雄本學萬人敵
어찌 자잘하게 여인네 일로 슬퍼하시나	何用屑屑悲紅粧
군사 흩어지고 깃발 부러져	三軍散盡旌旗倒
구슬 드리운 장막 안의 여인 앉아서 늙어	玉帳佳人坐中老
우 미인 혼이사 한밤중 칼 빛을 쫓아 날아가	香魂夜逐劒光飛
푸르디푸른 피 들판 위의 풀로 변해라	靑血化爲原上草
꽃다운 마음 적막하게 차디찬 나뭇가지 깃들어	芳心寂寞寄寒枝
옛 노랫소리 들려와 눈썹 찌푸려	舊曲聞來似斂眉
슬픔과 원망으로 배회하며 시름 나눌 수 없어	哀怨徘徊愁不語
초나라 노랫소리 듣던 때와 같아라	恰如初聞楚歌時
넘실넘실 버리는 저 물 여전히 흘러	滔滔逝水流古今
한초 두 나라 흥망이 양쪽 언덕 그대로 있으나	漢楚興亡兩丘土
이제 지나간 일이라서 공허한 지 오래라	當年遺事久成空
술동이 앞서 강개한 마음 누굴 위해 춤추리	慷慨樽前爲誰舞

"아빠, 고마워. 정말 훌륭한 선물이야. 어느 시구가 맘에 들어?"
"역시 시작과 끝이야, 죽음이지. 어어, 술 생각난다. 홍문옥두鴻門玉斗를 분여설粉如雪이오… 강개준전慷慨樽前에 위수무爲誰舞아……."
"역시 대장부야, 난 우 미인, 이 감동 하나만으로 넘쳐나요. 오늘은 이만 끝내시죠, 도사님. 옥장가인玉帳佳人은 좌중로坐中老요… 방심적막芳心寂寞에 기한지寄寒枝라……."

"대장부라니, 미인 앞에서 눈물을 흩뿌리고 말 등을 툭툭 매만지며 달빛에 반사하는 칼 빛을 따라 눈길을 주는 대장부라니, 나 감동 먹는다, 대장부 같은 칭찬은 없어야."

"한 번 더 뻭 가소서. 아바님 시 〈대장부〉를 들려드리면서, 이 소녀, 물러가겠사와요."

대장부의 길
이제, 예와 같아라

툭 트여 가슴 여미지 않는
장부 있었으랴
만물 뛰노는 땅처럼 부드러이 버맡기고
구름 흘러가는 하늘처럼 덩그러니 비워두는

시원스레 웃음 터뜨리지 못하는
장부 있었으랴
천 길 낭떠러지 머리칼 드리우고
만 리 동해 드너른 복판에 몸을 담그는

맑디맑게 눈길 드리움이 없는
장부 있었으랴
하늘땅 하냥 엮어서

삶과 죽음 한 호흡으로 마냥 숨 쉬는

예, 이제와 같아라
대장부의 길

구름이여
동해여
하늘땅이여

보았는가, 그대는
대장부의 길을

소양인 이야기

사내란 자기를 알아주는 이를 위해 죽는다 _ 터프한 사나이 예양 … 99

나의 죽음조차 병법이다 _ 병법의 달인 오기 … 107

천하제일로 자부하다 _ 이론병법의 대가 조괄 … 119

재삼, 재사라도 달래어 바른길로 이끈다 _ 세객의 초상 우경 … 126

몸을 낮춰 어진 이의 아래에 선다 _ 천하제일의 공자 신릉군 … 143

가랑이 사이에서 전쟁의 신으로 _ 허풍쟁이 회음후 한신 … 160

사내란 자기를 알아주는 이를 위해 죽는다

– 터프한 사나이 **예양**

이번 스토리텔링은 예양豫讓이라는 우리 아빠만큼이나 터프한 싸나이.

공자 할부지, 당신께선 기린이 잡혔다는 획린獲麟의 일로 절필絕筆하신단다. 절필이 뭐냐고? 글쓰기를 안 한다는, 글쟁이가 황음무도한 이 세상에서 더 이상 숨쉬기를 거부한 일이라며, 아빠는 눈물을 흘린다.

이럴 때 보면 아빠는 영락없는 시인이다. 사과 하나를 들고 와, 두 시간 내내 "아! 아!"와 "사과가… 사과가……." 하다가 끝마쳤다는 눈물의 시인 박용래처럼.

다행스럽게도 울 아부지는 사랑스런 토깽이인 내가 있어, 숨쉬기를 고go한다.

공자 할부지가 『춘추春秋』로 절필한 그때까지가 춘추시대, 이후는 전국시대다. 전국시대는 진 문공晉文公이란 패자가 죽은 뒤로 지리멸렬한 진나라를 여섯 대부들이 장악하다가, 그 가운데 세 가문이 한韓, 위魏, 조趙의 세 나라로 갈라먹는 땅 따먹기로 시작한다.

우덜의 스타, 예양은 어디에 속할까? 세 나라 어디에도 속하지 않는다. 그들에 의해 멸망한 지백智伯의 신하다. 조나라를 세운 양자襄子는 지백의 머리뼈에 옻칠(漆)을 하여 술잔으로 쓴다. 그만큼 원한이 크기 때문이다.

과거 지백의 나라가 강성할 때의 일이다. 한과 위 두 나라로부터 영토를 떼어 먹는다. 땅 불리기에 재미를 붙인 지백은 조나라에도 땅을 요구하지만, 양자는 거부한다. 성이 난 지백은 한·위 두 나라와 연합군을 편성하여 조나라를 침공한다.

범 무서운 줄 모른 하룻강아지 꼴이 된 조양자는 진양성으로 줄행랑친다. 이때 시종들이 건의한 곳은 장자성과 한단성.

한 시종이 말한다.

"장자성은 가까운데다 성이 탄탄합니다."

양자가 대답한다.

"백성들의 힘이 다할 때까지 부려 완성시킨 성에서, 죽기로 사수할 이들이 과연 있을까?"

다른 시종이 다른 의견을 낸다.

"한단성은 곳간마다 곡식이 가득합니다."

양자는 다시 대답한다.

"백성들을 수탈하여 살찌운 성에서, 죽기로 사수할 이들이 과연 있을까? 난 진양성으로 가려 하네. 돌아가신 아버님께서 추천하신 곳이지. 게다가 성주 윤탁은 관후한 인물이니, 백성들이 반드시 화목할 것이야."

몇 해 전, 양자의 아버지 조간자가 진양 성주로 임명하는 자리에서 윤탁에게 부탁한 바 있다.

윤탁이 묻는다.

"세금을 억수로 바쳐 올리면 되겠습니까? 아님, 나라의 튼튼한 울타리 성으로 삼으시렵니까?"

간자가 대답한다.

"울타리 성으로 해주시게."

윤탁은 진양성의 사람 수를 줄여 보고하여 세금을 줄임으로써 백성들의 삶을 피어나게 한다. 조간자는 아들에게도 당부한다.

"우리나라에 어려움이 있거들랑 윤탁이란 인물을 가벼이 여기지 말거라. 그가 지키는 진양성을 멀다고 멀리하지 말거라. 반드시 윤탁의 진양성에 의지하도록 해라."

3국 연합군에 의해 포위된 진양성은 거듭되는 공격과 양식의 결핍으로 어려움을 겪는다. 급기야 황하의 물길을 유도한 연합군의 수공水攻에 의해 두 자(50센티미터) 정도만 남기고 성 안은 물바다로 변한다.

김훈 오라버니라면 『진양산성』에다 이렇게 쓰리라.

'죽을 땐 죽어야 하리라. 장렬하게 마차 위에서 적과 창날을 부딪치다 죽어야 하리라. 이렇게 물에 빠진 생쥐처럼 죽으려고 버틴 것은 아니리라. 물은 온통 누런 황토 빛으로 넘실댄다. 저 언덕 제방 위에서 쏟아 붓는다. 나는 물속을 걷는다. 무릎에 차오른다. 배꼽을 지나 턱까지 차오른다. 부엌에서 자라가 새끼를 낳는데도, 백성들은 항복하자거나 나를 몰아내자는 입도 벙긋 않는다. 나의 결단은 나를 위해서가 아니다. 나의 적인 지백을 위해서도 아니다. 고난을 같이한 고맙고도 한결같은 이들을 위해서다.'

장맹담을 보내 한·위 두 나라 임금과 결판을 짓는다.

"저는 들었습니다. 입술이 없어지면 이가 시리다고. 이제 지백이 당신들과 함께 우리 조나라를 칩니다만, 우리가 없어지면 다음 차례는 당신들이지요."

하늘이 자빠지고 땅이 엎어지는 천번지복天飜地覆의 맹약은 이렇게 맺어진다. 약속한 날에 조양자는 황하 제방 관리들을 살해하고, 물길을 지백의 군영으로 돌린다. 허우적대는 지백군을 양 옆에서 한·위 연합군이 치고, 정면에서는 조군이 친다. 지백의 머리는 조양자의 술잔이 되고, 지씨 일문은 사라진다.

일찍이 예양은 범씨와 중행씨를 섬겼지만 그들이 알아주지 않아 지백에게 갔는데, 지백이 그를 높여 몹시 총애한다. 지백이 멸망당하자, 그는 산속으로 숨어들며 맹세한다.

"아, 사내란 자기를 알아주는 이를 위해 죽고, 계집이란 자기를 흥분케 하는 임을 위해 꾸미는 법이다. 이제 지백이 나를 알아주었으니, 내 반드시 원수를 갚아 죽음으로써 보답해야 혼백이라도 부끄럽지 않으리라."

예양은 이름을 바꾸고, 모습도 형벌 노예처럼 꾸민다. 비수를 품고 궁궐에 잠입하여, 똥숫간 벽에 칠하는 작업을 한다. 똥 누러 간 양자가 그날따라 마음이 싱숭생숭하여 주변을 수색케 한다. 붙잡은 예양을 측근들이 죽이려 하나, 양자가 놓아준다.

"의로운 사나이다. 조심해서 내가 피하면 된다. 지백이 망하여 후예도 없는 터에 그 신하로서 원수를 갚으려 하니, 이 사람은 천하의 현인이다. 풀어주어라."

예양은 몸에 옻칠을 하여 온몸이 피부병투성이인데다, 숯불을 삼켜 벙어리 행세를 하면서 저잣거리를 떠돌며 걸식을 한다. 예양의 아내도 못 알아볼 정도다. 우연히 벗이 알아보고 울면서 말한다.

"예양 아닌가? 이 무슨 꼬락서닌가? 자네의 재주로 조씨를 섬기면 고임을 받지 않겠는가? 그러면 복수하기 여간 쉽지 않으려나? 어째서 이런 꼬락서니로 고생을 사서 하시나?"

"아닐세. 이미 폐백을 맡겨 신하가 되고 나서 다시 그를 죽이려 한다면, 이야말로 두 마음을 품는 거라네. 내가 하려는 일은 지극히 어렵지. 그런데도 이리 하는 까닭은 훗날 남의 신하로서 두 마음을 품을 자들로 하여금 부끄럽게 하려 함일세."

외출하는 양자가 지나는 다리 밑에 미리 숨어 있던 예양은 말이 놀라는 바람에 붙잡힌다.

"자네는 일찍이 범씨와 중행씨를 섬기지 않았는가? 예전 범씨와 중행씨가 망할 땐 지백에게 복수하지 않다가, 이제 지백이 망했다고 나에게 복수하는 것은 일관성이 없지 않나? 왜 유독 나에게만 복수하려는 원한이 깊단 말인가?"

"아니오, 그렇지 않습니다. 범씨와 중행씨를 섬길 적에 그들은 저를 보통사람으로 대우했습니다. 저도 보통사람으로 보답했지요. 그러나 지백은 저를 나라에서 가장 뛰어난 인물로 대우했습니다. 그래서 저도 가장 뛰어난 인물로 보답하려는 겁니다."

양자가 한숨을 쉬고 탄식하면서 울며 말한다.

"아아, 이 사람아. 지백을 위한다는 자네의 명분은 이미 이루었네. 내가 자네를 용서한 일도 이미 충분하네. 자네도 헤아리고 있겠지만, 더는 자네를 풀어주지 못하겠네."

"저는 들었습니다. '밝은 임금은 남의 이름을 가리지 않고, 충신은 죽어 이름을 남기는 의로움이 있다.'고. 앞서 당신께서 저를 너그러이 풀어주셨으니, 천하에 당신의 어짊을 칭송치 않는 이가 없습니다. 오늘의 일은 제가 참으로 죽을 만합니다. 바라건대 겉옷이라도 벗어주시어 그것을 베어 복수한 것으로 치면, 비록 죽더라도 한스럽지 않을 것입니다. 감히 바랄 수 있는 것이 아니지만, 제 뱃속 깊숙한 곳의 마음을 펴나이다."

이에 양자가 크게 의롭게 여겨 심부름꾼에게 옷을 전하게 한다. 예양이 칼을 빼어 세 번이나 펄쩍 뛰어오르며 조양자의 겉옷을 베고는, 스스로 칼에 엎어져 죽는다. 이날 소식을 들은 조나라의 뜻있는 사람들이 그를 위해 눈물을 흘린다.

내가 메모한 멋진 말씀 세 마디. 입술이 없어지면 이가 시리다(순망치한脣亡齒寒), 사내란 자기를 알아주는 이를 위해 죽고 계집이란 자기를 흥분케 하는 임을 위해 꾸민다(사위지기자사士爲知己者死 여위열기자용女爲悅己者容), 대우한 것으로 보답한다(우아보지遇我報之).

"예양이 변소에 숨었을 때, 왜 들켰어?"

"똥 냄새 때문이야. 살기殺氣를 감추지 못했어. 고수들은 어떤 상황에서도 기운을 조절할 줄 알지."

"다리 밑에선 왜 잡혔어?"

"그동안 살기를 감출 수 있도록 수련을 쌓았겠지. 그런데 엉뚱한 데서 일이 틀어졌어. 악취, 즉 거지 냄새를 못 감춰 말들이 그 냄새를 맡은 게지. 천려일실千慮一失이랄까."

이 대목에서 난 땅바닥을 떼굴떼굴 구른다.

"아빠, 지백은 무슨 체질?"

"태음인. 욕심이 끝이 없잖아."

"예양과 조양자는?"

"둘 다 소양인. 같은 체질끼린 두 말 이상이 필요 없어. '쩍하면 아'라고."

"근거가… 뭐냐고… 묻는다면……?"

"(네가) 메모한 세 말씀이… 증거라고… 말하겠어요. 음인들이 남들의 말을 잘 이끌어낸다면, 양인들은 스스로의 말을 잘 만들어내지. 더욱이 겉옷을 벨 때, 뛰어오르잖아. 망아지가 껑충대듯. 엄청 출랑대잖아."

난 다시 한 번 이 대목에서 까무러친다. 반응이 느린 울 엄니도 헉헉하며 눈 흘기고 숨가빠한다.

아빠 말대로 상상력이 풍부해서일까? 아님, 엄마 말씀대로 내가 사오정이라 그럴까? 사오정보다는 아무래도 풍부한 상상력이 낫겠지. 오늘 밤도 상상력의 날개를 편다. '계집이란 자기를 흥분케 하는 임을 위해 꾸민다.'는 말은 무슨 뜻일까? 흥분케 하는 것도 체질마다 다르다고 아빠는 말한다. 책을 읽는 바보 아빠의 무지 황당한 체질 이야기, 다음 편은 무엇일까? 꿈속에서도 만날 것 같은 비릿한 느낌이 온다.

나의 죽음조차 병법이다
– 병법의 달인 **오기**

"『역사신문』, 아빠 말대로 제목하고 만화만 보는데도 재밌다. 이어서 뭘 볼까?"

"『한국생활사박물관』. 사진과 그림만 봐도 시간 가는 줄 모를걸."

"갖고 있어?"

"다행히. 가져가렴."

"저기, 아빠한테 부탁할 게 있어. 엄마한테 너무 뭐라고 하지 마. 다 내가 공부하고 싶어서 공부하는 거야. 영어 단어 못 외우면 나머지 시간에 그걸 외워야 해. 초등학교 애들이랑 같이 공부하는데, 못하면 창피하잖아. 아무리 노력해도 외워지지가 않아. 흑흑."

"울지 마라, 아가야. 뚝, 뚝, 그치렴. 요령이 없어서 그래. 넌 오늘 외우고 내일 확인하는 식이잖아. 그럼 안 돼. 오늘 단숨에 다 해야해. 〈우리에게 내일은 없다〉란 영화가 있어. 오늘 지금 바로 이 순간만 있을 뿐이야. 외울 때도 영어와 우리말을 같이 쓰면서 하면 어려워. 종이를 이렇게 반 접어서 앞에는 영어, 뒤에는 우리말을 써놓고 외워봐. 자, 같이 해보자. strain은 relax and strain, 이완과 긴장으로 외우자. concept은 this concept that concept, 이런 개념(맥락) 저런 개념(맥락)으로 외우자. 이렇게 관련된 것끼리 묶어 외우면 머리에 절로 연상이 떠오르지. 학교에서든 학원에서든 친구랑 이렇게 해보렴. 공부도 재미있고 친구도 잘 사귈 수 있어."

울 아빤 공부 도사인가 보다. 내일까지 헤매야 할 단어 열 개를 저녁식사 전 30분 만에 해치우게 만드니. 저녁 먹고는 가벼운 마음으로 오늘의 주인공을 만난다.

오기吳起는 위衛나라 출신으로 병법 쓰기를 좋아한다. 일찍이 증자에게 배우고 노魯 임금을 섬긴다. 제齊나라에서 침공하자 노에서는 오기를 장군으로 삼으려 하나, 오기의 부인이 제나라 출신이라 의심을 한다. 오기는 자신의 부인을 죽여 제와 관계없음을 밝히고, 노의 장군이 되어 제나라를 크게 깨뜨린다.

누군가 오기를 헐뜯는다.

"오기는 사람됨이 샘 많고 잔인합니다. 소싯적의 가산이 천금이지만 벼슬살이를 하지 않아 가산을 탕진합니다. 고을 사람들이 비웃으니, 비방한 사람 30여 명을 죽입니다. 나라 동쪽 성곽 문에서 어머니와 작별할 때 팔뚝을 깨물어 맹세합니다. '제가 공경이나 재상이 되지 않는 한, 결단코 되돌아오지 않으렵니다.' 증자를 모신 지 얼마 지나지 않아 어머니가 돌아가십니다. 끝내 장례 치르러 귀국하지 않아, 증자께서 덕이 엷은 녀석이라며 관계를 끊습니다.
우리 노에 와서 병법으로 임금을 섬기면서, 나라님이 의심하자 자기 부인을 죽여 장군이 됩니다. 우리는 작은 나라인데, 싸워 이긴다는 이름이 나면 여러 제후 나라에서 우리를 도모할 겁니다. 게다가 우리 노와 저 위衛나라는 형제 나랍니다. 나라님이 오기를 쓰는 것은 실상 위나라를 위하는 것이 됩니다."

노 임금이 바짝 의심이 더해 오기를 내친다.

오기는 위나라 문후文侯가 어질다는 소문을 듣고 위나라로 간다. 문후가 오기의 사람됨을 물으니, 이극이 답한다.

"탐욕스럽고 호색합니다. 그러나 병법에선 그 옛날의 사마양저도 넘어설 정돕니다."

이에 위 문후가 오기를 장군으로 삼자, 진나라를 쳐 다섯 성을 빼앗는다.

장군이 된 오기는 최하 사졸들과 옷 입고 밥 먹기를 같이한다. 잠자리도 따로 하지 않고, 행군하면서도 말을 타지 않고 같이 걷는다. 몸소 군량을 짊어지는 등 사졸과 노고를 함께 나눈다.

사졸 중에 종기 앓는 이가 있어, 오기가 입으로 그것을 빨아 치료한 일이 있다. 사졸의 어머니가 이 소식을 듣고는 통곡을 하자, 옆 사람이 묻는다.

"아들은 졸병이오. 장군께서 몸소 종기를 빨아주셨다는데 어찌하여 통곡하시오?"

"그렇지 않아요. 지난해에 장군이 그 애비의 종기를 빨아준 일이 있다오. 그이가 싸움터에서 후퇴를 하지 않아 적에게 죽고 말았답니다. 장군이 그 자식마저 그랬으니, 아이가 어데서 죽을지 알 수가 없네요. 이 때문에 통곡합니다."

문후는 오기가 병법 쓰기를 잘하고 청렴하며 공평하고 사졸들의 마음을 다 얻었다 하여, 서하 태수로 임명하고 진나라 접경 지역을 방어케 한다.

위 문후의 대를 이은 아들 격이 위 무후가 되어 정승으로 전문을 앉힌다. 오기가 언짢아서 전문과 따진다.

"우리 서로 공을 따져보고 싶소."

"좋소이다."

"3군을 거느리고 사졸로 하여금 죽음도 즐거이 여기게 하여 적국이 감히 넘보지 못하게 하는 데선 자네가 나보다 나은가?"

"아닐세, 자네만 못하이."

"백관을 다스리고 만백성을 가까이하며 경제를 튼실하게 하는 데선 자네가 나보다 나은가?"

"아닐세, 자네만 못하이."

"서하를 지켜 진나라 병사들이 감히 우리 동쪽으로 향하지 못하게 하고, 한나라와 조나라가 우리를 좇게 하는 데선 자네가 나보다 나은가?"

"아닐세, 자네만 못하이."

"이 세 가지에서 자네가 모두 나보다 못하건만, 나보다 윗자리에 있는 것은 무슨 이유인가?"

"나라님이 어려서 나라 장래는 불투명하지, 대신들은 제대로 마음 붙이지 못하지, 백성들은 제대로 믿지를 못하지. 이런 때를 맞이하여 재상 자리를 자네에게 주겠는가, 나에게 주겠는가?"

말없이 오래 있던 오기가 마침내 대답한다.

"자네에게 주겠군."

오기는 서하 태수가 되어 재상 물망에 오르지만, 전문에게 진다. 전문이 죽은 뒤에는 재상이 된 공숙(의 노복)의 함정에 빠진다.

"나리, 뭘 걱정하세요. 오기 정도야 쉽게 제거할 수 있죠. 사람됨이 절약하며 청렴한데다 명예를 기뻐합니다. 나리께서 먼저 무후에게 말하세요. '오기는 뛰어난 인물입니다. 우리나라는 약소국으로 강한 진나라와 국경을 나란히 합니다. 생각건대 머물 마음이 없을까 걱정됩니다. 그러니 공주님께 장가들게 하십시오. 머물 마음이 있으면 받아들이겠지만, 그렇지 않다면 사양하겠지요. 그것으로 헤아릴 수 있습니다.'라고. 임금님이 오기를 불러 함께 움직일 때, 공주로 하여금 성내게 만들어 나리를 가벼이 보게 만든다면, 오기가 나리도 우습게 아는 공주를 보곤 반드시 사양하겠지요."

결혼을 거절한 일로 무후의 의심을 받아, 오기는 결국 초나라로 달아난다. 초나라 도왕悼王은 오기가 어질다는 소문에 정승으로 앉힌다.

법령을 밝게 살펴 쓰고, 불필요한 관리를 없애며, 나라님과 소원한 공경과 귀족들을 폐하고, 전투병을 어루만지고 길러서 강병책을 꾀하며, 나라 사이를 오가며 합종책과 연횡책을 주장하는 이들을 내친다. 남으로는 백월을 평정하고, 북으로는 진陳과 채蔡 두 나라를 병합하며, 서로는 진秦나라를 정벌한다. 이에 여러 제후 나라들은 초나라의 강성함을 근심하고, 초나라의 귀족과 척신들은 모두 오기를 해치려 한다.

오기의 후견인인 도왕이 죽자, 종실과 대신들이 난을 일으켜 오기를 공격한다. 오기는 왕의 시신으로 달려가 그 위에 엎어진다. 공격하는 무리의 화살들이 오기의 등은 물론이요, 왕의 시신에까지 박힌다. 왕의 장례를 치른 태자가 왕이 되자, 영윤슈尹(서울 시장)에게 명을 내려 도왕의 시신에 활을 쏜 이들을 주륙케 하니, 70여 가문이 이 일로 다 죽임을 당한다.

"아빠, 슬프다."
"네가 슬픈 감정의 소양인이라서 그래."
"오기라는 사람을 어떻게 생각해야 해?"
"생각하다니, 무얼?"
"평가가 크게 갈리잖아. 위나라 문후는 병법에 뛰어나고 청렴하며 공평하다고 서하 태수로 임명하지, 초나라 도왕은 어질다고 정승으로 임명하지. 이것을 보면 뛰어난 인물이야. 반면에 노나라에서는 샘 많고 잔인하다며 내치고, 위 무후는 공주에게 장가들지 않는다며 의심하고, 초나라에서는 도왕이 죽자마자 공격해서 죽이지. 이것을 보아선 문제가 많은 인물이야."
"그래, 너는 어떤 편이야?"

"나는 양쪽 다라고 생각해. 노나라 장군이 되자고 부인을 죽이니 잔인해. 위나라에서는 끝내 정승이 되지 못하지, 초나라에서는 종실과 대인들의 공격으로 죽임을 당하지. 문제가 많으니까 그런 것 아닐까?"

"아구, 우리 똑똑이, 정말 사랑스럽네. 사랑해. 쪼옥."

"아구, 숨 막혀, 저리 비켜. 아빠, 근데 오기는 무슨 체질일까? 사람들의 평가가 하도 여러 가지라 혼란스러워. 샘 많은 소음인, 고을 사람이나 부인을 죽이는 잔인한 태양인, 어머니 장례에도 안 가는 무례한 태양인, 탐욕스런 태음인, 호색한 소양인. 과연 무얼까?"

"다 나왔네. 어디 한번 골라보시라."

"태양인, 잔인무도한 태양인."

"비슷하지만, 아니네요. 태양인의 본성기운(성기性氣)은 나아갈 줄만 알지, 물러설 줄을 모른다는 것을 생각해보렴. 태양인은 남의 말에 절대 콧방귀도 뀌지 않네요. 태양인이라면, 부인이 제나라 사람이라 노나라 장군이 될 수 없다는 남들의 말을 따라 부인을 죽일 리 없어요.

태양인의 특징이 뭐지? 어질다는 것이야. 태양인이라면, '공경이나 재상이 되지 않는 한 결코 되돌아오지 않으렵니다.' 하는, 어머니와 작별할 때의 맹세를 지켜 어머니의 장례식에도 참가하지 않는 불효를 저지르지도 않네요. 태양인은 아님."

> 태양인의 본성기운은 나아갈 줄만 알지 물러설 줄을 모르고, 소양인의 본성기운은 일을 벌이기만 하지 추스르지 못하며, 태음인의 본

> 성기운은 고요히 있으려만 하지 움직이려 않고, 소음인의 본성기운은 물러서려 하지 나아가려 하지 않는다.
>
> 인의예지仁義禮智 사단四端으로 비추어볼 때, 태양인은 어질고, 소양인은 의로우며, 태음인은 예의바르고, 소음인은 슬기롭다.

"그렇담 초나라 재상이 되어 부국강병의 경륜을 펼치는 것으로 보아, 절세의 경륜을 펼치는 소음인. 아싸, 소음인."

"『동의수세보원 초고』에서도 오기를 너처럼 소음인으로 보았어. 그렇지만 아니네요. 힌트를 주었건만 소양인답게 건너뛰는구나. 비슷하지만, 아니라 한 것 같은데."

"아니, 그럼 태양인 비슷한 소양인, 호색한 소양인이란 말이구나. 그건 아닌 것 같아. 소양인 특징이 호색이라지만, 위나라 공주도 멀리하는 걸 봐. 그게 호색한이 아니라는 결정적 증거지. 오기를 시샘하는 머저리들이 하는 말을 곧이듣고서 소양인이라 하면, 아빠도 머저리야."

"물론 난 머저리야. 그렇지만 난 그 머저리들의 말을 듣고 그러는 게 아니야. 네가 말한 상반된 평가 중 오기를 문제 많은 인물이라 지적하는 녀석들이 다들 높은 자리를 꿰차고서 제 밥그릇만 챙기려 하는 무능한 머저리들이라는 것을 몰라서 하는 말이 아니야."

"머저리 아빠, 뭘 갖고 오기를 소양인이라는 건지 말해보셔."

"증자가 누구니? 공자의 10대 제자 중 가장 새침데기 소음인 아니니. 『동의수세보원 초고』에서도 증자를 소음인이라 하지. 몸의 터럭 끝 하나 손상시키지 않아야 어버이에 대한 효도라 생각한(身

體髮膚 受之父母 不敢毀傷 孝之始也) 것이 증자야. 그런 숨 막히는 소음인 유생에게서 배운 유학을 응용하여 병법을 구사한다는 건 재간 덩어리 소양인이 아니면 불가능한 일이지. 병법도 허접한 병법이 아니야. 손자와 쌍벽을 이루는 오자병법으로 불릴 정도야.

게다가 위 무후의 정승이 된 전문과 따지다가, '나라님이 어려서 나라 장래는 불투명하지, 대신들은 제대로 마음 붙이지 못하지, 백성들은 제대로 믿지를 못하지. 이런 때를 맞이하여 재상 자리를 자네에게 주겠는가, 나에게 주겠는가?' 하는 전문의 반문에, 말없이 오래 있다가 '자네에게 주겠군.' 하는 대목을 봐. 느껴보렴. 오기의 가슴속에 불같이 일어나던 분노가 슬픔으로 바뀌는 모습을 느낄 수 있지. 노여움의 본성이 지극하면 슬픔의 감정으로 넘어가는 것이 소양인의 성정 변화 아니겠어?"

> 태양인은 슬픔의 본성이 지극하면 노여움의 감정으로 넘어가고, 소양인은 노여움의 본성이 지극하면 슬픔의 감정으로 넘어가며, 태음인은 기쁨의 본성이 지극하면 즐거움의 감정으로 넘어가고, 소음인은 즐거움의 본성이 지극하면 기쁨의 감정으로 넘어간다.

"으음, 더 말할 게 있는 것 같은데."

"위 무후 때 두 번이나 재상이 될 뻔하다 못하지. 그러다 초나라에 가서는 부국강병을 이룩한 훌륭한 재상이 돼. 그렇다면 무능한 위 무후의 조정에서 오기는 안으로 자기 자신을 단련한 인물이라고 할 수 있어.

결국 밖에서 남들에게 이기려는 감정기운(정기情氣)을 잘 추슬러 안으로 자기 스스로를 잘 지켜 대인大人의 재간才幹을 이룬 소양인 이라 할 수 있지. 물론 숨 막히는 증자 밑에서 스스로의 병법을 창안한 데서 이미 재간의 싹이 보인다는 거야 두말하면 잔소리지.

자신의 죽음으로 보여준 재간이야말로 놀라운 극치지. 하늘도 놀라고 땅도 흔들리는 경천동지驚天動地한, 대인의 재간을 완성한 병법이야. 들어봐. 볼프강 아마데우스 모차르트의 〈레퀴엠〉과 기막히게 잘 어울려. 장엄한 〈레퀴엠〉이 흐르는 가운데, 초나라를 어지럽히는 70여 가문의 상류층 쓰레기들을 죽어서도 말끔히 청소하잖아."

> 태양인의 감정기운은 수컷이 되려고만 하지 암컷이 되려 하지 않고, 소양인의 감정기운은 밖에서 이기려(외승外勝)만 하지 안에서 지키려(내수內守)하지 않으며, 태음인의 감정기운은 안에서 지키려만 하지 밖에서 이기려 하지 않고, 소음인의 감정기운은 암컷이 되려고만 하지 수컷이 되려 하지 않는다. 이러한 감정기운을 잘 추슬러 상반 체질의 감정기운을 본받으면 홀로 우뚝 서는(독행獨行) 대인의 경지에 이른다.

"아아, 슬프다. 어째서 그렇게 훌륭한 인물이 가는 나라마다 비방에다 중상모략을 당하고, 급기야 비명횡사하는 걸까? 남자들이 여자보다 더 질투가 강한 거야? 난 눈물이 흐른다구."

"남자고 여자고 간에 탐욕스런 권력과 자본 앞에선 다 그런 법이야. 이젠 너희 여성의 시대야. 여성들의 비방과 중상모략이 앞으론 거대하게 펼쳐질 거야.

 머저리 밥통들 탓이긴 하지만, 가는 곳마다 적을 만들게 된 원인은 오기 자신이 문제를 더 크게 부풀린 데서 찾을 수 있어. 본성기운을 잘 추스르지 못해서야. 소양인의 본성기운은 일을 벌이기만 하지 추스르지 못해. 이때 자신의 힘이 할 만한가를 살펴 일을 벌이면, 소양인은 절세絶世의 도량度量을 갖추어서 만인을 보듬게 되지. 그러면 가는 곳마다 벗을 만들게 돼.

 고립무원孤立無援이랄까? 오기는 외톨이야. 너무나 연줄이 없어. 자신의 재간을 살릴 줄은 알지만, 거미줄같이 촘촘한 저 더러운 권력의 연줄 위에서 미묘한 균형을 살릴 만큼의 힘을 갖기에는 너무 부족한 거야. 딱 한 번 본신의 힘을 몇 십 배, 아니 그 이상으로 배팅할 기회가 와. 위 무후의 공주와 결혼하라는 제안이 바로 그거지. 그러나 그 기회를 놓쳐."

 "아아, 슬프다."

 어제의 일이다. 뱃속 위벽이 헐어 허리를 잔뜩 구부리고 공부방 도인실로 들어가니, 아빠가 석고石膏 한 숟갈을 먹인다. 신통방통하게도 뱃속의 시큰거림이 사라진다. 오늘은 아빠가 석고와 활석滑石 각각 한 근씩을 싸준다. 빈속에 석고를 한 숟갈씩 먹고, 석고가 떨어지면 활석을 한 숟갈씩 먹으라며.

 뱃속이 화산火山인 소양인은 조금만 긴장해도 활화산으로 폭발하여 위벽이 헌단다. 그래서 석고나 활석 같은 몹시 찬 성질의 약을 먹으면 위벽도 아물고, 머리의 뜨거운 열통도 사라진다나? 정말 신기하다. 거의 1년을 병원 다니며 치료한 병이 하얀 석고가루 한 수저로 끝나다니.

"아빠, 솔 목욕시켰어?"

"아직. 네 배는 괜찮니?"

"석고, 큰 수저로 먹는 거지? 머리도 맑고 뱃속이 너무 편해."

"아침과 점심 사이, 공복에 먹었니?"

"(기분 좋아 힘차게) 억."

"점심 후에도 먹었니?"

"(더욱 힘차게) 억."

천하제일로 자부하다

- 이론 병법의 대가 **조괄**

"어떠니?"

"많이 잠잠해졌어."

"다행이다. 조금만 이상해도 바로 말해라."

"응, 그럴게."

여느 때와 다르게 침을 두 번이나 연속 맞은 것이 엊저녁 일이다. 반듯이 누워 단전에 침을 맞자 아랫배 경련이 멈추고, 옆으로 누워 방광 계통의 혈에 침을 맞자 왼쪽 허벅지 경련이 멈춘다.

초등학교 4학년 수련회 때 갑사 유스호스텔에서 집단 식중독을 겪은 뒤로, 가끔씩 아랫배와 허벅지에서 딸꾹질이 일어난다. 요즘 들어 다시 딸꾹질이 부쩍 심해져 병원에 가도 신통치 않았는데, 아빠의 침 세례를 받고 잠잠해진 참이다. 아빠는 호기심이 많은 편이라, 이것저것 묻는 일이 종종 벌어진다.

"침 맞으면 어때?"

"뱃속에서 마치 한약 먹었을 때처럼 그런 현상이 일어나."

"어떤데?"

"마구 제멋대로 날뛰던 뱃속이 정리되고 편안해져."

"한약이라면, 가미지황탕加味地黃湯이니 독활지황탕獨活地黃湯이니?"

"독활지황탕이야."

"응, 그러니."

"그것도 한 첩 먹었을 때가 아니라 두 첩 먹었을 때와 비슷해. 침은 그보다 효과가 더 크다고 할 수 있어."

"그렇구나. 네가 너무 신경 써서 그래. 지난 일은 잊어버려라, 아가야."

소양인은 신경을 지나치게 쓰면 소모된 비위의 화기火氣가 안면과 사지로 퍼지면서, 그렇찮아도 시원찮은 신장과 방광의 음기陰氣를 고갈시켜 이런 현상을 빚는단다. 그룹 줄넘기를 위해 애써 준비한 내 노래 세 곡이 마음에 안 든다고, 줄넘기를 포기하느니 어쩌느니 애들끼리 찧고 까분 게 문제가 된 모양이다. 아빠 말씀대로 지난 일은 잊어버리고, 오늘의 주인공이나 만나볼까?

조나라 혜문왕이 죽고, 아들 효성왕이 즉위한다. 효성왕 3년, 진나라와 조나라가 장평에서 맞붙는다. 조사는 이미 죽고 인상여는 병이 심한지라, 조나라는 염파를 장수로 삼아 진나라를 공격한다. 진나라가 조나라 군대를 여러 번 패퇴시키자, 조나라 군대는 성벽을 견고하게 쌓고 싸우지 않는다. 진나라가 몇 번이나 싸움을 걸지만, 염파는 싸우려 하지 않는다.

조왕이 진나라 간첩을 신임하여, '진나라가 싫어하는 것은 오직 마복군 조사의 아들 조괄趙括이 장군으로 되는 것뿐'이라는 말을 믿는다. 이에 조왕이 조괄을 장군으로 삼고 염파를 대신하게 하니, 인상여가 말린다.

"왕께서 마복군 조사의 명성만으로 그 아들 조괄을 장군으로 삼는 것은 조율판을 고정시킨 채 비파를 연주하는 것과 같습니다. 그는 다만 아버지의 책을 읽은 정도의 수준일 뿐, 매복이나 기습작전 같은 비정규 전투를 할 줄 모릅니다."

그러나 조왕은 듣지 않고 마침내 조괄을 장군으로 삼는다.

조괄은 어릴 적부터 병법을 배운다. 병법에 대해 이야기를 할 때마다, 마치 자신이 천하에서 제일인 양 자부한다. 일찍이 그의 아버지 조사가 조괄과 병법에 관해 이야기를 나누는데, 조괄을 힐난하지도 잘한다고 칭찬하지도 않는다. 조괄의 어머니가 남편에게 그 까닭을 묻자, 조사가 답한다.

"병법이란 죽을 자리를 다루는 것이오(兵死地也). 한데 아이가 이 일을 너무 쉽게 이야기하오. 조나라가 아이를 장군으로 삼지 않으면 그만이지만, 만일 아이를 장군으로 삼는다면 조나라 군대를 패하게 하는 자는 틀림없이 아이일 것이오."

조괄이 떠나려 할 때, 조괄의 어머니가 왕에게 편지를 올려 이야기를 나눈다.

"아이에게 장수를 시키는 것은 옳지 않습니다."

"무슨 근거로 그러시오?"

"과거에 제가 아이 아버지를 섬길 때, 그분은 장군이 될 적마다 몸소 음식물을 받들어 그분께 음식을 날라 온 자는 10단위로 헤아리고, 벗은 100단위로 헤아릴 정도입니다. 대왕 및 종실에서 상으로 내려준 것은 모두 군리와 사대부에게 나눕니다. 왕의 명령을 받은 날부터 일절 집안일을 묻지 않습니다.

반면에 아이는 일단 장군이 되고 나자 동쪽을 향하여 조회에 참석하고, 군리들은 감히 그를 올려다보지 못할 정도입니다. 왕께서 내려주신 금과 비단은 가져다 집에 갈무리하고, 날마다 편리한 논밭과 집을 찾으면서 살 만한 것은 모두 사들입니다. 왕께서는 어떻게 아이가 아버지와 같다고 여기십니까? 서로의 마음 씀씀이가 다르므로, 바라건대 왕께서는 아이를 장군으로 보내지 마소서."

"그대는 이 일에 상관 마시오. 이미 결정한 일이오."

"왕께서 끝내 아이를 보내시려거든, 아이가 직분을 완수하지 못하더라도 저에게 연좌죄를 적용하지 말아주시옵소서."

"그러리다."

조괄은 염파를 대신하여 장군이 된 지 얼마 안 돼 모든 암호를 바꾸고 군리들도 갈아 치운다. 이 소식을 들은 진나라 장수 백기는 매복 부대를 배치하고 거짓으로 패하여 달아나는 척하다가, 기습하여 보급로를 차단하고 조괄의 군대를 끊는다. 부대가 둘로 나뉘자 조괄의 사졸들이 동요한다. 40여 일이 지나도록 조괄의 군대가 굶주리자, 정예 병사를 뽑은 조괄은 나가서 진나라 군대에 싸움을 건다. 진군은 활을 쏘아 조괄을 죽인다. 조괄 군대가 패하여 수십만 명이 진나라에 항복하는데, 진나라는 이들을 모두 파묻어 죽인다. 조나라는 이 싸움을 전후해서 무릇 45만을 잃는다.

이듬해 마침내 진군이 한단을 포위하니, 1년 남짓토록 포위망을 풀지 못한다. 초나라와 위나라의 제후들이 와서 구해주고 나서야 곧 한단의 포위망을 풀게 된다. 조왕은 조괄의 어머니에게 앞서 한 말 때문에 끝내 그녀를 죽이지 못한다.

"아빠, 조괄은 망둥이처럼 날뛰며 경거망동하는 소양인 같아. 설명은 어렵지만."

"네 말대로야, 소양인이 맞아. 어쨌거나 정말 놀랍다, 놀라워. 어린 네가 체질을 정확히 짚다니."

"무슨 말씀을. 황소가 뒷걸음질하다 쥐 밟은 격. 어험, 설명 좀 부탁해."

"그의 아버지 조사와 비교한 조괄의 어머니 말에서 다 드러나잖아. 일단 장군이 되자마자 동쪽을 향해 조회에 참석하는 건 높은 자리를 탐낸다는 뜻이고, 전쟁터에서 생사를 같이할 군리들이 감히 그를 올려다보지 못하는 건 권위주의적이라는 뜻이며, 하사금으로 전택을 마련한다는 건 이기적이라는 뜻이야. 즉 소양인 중 가장 좋지 못한 소양인이지."

> 소양인의 모습은 서 있을 때 머리를 높이 우러르고, 걸을 때는 몸을 흔들기 좋아하며, 뒷짐 지어 양 팔뚝과 양 무릎이 배보다 튀어 나

> 온다. 소양인은 깊이 심사숙고하며 자기를 높이기를 좋아하고, 소소한 자리에 앉더라도 높은 자리라 뽐내며, 바깥에서 사귀기를 좋아하고 안으로 붙어 있으려 하지 않는다.
>
> — 『황제내경 영추』「통천」

"맞아, 못된 소양인이야. 뽐내고, 권위적이고, 이기적이야."

"별다른 이유나 근거도 없이 장군이 되어 모든 암호를 바꾸고 군리들도 갈아 치우는 것을 보면, 겉 품만 잔뜩 잡는 것을 알 수 있어. 실제 장평전투에서도 진나라의 거짓 패배에 방방 뜨다가, 포위당한 지 40여 일 만에 죽고 말잖아.

컴퓨터 게임 다루듯 병법을 너무 쉽게 이야기하는 데서도 이미 나타나지만, 진나라의 거짓 패배에 방방 뜨는 건 실제 이상으로 돋보이려 크게 허풍 치는 소양인의 과심夸心이 아니고 무어겠어? 45만 대군의 사령관이 무책임하게 먼저 죽는 어리석음을 저지르는 건 자기 비하에 빠져 허우적대는 소양인의 나심懶心이 아니고 무어겠어?"

"정말, 그래. 설명이 기막혀. 쏙 들어오네."

저녁식사 중, 캐나다의 눈길에서 그룹가수 '산울림' 막내가 지게차를 몰다 전복돼 죽은 이야기가 나온다. 엄마가 금강산서 가져온 '들쭉술'을 먹어서 그런지 그릇쟁이 두 소양인 아찌의 받는 말이 기도 안 찬다.

"으응 그려, 캐나다엔 결코 가지 말아야지."

"으응 그려, 캐나다에 가면 지게차는 절대 안 몰겠어."

아아, 사오정. 소양인들은 사오정 끼가 있다는 아빠 말씀이 맞는가 보다.

소음인인 엄마 말씀도 가관이다. 언니랑 함께 아빠 책을 많은 사람들이 보도록 기도한다는 엄마 말에, 아빠가 『강의 동의수세보원』은 쉽게 쓰긴 했으나 원본 자체가 너무 어려워서 사람들이 보기 어려우니까 그런 일로 기도하지 말라 하신다.

"당신은 굿이나 보고 떡이나 먹구랴."

"엄마, 그리 말하면 안 되쥐. 교회 가서 기도하라고 해야지, 굿이니 떡이니가 뭐야."

내 말에 모두가 웃고 난리다. 엄마가 사오정이지, 어째 내가 사오정일까?

재삼, 재사라도 달래어 바른길로 이끈다
- 세객의 초상 우경

"내 꿈은 과학자가 되는 거야."
"꿈은 꾸면 이루어진다. 엉! 이건 표절. 꿈은 좋은 거야. 꿈을 꾸지 않으면서 어떻게 무슨 일이든 이루겠어. 옛집에 살아야지 꿈꾸면서 방에 구들 놓고 흙벽 사방에 황토를 바르고 있으면, 팔뚝을 타고 흘러내리는 황톳물이 얼마나 피부에 황홀한지 알아. 우의선인羽衣仙人처럼 승천해야지 꿈꾸면서 사방 뚫린 절벽의 봉우리 위에 발가벗은 채 반좌盤坐하고 있으면, 겨드랑이나 사타구니를 무는 개미의 무자비함이나 살갗을 불태우는 태양빛이 얼마나 달콤한지 알아. 꿈꾸지 않으면 아무래도 삭막하지. 아빠 시 중에도 한 구절 들어 있어. 들어볼래? 길손(나그네)을 꿈꾸는 이로 바꿔봐."

그러니 그대는 정녕 웃을 겝니다
요즘 갑사가는 길가를 가로막고 서 있는

똥폼 잡고 서 있는 사천왕상 보면

박희선 시비를 지나면서
끝행이 생각나지 않더군요
그냥 '길손이거라'로 생각 키웠습니다

길손 아닌 이 뉘일런지요
사자봉이나 사련봉이나
봉우리에서 반좌하는 도사들이나
길손 아닐런지요

뉘라 나그네 아닐 턱이 있나요
대적광전 찾아드는 길목의
박희선 시비마냥
제법 그럴듯한 허풍을 떠는
나그네 아니겠습니까
허허허

"좋아. 아빠는 도사의 꿈을 이뤄 좋겠어. 그치만 난 안 돼. 슬퍼. 과학고에 못 들어가니까."
"아가야, 너무 슬퍼하지 마. 과학고에 못 들어간다고 과학자가 안 되는 건 아냐."
"정말 그럴까?"

"그럼. 과학과 성적이 상관관계에 있다는 통계가 있는지 몰라도, 돈이 넘쳐나 쓸 데 없는 녀석들이 시간이 남아돌아 지들이 원하는 대로 만든 통계일 테니, 그런 건 신경 쓰지 마. 그리고 과학고 나온 애들이 훌륭한 과학자 됐다는 소리 들어보지 못했어. 아가야, 아인슈타인이 과학고 나왔다는 이야기 들어봤니?"

"아니."

"그치, 거봐라. 과학자건 도사건, 어느 날 문득 혜성이 흐르듯 하늘에서 갑자기 뚝 떨어지는 거야. 전진칠자의 스승인 왕중양은 여느 도관 출신이 아니야. 무당파를 세운 장삼봉진인도 소림사 파계승 출신이지. 과학자도 역시 마찬가지야. 노벨 경제학상 받은 〈뷰티풀 마인드〉의 수학자 봤지? 노벨 평화상 받은 만델라나 김대중 할부지도 감옥이나 거리가 그들의 학교였어. 〈스텝 업 2〉의 스트리트 댄서 street dancer들에게도 길거리가 그들의 예술학교잖아. 왜인 줄 알아?"

"몰라."

"그건 제도 교육이 박제화하고 획일화하여 그래. 그런 숨 막히는 곳에선 창의력이고 개성이고 뭐건 간에 마구 짓밟히는 거야. 게다가 끝없이 1등만 꿈꾸며 수험 공부만 한 녀석들이 평소 꿈꾸지 않던 과학이며 의학이며 무어건 어떻게 잘할 수 있겠니? 잘한다고 생각하는 그 자체가 완전 코미디지. 너, 아빠의 스승이신 동무 이제마 할부지가 어느 한의대 나온지 아니?"

"몰라. 함흥한의대?"

"한의대도 의대도 나오지 않았어. 전통적인 한방 의료기관에서 공부한 적도 없어. 옛 책을 읽으면서 그 내용을 되씹어서 보다 과학적으로 체계화하고, 환자들을 치료하면서 관찰한 병증 변화의 임상 메모를 옛 책의 내용과 대조하고 비판하여 정리했어. 그게 할부지의 『동의수세보원』이야."

"정말! 아빠랑 똑같구나. 멋지다."

"그럼, 멋지지. 좀 더 믿음이 가도록 멋진 책의 한 구절 읽어줄게."

> 유연성 덕분에 학생들이 많은 것을 깊이 생각하고 한숨 돌릴 수 있습니다. 정신이라는 것은 대학의 어떤 동료들이 생각하듯 그렇게 단순히 분류될 수 있는 것이 아닙니다.
>
> 나는 우등생에 대해 매우 의문스러운 생각을 갖고 있습니다. 그는 시험에서 묻는 것을 즉각 대답할 수 있습니다. 게다가 시험이라는 것은, 대체적으로 하나의 음미 수단이기 때문에 그가 답을 내놓으면 그에게 A라는 평가를 해주어야 합니다. 그러나 자기에게 기대되는 것을 대답하려는 의욕이라고까지는 말할 수 없어요. 슬슬 대답할 수 있는 능력이라는 것은 어떤 천박성이나 피상성 같은 것을 입증하는 것이라고 생각합니다.
>
> 평균 수준의 학생은 다소 둔할 수 있습니다. 그러나 우둔한 머리는 자율적 사고에 선행하는 조건이며, 실제로는 초기 단계에서 자율적이며 창조적 사고를 할 수 있다는 것입니다. 학생들에게 A평점을 주어 후한 인정을 베푼다고 비난하는 이들도 있지만, 학생들의 싹트는 재능에 내 편에서 찬물을 끼얹고 싶지 않다는 것입니다.
>
> — 『화이트헤드와의 대화』

"아빠, 고마워. 힘이 나네. 쪽쪽."

세객說客인 우경虞卿은 짚신을 신고 우산을 등에 걸친 채 조나라로 가서 효성왕을 달랜다. 왕이 한 번 만나 황금 100일(2,000냥)과 하얀 구슬 한 쌍을 주고, 두 번 만나 조나라의 상경上卿으로 삼는다.

진과 조가 장평에서 싸우는데, 조가 이기지 못하고 한 명의 도위를 잃는다. 조왕이 누창과 우경을 불러서 의견을 묻는다.

"싸움에서 이기지 못하고 도위만 죽었으니, 내가 군대를 이끌고 진과 싸우려 하오."

누창이 말린다.

"무익합니다. 고위급 사신을 보내서 강화를 맺는 것만 못합니다."

우경이 말한다.

"누창이 강화를 맺자 하지만, 저는 강화를 맺지 못하리라 생각합니다. 우리 군대만 반드시 깨질 것입니다. 강화의 여부는 진에서 쥐고 있습니다. 왕께서 진의 입장에 서서 생각해보십시오. 그럴 때 우리 군대를 깨뜨리려고 하겠습니까, 않겠습니까?"

"진은 전 병력을 동원하고 있으니, 반드시 우리 군대를 깨뜨리려 할 것이오."

왕이 대답하자, 우경이 다시 말한다.

"왕께서는 저의 말을 들으소서. 귀중한 보물을 내어 초와 위에 보내면, 초와 위는 왕의 귀중한 보물을 얻기 위해 반드시 우리의 사신을 받아들일 것입니다. 우리 사신이 초와 위에 들어가면, 진은 틀림없이 천하가 합종(연합)하는 것으로 의심하여 반드시 두려워하게 됩니다. 이와 같이 하면 강화를 맺을 수 있습니다."

그러나 조왕은 우경의 말을 듣지 않는다. 평양군에게 강화를 맺도록 하여 귀인 정주를 진에 들여보내니, 진에서 정주를 받아들인다. 조왕이 우경을 불러서 생각을 묻는다.

"내가 평양군으로 하여금 진과 강화를 맺게 하여, 진에서 이미 정주를 받아들이더군. 그대는 어떻게 생각하는가?"

"왕께서는 강화를 맺지 못하시고, 군대만 반드시 깨질 것입니다. 천하 다른 나라들은 모두 진에 이목을 집중하여 우리가 전쟁에 이기기를 바라고 있습니다. 그러나 정주는 귀인입니다. 진에 들어가면, 진왕과 응후는 반드시 정주를 중하게 여긴다고 천하에 드러낼 것입니다. 초와 위는 우리가 진과 강화를 맺었다고 여기며 반드시 왕을 구원하지 않을 것입니다. 진은 천하가 왕을 구원하지 않을 것임을 알고 있으므로, 왕께서는 강화를 이룰 수 없습니다."

응후는 과연 정주를 드러내어 전쟁에서 조가 이기기를 바라고 있는 천하에 보이곤, 끝내 강화 맺기를 달가워하지 않는다. 조는 장평에서 대패하고 마침내 수도인 한단까지 포위되어, 천하의 웃음거리가 되고 만다.

그 뒤 진이 한단의 포위를 풀자, 조왕은 아침 조회에서 조학을 시켜 진에 6현을 떼어주고 강화를 맺으려 한다. 우경이 말린다.

"진이 왕을 공격하다가 피로에 지쳐서 돌아간 걸까요? 아니면 그들의 힘은 아직도 진격할 만한데, 그들이 왕을 사랑하여 공격하지 않는 걸까요?"

"진이 우리를 공격할 때 있는 힘을 다했으므로, 반드시 피로해서 돌아간 것이오."

"그런데 힘으로도 빼앗지 못하는 6현을 준다 하시니, 이야말로 진을 도와 우리 자신을 공격하는 격입니다. 내년에 진이 다시 왕을 공격한다면, 왕께서는 우리나라를 구할 길이 없게 됩니다."

우경의 말을 조학에게 전하자, 조학이 다시 강화를 권한다.

"우경이 참으로 진의 힘이 이르는 바를 다 헤아릴 수 있을까요? 참으로 진의 힘이 이르지 못할 줄 안다면, 그런 경우야 노른자위 땅을 주지 않아도 되겠지요. 하지만 진이 내년에 다시 왕을 공격한다면, 노른자위보다 더한 내장까지 떼어주지 않고서야 강화를 과연 맺을 수 있을까요?"

"자네 말대로 땅을 떼어준다고 치자. 그러면 자네는 반드시 진이 내년에 다시 우리를 공격하지 않게 할 수 있는가?"

"이것은 제가 감히 책임질 수 있는 일이 아닙니다. 예전에 한·위·조 세 나라가 진과 교류할 적에는 서로 사이가 좋았습니다. 지금 진은 한·위와 사이가 좋으면서 왕을 공격하고 있습니다. 그것은 왕께서 진을 섬기는 것이 반드시 한과 위가 섬기는 것만 못해서입니다.

이제 제가 왕을 위하여 진의 노여움을 풀고, 국경을 열어 피폐한 제와 통하고, 한과 위와 교역케 한다 칩시다. 그렇더라도 내년에 또 다시 왕께서만 홀로 진의 공격을 받는다면, 왕께서 진을 섬기는 것이 반드시 한과 위보다 뒤지기 때문입니다. 이러한 이유 때문에 감히 제가 책임질 수 있는 일이 아니라 하는 것입니다."

조학의 말을 우경에게 전하자, 우경이 재차 말린다.

"조학의 말대로 강화를 맺지 않아서 내년에 진이 다시 왕을 공격하면, 왕께서는 내장 같은 땅을 떼어주고서도 과연 강화를 맺지 못하겠습니까? 그리고 지금 강화를 맺을지라도, 조학 역시 진이 반드시 다시 공격하지 못하게 할 수는 없다고 했습니다. 그렇다면 이제 비록 6성을 떼어준다 한들 무슨 이익이 있습니까? 내년에 진이 다시 공격한다면, 진이 그 힘으로도 빼앗을 수 없는 땅을 이제 떼어주어 강화를 맺는 것은 오히려 자충수를 두는 것입니다. 차라리 강화를 맺지 않는 것만 못합니다.

진이 아무리 공격을 잘한다 하더라도 6성이나 빼앗을 수 없거니와, 우리나라가 아무리 지키지 못한다 하더라도 끝내 6성까지는 잃지 않습니다. 진이 피로해서 돌아간다면, 그 나라 병사들은 틀림없이 지쳐 있을 것입니다. 우리가 6성을 천하 다른 나라에게 주어 지쳐 있는 진을 공격케 해야 합니다. 이는 우리가 천하에게 6성을 잃지만, 그것을 진에게서 보상받는 셈이 됩니다. 우리나라가 이익을 추구한다면, 천하에 6성을 주는 것을 가만히 앉은 채로 땅을 떼어주어 진을 강하게 하는 것과 비교하면 무엇이 더 낫습니까?

지금 조학은 말합니다. 진이 한과 위와는 친하면서 우리를 공격하는 것은 반드시 왕께서 진을 섬기는 것이 한과 위보다 못하기 때문이라고. 이것은 왕으로 하여금 해마다 6성을 바쳐서 진을 섬기라는 말입니다. 즉 앉은 채로 성을 넘겨주라는 뜻이지요. 내년에 진이 다시 땅 떼어주기를 요구하면, 왕께서는 장차 그것을 주실 겁니까? 만약 주지 않는다면, 앞서 바친 공은 허사가 되고 오히려 진의 화만 돋우는 꼴이 되거니와, 그것을 준다면 진에게 줄 땅은 더 이상 없습니다.

이런 말이 있기는 합니다. '강한 자는 공격을 잘하므로 약한 자가 지키지 못한다.'고. 그렇다고 앉아서 진의 요구를 들어준다면, 그 나라 병사들은 손해 하나 입지 않고 많은 땅을 얻게 됩니다. 이것은 진을 강하게 하고 우리를 약하게 하는 꼴입니다. 진이 강해지면 강해질수록 땅을 떼어준 우리는 점점 약해지므로, 그러한 책략은 끝나지 않는 것입니다. 바야흐로 왕의 땅은 한정되어 있는 반면 진의 요구는 끝이 없습니다. 이는 유한한 땅으로써 무한한 요구를 들어주는 것이므로, 반드시 우리나라가 없어지는 형세입니다."

아직 계획을 정하지 못하고 있는데, 누완이 진나라로부터 온다. 조왕이 누완의 생각을 묻는다.

"진에게 땅을 주는 것과 주지 않는 것, 어느 쪽이 좋은가?"

"제가 알 수 있는 것이 아닙니다."

"비록 그렇기는 하지만, 부담 없이 그대의 개인 생각을 말해보게."

"왕께서도 저 공보문백의 어머니에 대해 들으신 적이 있는지요? 공보문백이 노나라에서 벼슬하다 병으로 죽자, 그의 방에서 두 여인이 자살을 합니다. 그의 어머니가 이 소식을 듣고도 곡을 하지 않죠. 그녀의 집에서 일하는 여인이 묻습니다.

'자식이 죽었는데 어찌 곡을 하지 않습니까?'

'공자孔子는 어진 분이지. 그런데 공자가 노나라에서 쫓겨났는데도 이놈이 그분을 쫓아가지 않아. 이제 이놈이 죽자 그 녀석을 위해 자살한 부인이 두 명이지. 이는 틀림없이 그 녀석이 어진 분에게는 얄팍하게 대하고 부인에게는 도탑게 대해서야. 내가 곡을 하지 않는 것에 대해 어미 입장에서 말하면 어진 어미가 되지만, 며느리 입장에서 말한다면 틀림없이 며느리를 시기하는 시어미를 면키 어렵지. 그러므로 말 한마디라도 각각 다르게 들리는 것은 듣는 사람의 입장에 따라 그 마음도 달라서라네.'

지금 저는 진에서 막 온 상태입니다. 땅을 주지 말자면 책략이 아니며, 주자면 왕께서는 제가 진을 위한다고 여길까 두렵습니다. 그러므로 감히 대답할 수 없는 것입니다. 만약 제가 대왕을 위하여 꾀를 낸다면, 주는 것만 못하죠."

"자네 말대로 하려네."

우경이 이 소식을 듣고 들어와 재삼 말린다.

"이것은 말장난입니다. 왕께서는 신중히 생각하시어 진에게 땅을 주지 마소서."

누완도 이 소식을 듣고 들어와 재차 권한다.

"그러시면 안 됩니다. 우경이야말로 하나만 알지 둘은 모르는 사람입니다. 대저 진과 조가 강화하지 못하는 것을 천하 모두가 좋아하고 있습니다. 어째서일까요? 다른 나라들도 장차 강한 것에 의지하여 약한 틈을 타려 하기 때문입니다.

지금 조의 병사들이 진에게 시달리는데도 천하에서 조가 이기기를 바라는 것은 다들 진에게 얽매여 있기 때문입니다. 그러므로 빨리 땅을 떼어주고 화해함으로써 천하에 의심을 사더라도 진의 마음을 위로하는 것만 못합니다.

그렇지 않으면 천하는 장차 진의 강한 노여움에 의지하여 조의 피폐해진 틈을 타서, 조의 땅을 나누어 가질 것입니다. 조가 망하고 나면, 저들이 어찌 진에게 무언들 획책하겠습니까? 그러므로 바로 우경이야말로 하나만 알지 둘은 모르는 사람이라 한 것이죠. 원컨대 왕께서는 이것으로써 계획을 결정하시고, 다른 계획을 세우지 마소서."

우경이 이 소식을 듣고 들어와 재사 말린다.

"궤변입니다. 누완은 진을 위해서 하는 말입니다. 이야말로 더욱 더 천하에 의심을 사는 것일뿐더러 어쩌면 그리도 진의 마음만을 위로하려는 것일까요? 그러한 계획이 천하에 우리를 약하게 보이리라는 것을 어째서 유독 말하지 않는 걸까요?

제가 주지 말자고 한 것이 진실로 주지 말자는 것도 아니잖습니까? 진이 왕에게 6성을 요구하고 있는데, 왕께서는 6성을 제에 뇌물로 건네라는 겁니다.

제와 진은 서로 깊은 원수지간입니다. 왕께서 제에 6성을 주고서 힘을 합쳐 서쪽으로 진을 공격하자고 하소서. 제는 그 말이 끝나기를 기다릴 사이도 없이 왕의 말을 들을 것입니다. 이야말로 왕께서는 제에 6성을 잃지만, 진에서 보상을 받는 것입니다. 제와 조의 깊은 원수에게 복수하는 것이자, 천하에 우리의 능력이 있음을 보이는 것입니다.

왕께서 이러한 계획을 발표하자마자, 병사들이 미처 국경에서 엿볼 사이도 없을 것입니다. 저는 확신합니다. 진에서 귀중한 뇌물을 싸 들고 우리나라에 올 뿐 아니라, 도리어 왕에게 강화를 요청하리라고.

한과 위에서 진이 강화를 요청한다는 소문을 들으면, 틀림없이 왕에게 극진히 대할 것이고, 왕을 극진히 대하면서 틀림없이 왕보다 먼저 귀한 보물을 내어올 것입니다. 이야말로 일 하나로써 세 나라와 친하게 맺는 것이며, 더불어 침략의 길에서 강화의 길로 나가도록 진나라를 바꿔놓는 것입니다."

"좋소이다."

조왕은 곧 우경으로 하여금 동쪽으로 가 제왕을 만나 제와 함께 진을 치는 일을 도모케 한다. 우경이 미처 돌아오기도 전에 진의 사신이 이미 조에 다다른다. 누완은 이 소식을 듣고는 도망쳐 달아난다. 이에 조왕은 우경에게 1성을 봉한다.

얼마 지나지 않아 위나라에서 합종하기를 청한다. 조왕이 우경을 불러서 일을 꾀하려 하는 차에, 평원군이 지나는 길에 들러 우경이 논한 대로 따르라고 권한다. 우경이 들어와 왕을 뵙자, 왕이 말한다.

"위나라에서 합종을 청합디다."

"위나라가 지나칩니다."

"과인은 아직 합종을 허락하지 않았소만."

"왕께서도 지나치십니다."

"위나라가 합종을 청한다니 그대는 위나라가 지나치다고 말하오. 과인이 아직 그것을 허락하지 않았다니 과인도 지나치다고 말하오. 그렇다면 합종은 끝내 안 된다는 말이오?"

"저는 들었습니다. '작은 나라가 큰 나라와 함께 일을 도모하면,

이로울 때는 큰 나라가 복을 받고 불리할 때는 작은 나라가 화를 입는다.'고. 지금 위는 작은 나라로서 그 화를 청한 것이고, 왕께서는 큰 나라로서 그 복을 사양한 것입니다. 그러므로 왕께서 지나치시듯, 위도 지나치다고 말씀드린 것입니다. 합종하는 것이 좋습니다."

"좋소이다."

곧 조는 위와 합종한다. 그 뒤 우경은 친구인 위제 때문에 만호의 후侯 자리와 경卿 벼슬 및 재상의 도장도 마다하고, 그와 함께 몰래 빠져나간다. 조나라를 떠나 위나라에서 곤란을 겪는다. 위제가 죽고 뜻대로 되지 않자, 곧 책을 저술한다. 위로는 『춘추春秋』에서 뽑고, 아래로는 근세를 조망한다. 무릇 8편이며, 풍자로써 국가의 득실을 따진다. 대대로 전해져, 『우씨춘추虞氏春秋』라 부른다.

"정말 감탄스러워. 우경은 설득의 명수야, 그치?"

"……"

"왜, 말이 없어? 우경처럼 가슴속을 훤히 들여다봤나?"

"……"

"너무 심각하다. 이마의 주름살 좀 펴요. 이 소녀, 몸 둘 바를 모르겠나이다, 아버님."

"심각하죠. 지금, 우리나라가, 무늬만 장관들인, 천하의 웃음거리가 된 조나라 꼴과 같아서 심각하죠. 완전히 〈바보들의 행진〉 아닙니까? 바보의 쌍벽으로 효성왕과 조괄을 꼽지만, 사실 효성왕의 배후에는 전국시대 4공자公子 중의 하나인 평원군이 있어요.

그는 나긋나긋하게 재치도 있어 혼탁한 세상을 아름답게 수놓은 왕실의 공자 같지만 큰 흐름을 보지 못하는, 속된 말로 겉모습만 번드르르하고 지혜가 형편없는 작자지요. 사악한 풍정의 말에 현혹되어 장평전투에서 조나라 병사 45만을 몰살당하게 함으로써 수도인 한단마저 거의 항복 직전까지 몰아간 장본인이죠. 조나라가 항복하려고 하자 몹시 걱정을 하는데, 한단에서 통신 업무를 맡은 관리의 아들인 이동이 그의 현실감각을 지적하지요.

'나리께서는 조나라가 망하는 것이 걱정되지 않습니까?'

'우리나라가 망하면 나도 포로가 될 터, 어찌 걱정이 안 되겠나?'

'한단의 백성들은 사람의 뼈로 땔감을 하고 자식을 바꾸어 잡아먹고 있으니, 위급하다 할 수 있습니다. 그런데도 나리께서는 후궁을 100여 명이나 거느리고, 애첩들은 비단옷을 입으며, 식량과 고기는 남아돕니다. 백성들은 허름한 옷조차 입지 못하고, 겨와 지게미로 끼니를 때웁니다. 백성들은 피로하여 지친데다 무기는 바닥나서, 나무를 깎아 창과 화살을 만들고 있습니다. 그런데도 나리의 기물과 재산 등은 온전히 남아 있습니다.'

이 지적이 가슴을 후벼 파지 않습니까? 우리 국민들을 관장하는 장관들의 현실감각이 평원군과 무엇이 다릅니까? 그러니 심각하죠."

"잠시 송구스럽지만, 좋으신 말씀이오나 level을 한 grade만 down하소서. 닭살이 돋사옵니다. 우국충정일랑 『열정시대』를 사는 한기호 소장님이나, 『열혈남아』인 한대수 아저씨나, 〈일어나라

열사여)를 노래하는 정태춘 오라버니 같은 열사님들께 맡기시고, 도사님께선 도나 닦으시와요."

"아, 미안, 내 분수를 넘어섰네. 하지만 너, 이거 알아라. 도 가운데 천하가 담겨 있음을. 옛날 강태공은 낚시의 도로써 천하를 낚았노라. 시간도 공간도 생각도 멈춘, 나 삼지선인三止仙人은 시간과 공간과 생각을 넘나듦을 잊지 마시라. 찬찬찬! 차디찬 지팡이에 하……."

"또 오버야. 못 말리는 사오정 도사니임, 잠깐만 방심하면 일 춘다니까(일 저지른다). 진도 좀 나가요, 네? 먼저 세객이 뭐고 위제 사건이 뭔지, 그것부터 풀어줘."

"세객이란 유세객遊說客의 준말이야. 천하를 떠돌며 왕들을 설득한 사람들을 가리켜. 위제 사건이란, 이때 범수가 위나라에서 도망가 진나라에서 재상을 해. 범수가 위제를 원망하여 진나라 병사들이 위나라를 포위하지. 진나라는 화양에서 위나라를 격파해. 위나라 군대는 항복하고 위나라 장군인 망앙은 달아나는 일이 벌어진 큰 사건이야."

"오늘의 히어로 우경은 무슨 체질?"

"왜 나한테 묻니? 너는?"

"내가 다 알면 벌써 한의학계서 주름잡지, 머리 싸매고 끙끙대며 공부하기 힘든 중학교에 갈까? 글구, 행동action이 없어. 액션이 있어야 말을 참고하여 체질을 가려내지."

"그렇긴 혀. 하나 행동이 전혀 없는 건 아님. 우경은 친구인 위제 때문에 만호의 후 자리와 경 벼슬 및 재상의 도장도 마다하고 몰래 조나라를 빠져나가, 위나라에서 곤란을 겪잖아. 위제가 죽고 뜻대로 되지 않자, 풍자로 국가의 득실을 따진 『우씨춘추』를 저술하고. 게다가 너도 찬탄을 금치 못한 설득의 명수잖니. 유세객의 진정성을 보여주는 초상이야. 멍청이 효성왕을 재이, 재삼, 재사 달래어 바른길로 이끌잖아.

진·조 두 나라 일을 파악하고, 천하 다른 나라의 동정까지 헤아려서 달래는 걸 봐. 세상 사람들이 만나는 교묘한 지점인 세회世會를 꿰뚫은 게지. 참으로 뛰어난 수순을 밟아서, 진나라가 제발 강화를 맺어달라고 쩔쩔매며 매달리는 걸 봐. 일 처리에 힘쓰는 사무事務에 빼어난 게지. 또한 친구인 위제를 차마 어찌 못하여 끝내 위나라에서 곤란을 당하는 걸 봐. 보통사람이라도 옳지 않음을 알 터인데, 우경 같은 현인이 그걸 몰랐을까? 재물도 명예도 권세도 남김없이, 한평생 나가자던 뜨거운 맹세! 이 노래처럼 우정을 의義롭게 지키는 게지."

"더 이상, 참아주라. 소음… No, 정정. 세회, 사무, 의로움, Yes. 소, 양, 인!"

"똑순이야."

"아바님, 잠깐 소녀가 소청 하나 드리겠사와요. 조나라엔 인상여, 조사, 염파, 우경이라는 뛰어난 인물들이 활동하잖아. 이들이 동시에 같이 일하지 못한 점이 아쉽지 않아?"

"외교 부문에서 천시天時의 태양인 인상여가, 국세와 군사 부문에서 지방地方의 소음인 조사가, 국방 부문에서 인륜人倫의 태음인 염파가, 국론 결정 부문에서 세회의 소양인 우경이 활약한 셈이야.

이들이 동시에 같이 일하지 못한 점이 아쉽다면 아쉬운 점이지만. 하지만 시간대를 약간씩 서로 겹치거나 달리하면서 나라의 위태로움을 구한 것을 생각하면, 오히려 멍텅구리 통치자들이 연이은 조나라엔 복이 된다고 할 수 있지. 이들 덕분에 막강한 무적의 진나라가 45만이란 대병력을 잃고서 골골거리던 조나라를 함부로 유린할 수 없었던 게야. 무어랄까? 그렇지, 음과 양의 조화라고나 할까? 바보 통치자와 똑똑한 신하, 장군 부르는 진나라와 명군 받는 조나라."

"아항, 그렇구나. 그런 게 음양의 조화라는 거구나. 뭐든 일방적이지 않다는 말이지. 그런데 뭘 그렇게 걱정해. 바보 통치자에 똑똑한 대한국인이, 장군 부르는 미국이나 중국에 명군 받는 우리 몽골리언 대한민족이 있잖아. 사오정 도사님께선 나나 잘 이끄소서. '하나는 만인의 하나'니깐. 일이관지—以貫之의 원리라고나 할까?"

몸을 낮춰 어진 이의 아래에 선다

– 천하제일의 공자 **신릉군**

"『카페 도쿄』, 권할 만한 책이에요. 좋아요."

"어떤데?"

"책을 보면서 도쿄를 직접 여행하는 듯한 생생한 기분이 들어요. 들리는 곳곳, 카페마다의 서로 다른 커피향이 느껴지는 책이에요."

"야마모토 후미오 건 어때? 그래도 다른 일본 책보다는 덜 야하고, 구성이 탄탄하며, 중성적 느낌이 들어 읽을 만하던데."

"그래도 나은 편이긴 하죠. 고데마리 루이의 『원거리 연애』는 무척 맘에 들어요."

"응, 그 책 좋지. 맑고 투명한 색채가 감돌아."

"대개 일본 책들이 잔인하고 성도착적인 데 비해, 이 책은 애틋하고 잔잔하게 다가와요. 기분이 맑아져요."

"루이가 쓴 『삼각관계』란 책이 나왔더라. 그 책도 한번 보거라."

"예."

"『세계는 평평하다』는 아직도 못 본 거니?"

"좋아서요. 계속 반복해서 읽고 있어요. 내가 무지했구나, 알게 해요. 바뀌고 있구나, 하나 되고 있구나, 세계화globalization로. 1권이 재미있어요. 2권은 1권에 비해 좀 지루해요."

언니와 아빠의 이야기다. 후미오와 루이 건 언니가 접근 금지시켜 못 읽고, 나는 『세계는 평평하다』와 『카페 도쿄』를 봤다. 그러니 그냥 그림자처럼 언니 말에 고개만 끄덕일 뿐, 대화에 끼지 못한다. 나에게 책이 꿈의 안내guide라면, 언니에게 책은 이처럼 청춘의 보석jewelry이자 정보information다.

엄마는 어떤가 하면, 책이 수면제다. 그리 달 수 없다면서, 책만 펴면 자동이다. 어느새 코 고는 소리가 난다. 엄마의 코 고는 소리는 때로 요란하다. 아빠 말씀에 의하면, 날마다 그러면 곤란하지만 가끔씩 그러니까 삶의 고단함을 푸는 우렁찬 소리여서 듣기에 좋단다.

아빠는 어떤가 하면, 책은 이불이다. 8년의 서울 생활 중 2년은 자취하고, 5년간 1일 1식으로 찬 방에서 지내느라 방바닥엔 리포트나 신문지나 큰 책들을 깔고 그 위에서 공부하고, 겨울에 잠잘 땐 이부자리 위에 무거운 책을 덮고 살았단다. 나머지 1년은 말씀을 안 하신다. 졸라대는 나에게 엄마가 알면 슬퍼한다고 비밀이라며 알려주시는데, 서울역 옆 심야만화방에서 쥐 썩은 냄새가 나는 의자에 앉아 만화책으로 얼굴을 덮고 억지 잠을 잤단다. 그래서 지금도 곧잘 책이 머리와 발의 베개고 가슴을 덮는 침낭이다.

위나라 안리왕은 즉위하여 이복동생인 공자公子 무기를 신릉군信陵君으로 봉한다. 사람됨이 어진 신릉군은 공경히 선비들의 아래에 서서, 어질지 않거나 본받을 점이 없는 선비라 하더라도 겸손하게 예의를 갖추어 사귄다. 감히 그의 부귀로써 교만하지 않기 때문에 선비들이 사방 수천 리에서 다투듯이 공자에게 모여들어 식객이 3,000명에 이른다. 이때를 맞이하여 제후들은 어진 신릉군에게 객이 많으므로, 감히 병사를 보내어 위나라를 어찌하지 못한 것이 10여 년이다.

신릉군이 위왕과 함께 장기를 둘 때의 일이다. 북쪽 국경에서 '조나라 적병들이 바야흐로 국경을 넘어 쳐들어오려 한다.'는 봉화 신호가 타오른다. 위왕은 장기를 중단하고, 대신들을 불러들여 그 일을 논의하려 한다. 신릉군이 왕을 말린다.

"조왕은 사냥을 하고 있을 뿐 침략이 아닙니다."

그러면서 장기를 계속 두려 한다. 그렇지만 위왕은 두려워서 장기가 마음속에 들어오지 않는다. 얼마 지나지 않아 다시 북방에서 '조왕은 사냥만 할 뿐이고, 도적질은 하지 않습니다.' 하는 전언을 보낸다. 위왕이 크게 놀라 묻는다.

"어떻게 그것을 아시는가?"

"저의 식객 중에 조왕의 비밀스런 일을 탐지하는 사람이 있습니다. 조왕이 하는 바를 그때마다 보고하므로, 이로써 그것을 안 것입니다."

이 일이 있고 나서 위왕은 어질고 능력 있는 신릉군에게 두려움을 느껴 감히 나랏일을 맡기지 않는다.

가난한 은사隱士(덕을 감추어 숨어사는 선비) 후영侯嬴은 나이 칠십에 위나라 수도의 이문(동쪽 문)을 지키는 일을 한다. 신릉군이 이 소식을 듣고 몸소 가서 그를 도탑게 대접하길 청하나, 후영은 받기를 달가워하지 않는다.

"저는 몸을 닦아 깨끗하게 행동한 지 수십 년입니다. 성문을 지키는 일은 천한 일이므로 공자의 재물을 도저히 받을 수가 없습니다."

이에 신릉군이 곧 잔치를 벌이고 빈객을 모은다. 손님 각자의 자리가 정해지자, 수레를 타고 수레의 왼쪽 자리(왼쪽이 오른쪽보다 높음)를 비운 채 몸소 동문으로 후영을 데리러간다. 후영은 허름한 의관을 가지런히 하고 곧바로 높은 자리에 앉는다. 사양치 않음으로써 신릉군의 태도를 떠보려고 한 것이다. 신릉군은 말고삐를 잡고 더욱 공손히 한다. 후영이 부탁한다.

"제게는 저잣거리에서 도살하는 어떤 객이 있습니다. 수고스럽지만 수레로 그곳을 지났으면 합니다."

수레를 끌고 저잣거리로 들어간다. 후영은 수레에서 내려 그 객인 주해朱亥를 만난다. 공자가 있거나 말거나 무시하고 주해와 이야기하면서, 일부러 오랫동안 서 있게 하여 은근히 신릉군을 살핀다. 그러나 신릉군의 안색은 더욱더 온화하다. 말고삐를 잡고 서 있는 신릉군을 바라보는 시장 사람들 모두가 마음속으로 후영을 꾸짖는다. 후영은 신릉군의 낯빛이 끝내 달라지지 않는 것을 보고는 곧 주해와 작별인사를 나누고 수레에 올라탄다.

이미 잔치 자리에는 장군과 재상을 비롯해 빈객들이 꽉 들어차 신릉군을 기다리며 술잔을 드는 중이다. 집에 이르러 후영을 이끌어 상석에 앉히고 빈객들에게 후영을 두루 칭찬하니, 빈객 모두가 놀라워한다. 술이 얼큰해지자 신릉군이 일어난다. 후영의 앞으로 나아가 축수하려고 하니, 후영이 말린다.

"오늘 하신 일만으로도 만족스럽습니다. 저는 동문을 지키는 자에 불과합니다. 그런데도 몸을 굽혀 몸소 수레를 끌고 와 많은 무리가 앉아 있는 가운데서 스스로 저를 맞이하시니, 저에게는 과분하다 하겠습니다. 지금 축수까지 하신다면 너무나 지나친 것입니다. 제가 공자의 명성을 시험해볼 속셈으로 제 객을 방문하는 일로 시장 가운데 오래 서 있게 하면서 은근히 살펴보니, 공자는 더욱 공손했습니다. 시장 사람들은 모두 저를 소인이라 하고, 공자를 선비들의 아래에 설 수 있는 장자라 여길 것입니다."

술자리가 끝나자, 후영은 마침내 상객上客이 된다. 후영이 일러준다.

"제가 방문한 백정 주해는 뛰어난 사람입니다. 세상이 알아주지 않아 도살장에 숨어살 뿐입니다."

신릉군이 찾아가 여러 번 안부 인사를 하나 주해가 짐짓 감사해하지 않자 괴이하게 여긴다.

위나라 안리왕 20년, 진 소왕은 이미 조나라 군대를 장평에서 격파하고 병사를 진군시켜 한단을 포위한다. 신릉군의 누나는 조 혜문왕의 동생인 평원군의 부인이므로, 조에서는 위왕과 신릉군에게 여러 번 편지를 보내 구원을 청한다. 위왕은 장군 진비로 하여금 10만의 병사를 거느리고 가서 조를 구하게 한다. 한편 진왕은 사자를 보내 위왕을 협박한다.

"내가 조나라를 공격해서 바야흐로 아침저녁 무렵이면 함락시킬 터다. 제후로서 감히 구원하려는 자는 조나라를 멸한 후에 반드시 병사를 옮겨, 그자부터 제일 먼저 칠 것이다."

위왕이 두려워한 나머지 사람을 시켜 진비를 멈추게 하자, 군사들은 업 땅에 방벽을 쌓고 머무른다. 겉으로만 조를 구하는 척할 뿐, 속으로는 진과 조 양쪽에다 양다리를 걸치고서 관망한 것이다. 평원군의 사자들은 끊임없이 위에 병력 지원을 재촉하며 신릉군을 꾸짖는다.

"제가 스스로 가까이하여 혼인한 까닭은, 공자께서 드높은 의로움으로 곤경에 빠진 다른 사람을 구하리라 여겨서입니다. 지금 한단이 아침저녁 무렵이면 진에 항복할 지경인데도 위의 구원군은 도착하지 않고 있습니다. 하오면 공자께서 다른 사람의 곤란을 돕는다는 것을 어디에서 찾아볼 수 있습니까? 또한 공자께서 저를 제멋대로 가볍게 보고 진에 항복하도록 내버려둔다면, 공자의 누님만 홀로 불쌍하지 않겠습니까?"

신릉군이 이 일을 근심하여 여러 번 위왕에게 청하고, 빈객과 변사들이 오만가지 실마리로 위왕을 달래지만, 위왕은 신릉군의 청을 들어주지 않는다.

왕의 마음을 돌리기 어렵다고 나름대로 헤아린 신릉군은 홀로 살아남지 않고 조의 멸망과 운명을 같이하기로 결심한다. 곧 빈객에게 청하여 수레 100여 대를 타고 객들과 함께 진군에게 나아가, 조와 함께 죽으려고 한다.

출발하여 동문에 들러 후영을 만나 진군에게 죽으러 가는 상황을 알리고 작별하여 떠나니, 후영이 말한다.

"그 일을 힘써 하십시오. 저는 늙어서 따라갈 수 없습니다."

신릉군은 몇 리를 가다가 마음이 불쾌해진다.

'내가 후 선생을 모신 이유가 미래의 어려운 일에 대비한 것임은 천하가 다 아는 사실이다. 지금 내가 바야흐로 죽으러 가는데, 후 선생이 나에게 잘 갔다 오라는 말 한마디 없으니, 내가 진정 후 선생에게 잘못한 행동이 있어서인가?'

다시 수레를 끌고 돌아오자, 후영이 웃으며 말한다.

"저는 진실로 돌아오실 것을 알았습니다. 공자께서는 선비를 좋아하는 명성으로 천하에 알려져 있습니다. 지금 어려움을 풀 만한 다른 실마리가 없다고 해서 진군에게 나아가는 것은, 비유컨대 굶주린 호랑이에게 고깃덩이를 던지는 것과 같으니, 무슨 공이 있겠습니까? 어찌하여 객을 쓰지 않습니까? 저를 후하게 대접하는데도 가실 때 제가 전송하지 않으니, 공자께서 이를 한스럽게 여기시어 다시 돌아올 것이라고 알았습니다."

신릉군은 두 번 절을 하고, 후영에게 가르침을 청한다. 후영이 이에 사람을 물리치고는 속삭인다.

"제가 듣기로 진비의 병부兵符(서로 맞춰보아 확인하도록 반쪽으로 나뉜 패)가 항상 왕의 침실에 있다 합니다. 왕이 가장 사랑하는 여희가 왕의 침실을 출입하므로, 힘써 그 병부를 훔칠 수 있습니다. 또한 여희의 아버지가 다른 사람에게 살해되었을 때, 여희가 3년 동안 아버지의 원수를 갚으려 했다 들었습니다. 왕 이하 모두가 여희

아버지의 원수 갚을 길을 찾지만 뜻을 이루지 못해 여희가 공자에게 매달려 우니, 객으로 하여금 그 원수의 목을 베게 하여 정중히 여희에게 바쳤다지요. 따라서 여희는 공자를 위해서라면 목숨까지도 바치려 할 테고, 어떤 길이라도 마다하지 않을 것입니다.

공자께서 정말로 여희에게 한 번 입을 열어 청하시면 여희는 틀림없이 허락할 것입니다. 병부를 얻어 진비의 군대를 탈취하여 북쪽으로 가서 조를 구하고 서쪽으로 가서 진을 물리치면, 이야말로 춘추시대 다섯 패자(춘추오패春秋五覇)의 정벌에 빗댈 수 있을 것입니다."

그 계획을 따라 여희에게 청하자, 여희는 과연 진비의 병부를 훔쳐서 준다. 신릉군이 떠나려 할 때 후영이 권한다.

"밖에 있는 장군이 왕의 명령을 따르지 않을 경우가 있으니, 바로 국가의 이익을 고려할 때입니다. 공자께서 병부를 합쳐 확인해도 진비가 공자에게 병사를 건네주지 않고, 다시 그러한 이유를 왕에게 되묻게 되면 일은 틀림없이 위험해집니다. 제 객인 백정 주해와 함께 가십시오. 그는 힘깨나 쓰는 사람입니다. 만일 진비가 들어준다면 크게 기뻐할 일이지만, 듣지 않는다면 주해를 시켜서 진비를 죽일 수 있습니다."

이에 신릉군이 눈물을 흘린다.

"죽는 것이 두렵습니까? 어찌하여 우십니까?"

"진비는 호탕한 기질의 노련한 장군인지라, 우리가 갔을 때 그가 듣지 않을까 두렵습니다. 그렇다면 반드시 그를 죽여야 하므로, 이 때문에 우는 것입니다. 어찌 죽는 것이 두려워서겠습니까?"

이에 신릉군이 주해에게 부탁하니, 주해가 웃으며 받는다.

"저는 기껏해야 시장 바닥에서 칼질하는 백정에 불과한데, 공자는 몸소 찾아오셔서 여러 번 인사를 했습니다. 제가 그때마다 감사에 보답하지 않은 까닭은 작은 예절이 쓸데없다고 여겨서입니다. 지금 급한 일이 닥쳤으니, 이번에야말로 공자께 제 목숨을 바쳐서 보답을 할 시기입니다."

마침내 주해와 함께 떠나는 길에 신릉군이 후영에게 들러 고마움을 표하자, 그가 말한다.

"제가 따라가는 것이 마땅하지만, 늙어서 그럴 수 없습니다. 저는 떠난 날을 헤아려 진비에게 도착하는 그날에 북쪽을 향하여 목숨을 끊음으로써 공자를 전송하고자 합니다."

업 땅에 이르른 신릉군이 위왕의 명령을 거짓으로 전하며 진비의 직위를 대신하려 하는데, 병부를 맞춰본 진비가 의심하여 손사래를 치며 거부한다.

"지금 나는 10만의 병사를 거느리고 국경에서 진을 치는 나라의 중대한 임무를 맡고 있소. 그런데 지금 수레 하나 덜렁 타고 와서 중책을 대신한다니, 무슨 짓이오?"

진비가 듣지 않으려 하자, 주해는 감춰둔 소매 속의 40근 철퇴로 내리쳐 진비를 죽인다. 신릉군은 마침내 진비의 군대를 거느리고, 병사를 통솔하여 명령을 내린다.

"아버지와 아들이 함께 군중에 있으면 아버지는 돌아가고, 형제가 함께 군중에 있으면 형은 돌아가고, 형제가 없는 독자는 돌아가서 어버이를 봉양토록 하라."

그리고 곧 고른 병사 8만을 움직여 진군을 친다. 진군은 포위를 풀고 퇴각하니, 마침내 한단을 구하여 조를 보존케 한다. 조왕과 평원군이 몸소 국경에까지 맞으러 온다. 평원군은 화살통과 화살을 짊어지고 앞장서서 안내하고, 조왕은 두 번 절하며 감사한다.

"옛날의 뛰어난 인물이라도 아직껏 공자에 미칠 만한 사람이 없습니다."

이 일이 있고부터 평원군은 감히 자신을 신릉군과 비교하지 못한다. 한편 후영은 신릉군이 진비의 군대에 도착할 즈음, 과연 북쪽을 향해 스스로 목을 찔러 자결한다.

병부를 훔치고 진비를 속여 죽인 일에 대해 위왕이 화를 내자, 신릉군 역시 이를 알아차린다. 진군이 물러나 조를 구하니, 신릉군은 장군을 시켜서 그 군대를 거느리고 위로 돌아가도록 하고 자신은 객들과 함께 조에 남는다.

조 효성왕은 거짓으로 진비의 군대를 탈취한 신릉군 덕분에 나라를 보존할 수 있었으므로, 평원군과 논의하여 그에게 다섯 성을 봉하려 한다. 공자는 이 소식을 듣고 자부심에 찬 교만한 기색을 띤다. 이때 한 객이 지적한다.

"잊지 않아야 할 것이 있는가 하면, 잊지 않아서는 안 될 것이 있습니다. 가령 남이 덕을 베풀면 그 은혜를 잊지 않아야 하고, 남에게 덕을 베풀면 그것을 잊어야 합니다. 그런데 위왕의 명령을 속여서 진비의 군대를 빼앗아 조를 구하시니, 조에는 공이 있지만 위에는 아직 충신이랄 수 없습니다. 그런데도 스스로 교만해져 그러한 공을 내세우려 하니, 제 나름대로 생각하건대 다섯 성을 받아서는 안 됩니다."

신릉군은 곧 스스로를 꾸짖으며 어쩔 줄 몰라한다.

몸을 깨끗이 하고 신릉군을 맞이한 조왕이 주인의 예를 갖추어 이끌어서 서쪽 섬돌(서쪽이 동쪽보다 높음)로 나아가게 한다. 그러나 신릉군은 옆으로 비켜 걸으면서 사양하여 동쪽 섬돌로 올라가고, 스스로 '위나라를 저버리고 조나라에도 공이 없다.'고 자신의 허물을 이야기한다. 조왕이 신릉군과 더불어 해가 저물도록 술을 마시면서 차마 5성을 바친다고 말하지 못한 것은 그가 물러서고 사양하기 때문이다.

신릉군은 조나라의 도박하는 무리 중에 숨어사는 모공이라는 처사와 술도가에 숨어사는 설공이라는 처사의 소문을 들은 일이 있다. 두 사람을 보기를 원하나, 둘 다 신릉군 만나기를 꺼려워하지 않는다. 그들이 있는 곳을 듣고는 은밀하게 찾아가, 그 두 사람을 좇아 사귀기를 몹시 기뻐한다.

평원군이 그 이야기를 듣고는 부인에게 말한다.

"과거에 듣건대 부인의 동생은 천하에 둘도 없는 사람이랍디다. 그런데 오늘 듣건대 망령되게 도박꾼과 술 장사치를 좇아 노닌다고 하니, 동생은 경망스러운 사람이구려."

부인이 그 말을 알리자, 신릉군은 누나에게 작별인사를 올린다.

"과거에 나는 자형께서 어질다고 들었습니다. 그래서 위왕을 저버리고 조를 구하여 자형과 걸맞게 하려 했습니다. 그런데 자형이 사귀는 것을 보니 다만 호탕한 거동뿐이지, 인재를 구하는 것은 아니군요. 고국에서 그들 두 사람이 어질다는 소문을 들었지요. 조나라에 와서는 혹시 못 볼까 두렵고, 그들을 좇아 사귈 때에는 오히려 그들이 나와 사귀려 하지 않을까 두려웠습니다. 이제 자형이 그 일을 부끄럽게 여긴다니, 같이할 사람이 못 됩니다."

차비를 차리고 떠나려 할 때 평원군의 부인이 그 말을 모두 갖추어 남편에게 전하니, 평원군이 이에 갓을 벗고 사죄하며 간곡하게 만류한다. 평원군의 문하 사람들이 그 이야기를 듣고는 반이나 떠나 신릉군에게로 가고 천하 선비들이 다시 와서 신릉군에게 의탁하니, 평원군의 객을 기울게 한다.

신릉군이 10년 동안 조에 머물면서 위로 돌아가지 않자, 그 소식을 들은 진이 동쪽으로 출병하여 위 정벌하기를 밤낮으로 꾀한다. 위왕이 근심하여 사신을 보내 돌아오길 요청하나, 신릉군은 위왕이 자신에게 성낼 것을 두려워한다. 문하 사람들에게 '감히 위왕의 사신과 통하려는 자가 있으면 죽이리라.'고 경계하자, 위를 배반하고 조에 온 빈객들도 감히 돌아가도록 권하지를 못한다. 그러자 모공과 설공이 찾아가 타이른다.

"조에서 중하게 여김을 받고 그 이름이 제후들에게 알려진 까닭은 배후에 위가 있기 때문입니다. 이제 진의 공격을 받아 위가 위급한데, 공자께서 돕지 않아 진으로 하여금 수도인 대량을 격파하고 선왕의 종묘를 불태우게 한다면, 장차 무슨 면목으로 천하에 서시렵니까?"

말이 채 끝나기도 전에 신릉군은 금방 얼굴색이 변해 마차꾼을 재촉하여 말을 부려 위나라를 구하러 돌아간다. 위왕이 만나 함께 울고는 상장군의 도장을 주어 장군으로 삼는다.

안리왕 30년, 사신을 시켜 제후들에게 두루 알리니, 신릉군이 장군이 되었다는 소식을 들은 제후들이 각각 장군을 보내어 군사를 이끌고 위를 구하게 한다. 신릉군이 5국의 병사를 이끌고 진군을 하외에서 격파하여 진의 장군 몽오가 도망간다. 마침내 승세를 타고 진군을 추격하여 함곡관에 이르러 진병을 억압하니, 진병이 감히 나오지 못한다. 그때에 위엄을 천하에 떨치자 제후의 객들이 병법을 내어 모두 신릉군의 이름으로 짓는다. 세속에서는 『위공자병법』이라 일컫는다.

진왕이 걱정하여 금 만 근을 위에 풀어 진비의 객을 찾아내고, 그는 위왕에게 공자를 헐뜯는다.

"공자가 외국에 도망하여 있은 지가 10년이고, 이제 위나라의 장군이 되어 제후의 장군들이 모두 그에게 속해 있습니다. 제후들은 다만 위나라에 공자가 있다고 알 뿐이지, 위왕이 있는 것은 알지 못합니다. 공자도 이때를 틈타 얼굴을 정남쪽에 두고 왕이 되려 합니다. 제후들도 공자의 위엄을 경외하여 공동으로 공자를 왕으로 세우고자 합니다."

진나라도 자주 간첩을 시켜서 신릉군에게 위왕이 되지 않았냐며 거짓 축하를 한다. 위왕이 날마다 헐뜯는 이야기를 듣노라니 믿지 않을 수가 없어, 과연 다른 사람을 시켜 장군 직을 바꾼다.

신릉군은 헐뜯고 폐함이 거듭되리라는 것을 깨닫고 병을 핑계로 조회에 참석하지 않으며, 빈객과 더불어 긴 밤을 술로 지새우거나 독한 술을 마시며 여자를 가까이한다. 이렇게 밤낮으로 술 마시기를 4년이나 하여 결국 술병으로 죽는다. 그해에 위왕도 죽는다.

한 고조가 미천할 때에 신릉군이 현인이라는 말을 자주 들더니, 훗날 천자의 지위에 올라서는 대량을 지날 때마다 항상 신릉군에게 제사지낸다. 고조 12년, 경포를 격파하고 돌아올 때에 신릉군을 위하여 무덤 지키는 다섯 집을 설치하여 대대로 매년 사계절마다 제사를 올리게 한다.

"안타깝네, 신릉군같이 대단한 인물이 우울하게 세상을 떠나니. 공자나 식객에 대해 알면 이 시대를 좀 더 깊이 이해할 수 있겠어."

"공자는 왕의 친척이야. 전국시대에는 4공자가 유명해. 주인공인 위 신릉군, 저번에도 나온 조 평원군, 초 춘신군, 제 맹상군. 식객은……."

"허영만의 『식객』과 여기의 식객은 다르지? 그 식객은 요리사인 숙수熟手를 말하잖아."

"맞아. 이때의 식객은 말 그대로 명망가의 밥(食)을 먹는 손님(客)이지. 밥을 먹는 대가로 자신의 재주와 목숨을 내놓는 것이 식객이야. 태연하게 장기 두게끔 비밀스런 외국 왕의 동정을 미리 알려준 정보원, 왕이 총애하는 여희를 위해 그녀 아버지의 원수에게 복수한 킬러, 개죽음을 모면케 하고 조나라의 멸망을 구원하게끔 지략을 짠 꾀주머니 노인, 조금도 주저하지 않고 대장군을 철퇴로 내려친 역사力士, 조나라를 구원하고 교만해진 공자의 기색을 고치도록 간한 간인諫人, 고국의 위기를 구원케 귀국을 종용한 은자隱者가 다 식객이야."

"그렇게 정리하니까 식객이 뭔지 알겠네. 그러고 보니 신릉군이란 인물이 더욱더 빛이 나."

"그러니까 『위공자병법』이라는, 다른 나라 제후의 객들이 병법을 모두 공자 이름으로 된 책으로 지어서 바치지. 남들이 자기를 빛내주는 이상으로 명예로운 일이란 이 세상에서 드물어. 그러니까 한나라를 건설한 한 고조도 공자 무덤을 지날 때마다 제사지낼 정도로 후세까지 이름이 남지."

"신릉군은 무슨 체질이야? 개죽음을 당할 줄 알면서도 빈객과 수레 100여 대로 진나라 대군을 향해 나아가는 비장함을 보면 소양인 같아. 어질다는 소문만 들리면 문지기, 백정, 도박사, 술 장사꾼이라도 거리낌 없이 찾아가길 좋아하는 사교성을 보면 소양인이나 태양인 같아. 술병으로 죽기까지 4년 동안 독한 술을 마구 마셔대는 주벽을 보면 태음인 같고. 헤에, 뭐가 뭔지 모르겠네. 그냥 소양인이라고 해볼까?"

"맞아, 소양인이야. 답을 네가 다 찾아놓고는 끝에 가서 흐린 셈이야. 세 번째의 호색과 호주는 어느 체질이라도 4년씩이나 해봐라, 안 죽고 배기나. 그러면 태음인 할애비라도 살기 어려워. 다만 술이나 여자 땜에 그가 죽었다고 생각하지는 말아라."

"결국 술병으로 죽었다고 기록되어 있잖아?"

"아니, 아니야. 이복형인 위나라 안리왕이 그를 멀리한 것은 하루

이틀의 일이 아니야. 맨 처음 장기 둘 때의 봉화 해프닝 때부터 어질고 능력 있는 그에게 두려움을 느껴 나랏일을 맡기지 않잖아. 능력 있는 그를 제쳐두고 구원병의 장군으로 진비를 보내거나, 조나라 구원을 요청하는 간절한 그의 청원을 무시하는 걸 봐도 그렇고. 조국의 위기를 구했는데도 헐뜯는 참소를 믿어 상장군 자리에서 내치는 걸 봐. 봉화 건 이후 그가 죽을 때까지 그를 멀리할 수 있는 한 멀리했지, 가까이한 적은 단 한 번도 없어.

그러니까 헐뜯고 폐함이 거듭되리라는 것을 깨닫고 병을 핑계로 조회에 참석하지 않았다는 기록은 정곡을 벗어난 말이라 하겠어. 안리왕이 멀리한다는 것, 그것은 다시 말해 자기 능력을 전혀 발휘할 수 없다는 뜻이야. 즉 적국인 진나라가 아니라, 오히려 조국인 위나라에서 블랙리스트 제1호로서의 절망감에 빠진 게야. 창살 없는 감옥에 갇힌 셈이지. 창살 있는 감옥에는 햇빛이라도 든다지만, 창살 없는 감옥에는 아무런 희망의 빛이 비치질 않아.

이러한 마음속의 근심 만 갈래를 주색의 힘으로 달래면서 서서히 죽어간 거지. 보통의 자살이 급성자살이라면, 이 경우는 만성자살이라 하겠어. 결국 술병으로 죽었다는 것은 틀린 말이야."

술과 색정은 사람을 죽이는 것이다. 이에 대해 모든 이들은, 술을 무리하게 마셔 쌓인 독이 창새기를 말라비틀어지게 하고(주독고장酒毒枯腸), 색정을 지나치게 부린 피로함이 정을 말라붙게 한다(색로갈정色勞渴精)고 말한다.

이것은 하나만 알지 둘은 모르는 말씀이다. 술에 취해 흐느적거리는 이는 몸을 부지런히 하기를 싫어하여 근심이 산처럼 쌓인다. 색정에 홀린 이는 계집을 깊이 사랑하여 근심이 칼처럼 찌른다. 이처럼 술과 색정으로 일어난, 마음속의 근심 만 갈래(만단심곡萬端心曲)가 술의 독과 색정의 피로함과 더불어, 힘을 합해 쳐서 사람을 죽인다.

- 『강의 동의수세보원』

"슬프네, 형이 아우를 자살케 한 셈이니."
"그래서 천하의 악치고 어진 이를 질투하고 능력 있는 이를 미워함보다 더한 것은 없다(天下之惡 莫多於妬賢嫉能)고 해."

천하의 악치고 어진 이를 질투하고 능력 있는 이를 미워함보다 더한 것은 없다. 천하의 착함치고 어진 이를 좋아하고 착한 일을 즐겨함보다 더 큰 것은 없다. 지난날의 역사를 돌이켜 헤아려보더라도 천하가 병드는 것은 모두 어진 이를 질투하고 능력 있는 이를 미워함으로부터 나오고, 천하의 병을 다스리는 것은 모두 어진 이를 좋아하고 착한 일을 즐겨함으로부터 나온다. 따라서 어진 이를 질투하고 능력 있는 이를 미워하는 것이 천하의 커다란 병이라면, 어진 이를 좋아하고 착한 일을 즐겨하는 것은 천하의 크나큰 약이라 하겠다(妬賢嫉能 天下之多病也 好賢樂善 天下之大藥也).

- 『강의 동의수세보원』

가랑이 사이에서 전쟁의 신으로

- 허풍쟁이 회음후 **한신**

　경기도 성남의 한국학중앙연구원에 계신 어떤 연구원 아저씨가 어떤 아줌마랑 같이 오시어 사랑채 양성실養性室 아궁이의 불이 엄청 싸다. 그 아저씨가 주무신다 연락하여 방의 눅눅한 기운을 없애느라 아침 일찍부터 땐 불이다. 엄마가 수박 들고 가서 대접한다. 난 방에서 뒹굴며 옛날이야기 책을 읽는다.
　아빠가 그 아줌마 체질 감별하러 큰 방 연단실煉丹室로 들어가시더니, 나를 부르신다.
　"감각이 떨어진 것 같아. 좀 누워봐라."
　내 체질을 재고 아줌마를 다시 재더니 소양인이라 한다. 아줌마의 맥을 짚곤 여러 가지 주의사항을 알려주신다. 아줌마와 아저씨는 몇 시간 있다가 그냥 돌아가셔 사랑채 불이 아깝다. 아빠는 괜찮다며 가끔씩 방에 불을 때주어야 개들도 좋아한다 하신다.
　"그 책 괜찮니?"

"『알타이 이야기』 이래 몇 년 만에 괜찮게 읽은 옛날이야기야."

"어떤데?"

"전설이나 설화가 독특하고 아프리카 밀림의 냄새가 묻어나 좋아."

"『마디바의 마법』이 어린이 책인 줄 모르고 부탁했는데, 좋아하니 좋구나. 창해의 『북유럽 신화』 만화책은 어떠니?"

"그것도 재미있어. 벌써 20번 넘게 봤는데도 재미있어서 가끔 몇 권씩 읽어. 『그리스 로마 신화』 만화만 보다 보니 좀 질렸는데, 그것과 달라 왔다갔다 섞어보면 재미있더라. 올림포스의 신들은 죽지 않는데, 오딘 신 등은 죽는 게 달라. 『반지의 제왕』이나 『니벨룽겐의 반지』의 원형이어서도 좋아."

"근데 뭔가 나한테 할 이야기가 있는 것 같은데."

"실은 저번에 과학발명품 학교 대표로 나간 것 있잖아, 시청 예선전에서 떨어졌어."

"저런, 저런……."

"아쉬워서. 선생님이 다시 도전하래. 교내대회로 학습용품이나 완구 같은, 폐품 이용해 발명품 내는 것에 다시 도전하래. 일단은 큰 것 안 바라고 학교대회부터 잘해보려고. 겸손해지라고 떨어진 거라 생각해."

"그래, 좋았어. 다시 해봐. 응원할게."

회음후淮陰侯 한신韓信은 회음 사람이다. 포의布衣(베옷 입은 백성)

때는 가난한데다 뚜렷한 행적이 없어 관리로도 추천받지 못한다. 게다가 장사할 능력도 없어 늘 사람들을 따라다니며 음식을 얻어 먹으니, 사람들이 그를 싫어한다. 일찍이 회음현의 남창에 있는 정장의 집에서 자주 기식하기를 여러 달이라, 정장의 처가 근심하여 새벽밥을 짓고 이부자리 속에서 먹는다. 밥 먹을 때에 찾아가도 밥상을 차려주지 않는다. 그도 화가 나서 절교하고 가버린다.

그가 낚시를 하는 성 아래에서 여러 여인들이 빨래를 한다. 그중 한 여인이 그의 배고파하는 모습을 보고는 밥을 주어, 빨래를 다 하기까지 수십 일을 준다(계약직 빨래사).

"(기뻐서) 아주머니의 은혜에 후히 보답하겠소."

"(성나서) 대장부가 되어 밥도 못 먹어, 왕손처럼 불쌍히 여겨 밥을 준 거야. 무슨 보답씩이냐?"

도살장의 젊은이도 한신을 업신여겨 욕을 퍼붓는다.

"네가 비록 몸이 장대하고 멋 부리며 검을 찼지만 마음속엔 겁만 들어 있지. 죽일 수 있다면 나를 찔러봐. 아니면 내 가랑이 밑으로 지나가라!"

물끄러미 바라보다 몸을 굽혀 가랑이 밑으로 엉금엉금 기어가니 저잣거리 사람들 모두 다 비웃으며 겁쟁이라고 놀린다.

항량이 회수를 건너자 한신은 검 하나 달랑 차고 그의 휘하로 들어가나, 아무도 이름을 알아주지 않는다. 항량이 패하자 항우군에 배속되어 낭중(하급 군관)이 된다. 여러 번 계책을 올리나 항우는 그의 계책을 써주지 않는다.

한왕이 촉에 들어가자 초에서 도망하여 한으로 가나, 거기서도 그의 이름을 알아주지 않는다. 한의 연오(창고지기)로 있다가 참수죄에 연루되어 동료 13명이 참수를 당한다. 차례가 되어 멍하니 하늘을 바라보다가, 마침 지나가는 등공을 보고 외친다.

"주상께서는 천하로 나아가려 하지 않습니까? 어찌 장사를 베려 하십니까?"

등공이 놀라 훑어보다 모습이 장대하므로 풀어주어 죽이지 않는다. 이야기를 나누다 크게 기뻐하여 주상께 아뢴다. 속도위(창고장)로 임명하나 주상이 대수롭게 여기지는 않고, 자주 대화를 나눈 소하만이 기이하게 여긴다.

남정에 이르는 길에서 장수들 수십 명이 도망친다. 한신도 줄행랑친다.

'소하 등이 몇 번이나 나를 천거하는데도 주상은 나를 써주지 않는데, 뭘.'

도망했다는 말을 들은 소하는 주상에게 알릴 겨를도 없이 그를 뒤쫓는다. 승상 소하가 도망했다는 소식을 들은 주상은 크게 성내면서도 두 손을 다 잃은 것 같더라. 한두 달 뒤에 소하가 돌아와 주상을 알현하니, 화가 나는 한편 기쁘기도 하여 소하를 나무란다.

"자네가 도망가다니, 어인 일인고?"

"도망간 것이 아니라 도망친 사람을 쫓았습니다."

"누굴 쫓았는고?"

"한신입니다."

"(더욱 나무라며) 도망친 장수가 수십 명일 때도 쫓은 적이 없잖은

가. 한신을 쫓다니, 거짓말!"

"장수들은 쉽게 얻을 수 있지만, 한신은 짝할 만한 이가 없는 국사國士(나라의 선비)입니다. 한중에서 오래도록 왕 노릇을 하고자 하신다면 쓸 일이 없겠지만, 천하를 다투고자 한다면 한신이 아니고서야 도모할 수 없습니다. 주상께서 어떤 쪽으로 결심하느냐에 달려 있습니다."

"동쪽 중원으로 나가고야 싶지. 어찌 답답하게 이곳서 오랫동안 머물 수 있겠는가?"

"꼭 동쪽으로 가고자 한다면 한신을 기용하십시오. 그래야 우리에게 머물 것이고, 아니면 끝내 도망칠 것입니다."

"자네 때문에 장군으로 삼겠네."

"장군 정도로 머물진 않을 겁니다."

"대장군으로 해버려."

"매우 좋습니다."

"불러와, 대장군으로 삼자."

"평소에도 교만하고 무례하더니, 이제는 대장군 임명을 어린아이 부르듯 하십니다. 이런 것이 한신이 떠나간 까닭이죠. 대장군으로 삼고자 하신다면, 좋은 날을 가려 목욕재계하고 임명식장을 마련해 예를 갖춘 다음에야 할 수 있습니다."

"그러지, 뭐."

저마다 자신이 대장군에 오르리라 기대하던 장수들이 대장군에 임명된 한신을 보고 하나같이 다들 놀란다.

임명의 예식을 마치자 상석에 앉혀 묻는다.

"승상이 자주 장군에 대해 말했네. 무슨 계책으로 과인을 가르치려 하는고?"

한신이 사례를 올리며 묻는다.

"이제 동쪽을 향해 천하의 패권을 다투면 항왕과 하시겠죠?"

"그렇지."

"대왕께서 스스로 헤아려보소서. 용감하고 날래며 어질고 강인함에서 항왕보다 더 나으신지요?"

말없이 한참 있다가 이윽고 대답한다.

"항왕만 못하지."

한신이 두 번 절하고 위로하며 말한다.

"제 생각도 그렇습니다. 일찍이 섬긴 적이 있으므로 항왕의 사람됨됨이에 대해 말할까 합니다. 항왕이 화를 버럭 내며 큰 소리로 꾸짖을 때는 누구나 자지러지지만 뛰어난 장수에게 임무를 맡기지 않으니, 이것은 보통사람의 용맹(필부지용匹夫之勇)일 뿐입니다. 그리고 항왕은 사람들에게 공경자애하고 말을 부드럽게 하며, 병든 사람에게는 눈물을 흘리며 먹을 것을 나누어줍니다. 그러나 공을 세운 사람에게 작위를 봉해야 마땅한데도 작위의 도장이 닳아 없어질 때까지 주지 않으니, 이것은 아녀자의 어짊(부인지인婦人之仁)이라 하겠습니다.

항왕이 천하를 제패하여 제후를 신하로 삼고서도 관중이 아닌 팽성에 도읍하고, 의제와의 약속을 저버리고 친애하는 이들만 왕으로 삼는다고 제후들은 불평합니다. 제후들은 보았습니다, 항왕이 의제를 강남으로 내몰아 주인 내쫓고 좋은 땅 차지한 것을. 항왕이 지나간 곳은 깡그리 뭉개지지 않은 곳이 없죠. 천하가 다 원망하여 백성들은 따르지 않으며, 겁에 질려 억지로 눌려 지낼 뿐입니다. 명성이야 패자覇者(왕들의 으뜸 왕)라지만 실제로는 천하의 인심을 잃은 셈입니다.

　강한 것은 쉽게 약해진다(기강이약其彊易弱)는 옛말도 있습니다. 이제 대왕께서 항왕의 노선에 반기를 들고 천하의 용감한 사람들을 쓰신다면 누군들 죽이지 못하겠습니까? 천하의 성읍들을 공신들에게 봉한다면 누군들 복종시키지 못하겠습니까? 의로운 병사로써 동쪽 고향땅으로 돌아가고 싶어하는 사람들의 마음을 좇는다면 누군들 흩어버리지 못하겠습니까?

　또 항왕은 진나라 출신 장수들로 3진에다 왕을 삼죠. 이들 세 왕은 진의 자제들을 여러 해 동안 거느리면서 헤아릴 수 없이 죽고 도망가게 합니다. 게다가 그들을 속여서 제후들에게 항복하죠. 신안에 이르러 항왕은 항복한 진병 20만여 명을 속여서 파묻어 죽이는데, 오직 이들 세 왕(장한, 사마흔, 동예)만 죽음을 면합니다. 그러니 진의 부형들은 이들 세 왕에 대한 원한이 뼛속까지 가득 차 있죠. 지금 초의 위세로 이들 세 사람에게 억지로 왕 노릇을 시키고 있을 뿐, 진의 백성들은 그들을 좋아하지 않습니다.

　그러나 대왕께서는 함곡관에 들어가서 털끝만큼도 해를 끼치지 않습니다. 가혹한 법을 없애 진의 백성들과 약속한 것은 오직 3장의 법(약법삼장約法三章)뿐이죠. 진의 백성치고 대왕의 다스림을 바라지 않는 사람이 없습니다. 의제가 제후들에게 약속한 대로 대왕께서 당연히 관중의 왕이 되어야 한다고 관중의 백성들도 모두 알고 있다가, 대왕께서 그 직책을 잃고 한중에 들어가시니 진의 백성 치고 한스럽게 여기지 않는 사람이 없습니다. 이제 대왕께서 병사를 일으켜 동쪽으로 가서 3진에 격문檄文(왕이 백성에게 보내는 편지)만 돌리더라도 평정됩니다."

한왕이 크게 기뻐하여 그를 너무 늦게 얻었다고 여길 정도다. 마침내 한신의 계획을 받아들이고, 그로 하여금 여러 장수들을 재배치하여 공격진을 갖추게 한다. 8월, 한왕은 병사를 일으켜 동쪽 진창으로 나와 3진을 평정한다.

한왕漢王 2년, 함곡관을 나와 위와 하남을 거두고, 한왕韓王과 은왕에게 항복받으며, 제와 조와 연합하여 초를 공격한다.

4월, 팽성에서 한의 병사들이 패하여 흩어져 돌아오자 한신이 다시 병사들을 거두어 한왕과 형양에서 만난 뒤 재공격하여 초를 경과 색 사이에서 격파한다. 이 때문에 초의 병사들이 서쪽으로 더 나아가지 못한다. 한이 팽성에서 패각하자, 색왕 사마흔과 적왕 동예가 한에서 도망하여 초에 투항하고, 제와 조도 한에 등을 돌려 초와 화평한다.

6월, 위왕 표가 모친의 병간호를 위해 귀국해서 황하의 관문을 끊어버리고 한에 등을 돌려 초와 화평을 맺는다. 한왕이 역이기를 보내 위왕 표를 설득하나 말을 듣지 않는다.

8월, 한신을 좌승상으로 삼아 위를 공격한다. 위왕이 포판에서 병사를 모아 임진에서 막는다. 한신은 자신의 병사를 더욱 많은 것처럼 위장하여 임진으로 건너갈 것처럼 배들로 진을 치고는, 복병들을 거느리고 하양으로 가서 나무 항아리를 타고 건너가 안읍을 습격한다. 깜짝 놀란 위왕 표가 병사를 이끌어 맞서나, 위왕을 포로로 사로잡고 위를 평정하여 하동군으로 삼는다.

한왕이 장이를 보내 한신과 함께 병사를 이끌고 동쪽으로 가서 북쪽의 조와 대를 공격케 한다. 9월, 대의 병사를 격파하고 알여에서 하열을 사로잡는다. 한신이 위를 함락하고 대를 격파하자 한왕이 갑자기 사람을 보내 그의 정예 병사를 거둬들이고, 형양으로 나아가 초를 막게 한다.

한신과 장이가 병사 수만 명을 이끌고 동쪽으로 가 정형을 함락하고 조나라를 공격하려 한다. 조왕과 성안군 진여는 한에서 습격하리라는 소문을 듣고 정형 골짜기 입구에 20만 대군을 집결시킨다. 광무군 이좌거가 성안군을 설득한다.

"한의 장군 한신이 서하를 건너 위왕을 포로로 잡고 하열을 붙잡아 알여를 피로 물들인다(첩혈喋血)고 들었습니다. 이제 곧 장이의 보좌를 받아 우리나라를 함락시키고자 논의한다니, 이야말로 승리의 기운을 타고 원정하여 싸우는 것이어서 그 날카로운 기세를 당해낼 수가 없습니다.

제가 듣기로 천 리에 걸쳐 식량을 날라서 병사들은 굶주린 기색이 역력하고, 풀과 나무를 베어 밥을 지어 먹으니 군사들이 배부르지도 잘 자지도 못한답니다. 지금 정형으로 가는 길은 수레를 펼칠 수도 없고 기마 대열을 이룰 수도 없어서 늘어선 길이가 수백 리니, 그 형세로 볼 때 식량은 틀림없이 대열의 뒤에 있을 것입니다.

바라건대 저에게 기습할 3만 병사를 빌려주신다면, 샛길로 따라가 그들의 보급품을 끊겠습니다. 나리는 성 주변에 도랑을 깊게 파고 성곽을 높게 쌓아 진영을 견고히 하여 싸우지 마십시오. 저들이 앞으로 나가 싸우지도 못하고 뒤로 물러나 돌아가지도 못할 때 저의 기습 부대가 저들의 뒤를 끊어버리면, 주변 들판에는 약탈할 것도 없으므로 열흘도 가지 않아 저들 두 장군의 머리를 나리의 휘하에 갖다놓을 수 있을 것입니다.

나리께서는 저의 계획을 깊이 생각하소서. 아니면 틀림없이 저 두 사람에게 포로가 될 것입니다."

그러나 성안군은 유자儒者라, 의로운 병사는 속임수나 기이한 계책을 쓰지 않는다고 말해오던 터다.

"나도 병법에 대해 좀 아오만, 적병보다 열 배가 많으면 포위하고, 배가 많으면 싸운다고 했소. 지금 한신의 병사를 수만 명이라 일컫지만 실제로는 수천 명에 불과하오. 천 리를 달려와 우리를 공격하니 피로가 극에 달해 있을 거요. 지금 그들을 피하고 공격하지 않는다면, 뒷날 더 큰 군사들이 몰려올 때 어떻게 대적할 수 있겠소? 그러면 제후들은 나를 겁쟁이라고 놀리며 가벼이 보아 나를 칠 것이오. 그대의 계책을 따를 순 없소."

염탐꾼이 광무군의 계책이 쓰이지 않음을 알아내고 돌아와 보고하자, 한신은 크게 기뻐한다. 곧 과감히 군사를 이끌고 마침내 진군해 내려온다. 정형 골짜기 입구 30리 앞에서 군영을 멈추게 한 뒤, 한밤중에 전령을 보내 가볍게 무장한 기병 2,000기를 선발하여 붉은 기를 든 채 샛길을 따라가 산에서 은폐하여 조군을 내려다보게 시킨다.

"조군은 내가 달아나면 반드시 성을 비우고 추격할 것이니, 너희들은 질풍같이 조의 성벽으로 달려가 조의 깃발을 뽑아내고 한의 붉은 깃발을 세워라."

비장에게 밥을 돌리게 하고는 "오늘 조를 깨뜨리고 회식하자." 하니, 장수들 모두 어처구니가 없어 건성으로 "네, 네." 한다. 군리들에게도 당부한다.

"조는 이미 먼저 유리한 땅을 차지하여 성벽 속에 있으므로, 우리의 대장 깃발과 북을 보지 않고는 앞으로 나와 싸우려 하지 않을 것이다. 우리가 이 험한 곳에서 군사를 되돌릴까 저어해서다."

곧 만 명의 군사를 앞서게 하여 배수진背水陣을 치니, 조군이 내려다보고 크게 비웃는다. 아침에 대장의 깃발을 세우고 북을 치면서 정형 골짜기 입구로 나오자, 조군이 성을 열고 나와 그들을 쳐서 한참을 크게 싸운다. 이에 한신과 장이가 거짓으로 깃발과 북을 버리고 물가에 있는 배수진으로 달아나니, 배수진의 군사들이 진영을 열어 이들을 맞아들이고는 거듭 재빠르게 싸운다. 조는 과연 성을 비우고 한의 북과 깃발을 차지하려고 다투듯 한신과 장이를 뒤쫓는다. 한신과 장이가 이미 물가의 진영으로 돌아오자, 군사들 모두 죽기를 각오하고 싸우니 패하지를 않는다.

숨겨둔 기병 2,000기는 성을 비우고 이익을 좇는 조군을 엿보다가, 성벽으로 치달려 들어가 조의 깃발을 다 뽑아버리고 한의 붉은 깃발 2,000개를 세운다. 조군이 싸움에 이기지 못하여 한신 등을 사로잡지 못해 돌아가려 하다가, 성벽이 온통 한의 붉은 깃발이므로 크게 놀란다. 한에서 이미 조왕과 장군들을 사로잡은 것으로 여긴 군사들이 마침내 어지러이 사방으로 달아나니, 조의 장수들이 도망하는 자들을 베나 막아내지 못한다. 이에 한군이 좌우 양쪽으로 끼며 들이쳐 크게 깨뜨려서 조군을 포로로 잡고, 성안군을 저수 물가에서 베며 조왕 헐을 사로잡는다.

장수들이 적의 수급과 포로를 바친 뒤, 승리를 경하하면서 묻는다.

"병법에선 오른쪽과 뒤로 산이나 언덕을, 왼쪽이나 앞으로 물가나 늪을 끼고 진을 치라 합니다. 이번 싸움에서 장군께서는 저희들로 하여금 도리어 물을 뒤로 하여 진을 치게 하고 말씀하시기를 '조를 격파하고 회식하자.' 하시어, 저희들은 받아들이기 어려웠습니다. 그런데도 마침내 이겼으니, 도대체 어떤 전술인지요?"

"병법에 있소만, 제군들이 살피지 못했을 뿐이오. 병법서에서도 '죽을 곳에 빠진 뒤에라야 살아날 수 있고, 망할 곳에 내처진 뒤에라야 배겨날 수 있다(陷之死地而後生 置之亡地而後存).'고 말하지 않았소? 이번의 우리 병력은 평소부터 잘 훈련된 병사들이 아니었소. 이야말로 저잣거리에 있는 사람들을 내몰아 싸운 격이오. 그 형세로 보아 죽을 곳으로 내몰지 않으면 스스로를 위해 싸우지 못했을 것이오. 살 수 있는 곳에 두었다면 모두 도망할 터라. 어떻게 그들을 달래어 쓸 수 있겠소?"

장수들이 하나같이 감복하며 말한다.

"멋지십니다. 저희들이 미칠 바가 아닙니다."

한신은 군중에 명령하여 광무군을 죽이지 않고 사로잡으면 천금을 준다고 현상금을 건다. 광무군이 결박당한 채 휘하로 들어오자

결박을 풀고 동쪽을 향하여 앉히고는, 자신은 서쪽을 향하여 마주보아 스승으로 받들어서 묻는다.

"북쪽으로 연을 공격하고 동쪽으로 제를 징벌하고자 하는데, 어찌해야 공을 세울 수 있는지요?"

광무군이 사양하며 말한다.

"저는 들었습니다. 패한 군대의 장수는 용력에 대해 말하지 못하며, 망한 나라의 대부는 존속에 대해 꾀내지 못한다(敗軍之將 不可以言勇 亡國之大夫 不可以圖存)고. 어찌 저같이 패망해 잡힌 포로가 천하대사를 말할 수 있겠습니까?"

"저도 들었죠. 옛날 백리혜가 우에 있을 때는 우가 망하고, 진에 있을 때는 진이 패자가 되었다고. 우에 있을 때는 어리석다가 진에 있을 때는 지혜로워져서가 아니라, 그를 쓰느냐 않느냐와 그의 말을 듣느냐 않느냐(用與不用 聽與不聽)의 차이입니다. 진실로 성안군이 선생님의 계책을 들었다면 저 같은 녀석은 벌써 포로가 되었을 겁니다. 선생님의 계책을 쓰지 않은 까닭에 제가 선생님을 모실 수 있는 게죠. 선생님께 의지하여 계책을 따르리니 더 이상 사양치 마십시오."

"저는 들었습니다. 지혜로운 사람이라도 천 번의 생각 중에 한 번의 실수는 있으며(천려일실千慮一失), 어리석은 사람이라도 천 번의 생각 중에 한 번은 얻을 게 있다(천려일득千慮一得)고. 옛말에도 있지요. 미친 사람의 말일지라도 성인께선 택하신다고.

돌아보건대 제 계책이 쓸 만한 것이 못 될까 두렵지만, 어리석으나마 제 충정을 바칠까 합니다. 저 성안군은 백전백승할 수 있는 계책이 있는데도, 하루아침의 실수로 군대는 호하에서 패하고 몸은 저수 물가에서 죽습니다.

지금 장군께서는 서하를 건너 위왕을 포로로 잡고 알여에서 하열을 사로잡거니와, 단숨에 정형을 함락시켜 조군 20만 명을 격파하고 성안군을 죽입니다. 명성은 세상에 알려지고 위엄은 천하를 진동시키니(名聞海內 威震天下), 농부들조차 쟁기질을 멈추고 밭갈이를 쉬면서 호의호식할 날을 그리며 귀 기울여 당신의 명령을 기다리고 있습니다. 이것은 장군의 장점입니다.

그러나 부역하는 무리는 수고롭고 병사들은 피로하므로, 실제론 쓰기 어렵습니다. 지금 장군께서 피로에 지친 병사들을 일으켜 단숨에 견고한 연의 성벽 아래로 간다 한들, 싸우고자 해도 질질 오래 끌까 두렵거니와 아무리 힘써도 함락시키지 못할 것입니다. 그런 상황이 드러나면 장군의 세력은 꺾이고 쓸데없이 시간만 흘러 식량은 고갈될 것입니다. 게다가 약한 연이 불복하면 제도 국경을 막아 스스로의 힘을 키울 것입니다. 연과 제가 서로 버텨 함락되지 않으면 유방과 항우의 세력 균형도 깨어지지 않을 것입니다. 이것은 장군의 단점입니다.

어리석은 제 나름대로 생각하건대, 연과 제를 공격한다는 것은 아무래도 지나친 일입니다. 병법을 잘 쓰는 사람은 단점으로 장점을 공격하지 않고, 장점으로 단점을 치는 법입니다."

"그러면 어찌해야 합니까?"

"이제 장군을 위해 계책을 세운다면, 병사들을 무장 해제하여 쉬게 하고 조를 진무하여 외롭고 불쌍한 사람들을 어루만져주는 것만 한 게 없습니다. 100리 안에 있는 소고기와 술을 날마다 이르게 하여, 사대부를 배불리 먹이고 병사들에게도 풀어 먹여 위로하십시오.

북쪽 연으로 가는 길을 향하여 말 잘하는 사람에게 편지를 보내 연나라보다 더 낫다는 것을 드러내 보이면, 연에서는 그 말을 듣고 복종할 것입니다. 연이 복종한 뒤에 말 잘하는 사람을 동쪽 제로 보내 알리면 바람에 풀 스러지듯 복종할 터이니, 아무리 지혜로운 사람이라도 제를 위해 계책을 내지 못할 것입니다. 이와 같이 하면 천하대사를 도모할 수 있을 것입니다. 먼저 소리를 지른 뒤에 실리를 찾는다는 병법은 이것을 이르는 말입니다."

"좋습니다."

그 계책대로 사신을 연으로 보내니 바람에 풀 스러지듯 휩쓸려 투항한다. 곧 사신을 보내 한에 보고하여, 장이를 세워 조왕으로 삼아 진무하도록 청한다. 한왕이 허락하여 장이가 조왕이 된다.

초의 기습 부대가 자주 황하를 건너 조를 공격하므로 조왕 장이와 한신이 오가며 조를 구원하고, 조의 성과 읍들이 안정되자 병사를 징발하여 한에 보낸다. 그럴 즈음 초가 형양에서 한왕을 급히 포위하자, 한왕은 남쪽으로 완과 섭 사이로 가다가 경포를 얻고는 성고로 들어가니, 초가 다시 급히 포위한다.

6월, 한왕이 성고를 빠져나와 동쪽으로 황하를 건너는데, 오로지 등공만 데리고 장이의 군대가 있는 수무로 간다. 전령의 숙소에서 머무르다, 이튿날 새벽 스스로 한의 사신이라 하여 말을 달려서 조의 성안으로 들어간다. 장이와 한신이 아직 일어나지 않았는데, 침실 안으로 들어가 대장의 도장을 빼앗고는 장수들을 깃발로써 불러들여 그들의 자리를 바꾼다. 한신과 장이는 일어나서야 한왕이 온 것을 알고서 크게 놀란다. 한왕은 두 사람의 군대를 빼앗아 장이에게는 조를 수비케 하고, 한신을 상국으로 삼아 아직 징발하지 않은 조의 병사를 거두어들여 제를 공격케 한다.

한신이 동쪽으로 병사를 이끌어 평원을 미처 건너지 않았을 때, 한왕이 역이기를 보내 제를 설득하여 항복시켰다는 소문이 들려와 진군을 멈추려 하니, 범양의 변사 괴통이 설득한다.

"장군께서 명을 받아 제를 치려는데, 공교롭게도 한에서 사신을 보내 제를 굴복시켰습니다. 설마 진군을 멈추라는 명령은 아니겠지요? 어찌 가지 않으려 하십니까? 게다가 역이기란 녀석은 일개 선비로서 수레만 덜렁 타고 가 세 치 혀를 놀려 제의 70여 성을 굴복시키거니와, 장군께선 수만의 무리를 거느리고도 한 해가 지나도록 조의 50여 성을 굴복시켰을 뿐입니다. 장군이 되신 지 여러 해가 되는데도 도리어 일개 어리석은 선비의 공만도 못하단 말입니까?"

옳다 여겨 그의 계책에 따라 마침내 황하를 건넌다. 제는 역이기의 말을 듣고 돌아가는 것을 만류하여 술잔치를 벌이면서, 한에 대비한 방어 부대도 철수시킨 터라. 한신은 이 틈을 타서 제의 역하군을 습격하고 마침내 임치(제의 수도)에까지 이른다. 제왕 전광은 역이기가 자기를 팔아넘긴 것으로 여겨 삶아 죽이고, 고밀로 달아나 사신을 보내 초의 구원을 청한다.

한신은 임치를 평정한 뒤 동쪽으로 전광을 추격하여 고밀의 서쪽에 이르고, 초에서도 용저를 장군으로 삼아 병력 20만으로 제를 구하러 간다. 제왕 전광과 용저군이 연합하여 한신과 싸우려는데, 아직 싸움이 붙기 전에 누군가 용저를 설득한다.

"한군은 먼 곳으로부터 와서 죽기를 다하여 싸우므로 그 날카로움을 당해낼 수가 없거니와, 우리는 머물던 땅에서 싸우므로 패하여 흩어지기 십상입니다. 도랑을 깊게 파고 성을 높이 쌓은 채 제왕의 믿을 만한 신하를 보내 빼앗긴 성의 사람들을 부르도록 하는 것만 같지 못합니다. 빼앗긴 성의 사람들은 그들의 왕이 살아 있으며 초가 구원하러 왔다는 말을 들으면 반드시 한나라에 대항할 겁니다. 한군은 2,000리나 되는 머나먼 객지에 와서 머무르므로 제의 백성 모두가 그들에게 대항하면 식량을 얻을 수 없는 형세니, 싸우지 않고도 항복을 받을 수 있습니다."

"내가 평소 한신의 사람됨을 아는데, 그와 싸우는 것은 쉬운 일이야. 또 제를 구원하러 와서 싸우지 않고 항복시킨다면 나에게 무슨 공이 있겠나? 지금 싸워 이기면 제의 절반을 얻을 수 있거늘, 어찌 그만둔단 말인가?"

마침내 싸우려고 한군과 유수를 사이에 두고 진을 친다. 한신은 밤중에 사람들을 시켜 만여 개나 되는 주머니를 만들어 모래를 가득 채운 다음 유수의 상류를 막는다. 군대의 반을 이끌고 유수를 건너 용저군을 공격하다가 거짓 지는 척 되돌아 달아난다. 용저가 과연 기뻐하여 "참으로 한신은 겁쟁이로군." 하고는, 추격하여 유수를 건넌다.

한신이 사람을 시켜 주머니로 막아놓은 물을 튼다. 물이 크게 불어나서 용저군의 태반이 건널 수 없게 되자, 재빨리 공격하여 용저를 죽인다. 유수 동쪽의 용저군이 흩어져 도망치니, 제왕 전광도 달아난다. 마침내 북쪽까지 추격하여 성양에 이르러 초군을 모두 포로로 잡는다.

한왕 4년, 마침내 모두 항복시켜 제를 평정하고는 사신을 보내 한왕에게 건의한다.

"제는 속이고 변고가 많아 항복과 반란을 거듭하는 나라입니다. 남쪽으로 초와 가까워서 왕 대행을 세워 누르지 않으면 형세가 불안정하오니, 왕 대행을 세우는 것이 좋겠습니다."

이때 초가 형양에서 한왕을 급히 포위하고 있는데, 한신의 사자가 도착하여 그의 편지를 보이자 한왕이 크게 성내어 꾸짖는다.

"이곳이 어려움에 빠져 밤낮 와서 도와주길 바라는데, 자기가 스스로 왕이 되려 하는구나!"

장량과 진평이 한왕의 발을 밟으면서 귀에 대고 속삭인다.

"지금 우리는 불리한 형세거늘 어찌 한신의 왕 노릇을 막으려 하십니까? 왕으로 세우는 것만 같지 않습니다. 잘 대우해서 제라도 지키게 하십시오. 아니면 변란이 일어납니다."

한왕도 깨닫고 다시 꾸짖는다.

"대장부가 제후를 평정하면 곧 진짜 왕이야. 왕 대행 나발이 뭐고!"

장량을 보내 한신을 제왕으로 세우고, 그의 병사를 징발하여 초를 공격한다.

항왕은 용저가 죽자 두려운 나머지 우태 사람 무섭을 보내 제왕 한신을 설득한다.

"천하가 모두 진에게 오랫동안 고통을 당해 서로 죽을힘을 다해 진을 칩니다. 진을 격파한 다음 공을 헤아려 나눈 땅에서 왕 노릇 하여 병사들이 쉬게 됩니다. 그러나 지금 한왕은 다시 병사를 일으 켜 동쪽으로 나와 남들의 직위를 차지하고 땅을 빼앗고 있습니다. 3진을 격파한 다음에도 병사를 이끌고 함곡관을 나와 제후의 병사 들을 거둬 동쪽으로 우리를 공격하니, 그 뜻이 천하를 삼키지 않고 서는 쉬지 않으리라는 데 있습니다. 만족할 줄 모르는 것이 어찌 이 리도 심하단 말입니까?

더욱이 한왕을 믿을 수 없는 것은, 그 몸이 항왕의 수중에 떨어진 것이 몇 번이었습니까? 항왕이 불쌍히 여겨 그를 살려주지만 벗어 나기만 하면 약속을 저버리고 다시 항왕을 공격하니, 가까이 믿을 수 없는 것이 이와 같죠. 지금 귀하께선 한왕과 도타운 관계라고 여 겨 그를 위해 있는 힘껏 병사를 부리지만, 결국은 그에게 사로잡히 는 신세가 될 것입니다. 귀하께서 잠시나마 지금에 이를 수 있는 까 닭은 항왕이 버티고 있기 때문입니다.

지금 두 왕 사이의 세력 균형은 그 저울추가 귀하께 달려 있습니 다. 귀하께서 오른쪽으로 기울면 한왕이 이기고, 왼쪽으로 기울면 항왕이 이깁니다. 항왕이 오늘 죽는다면 내일은 당신 차례입니다. 귀하께서는 옛날 항왕과 나눈 정도 있거늘, 어찌 한에 반기를 들고 우리와 강화를 맺어 천하를 셋으로 나누고 왕이 되려 하지 않는지 요? 이때를 놓쳐서 한에만 마음을 두어 우리를 친다면, 지혜로운 처신이라 하겠는지요?"

그러나 한신이 거절한다.

"제가 항왕을 섬길 때에는 낭중으로 집극(궁궐 호위 무관)에 지나지 않았소. 제 말은 들어주지 않고 계책은 써주지 않아, 초를 등지고 한에 귀순한 것이오. 그러나 한왕은 나에게 상장군의 도장을 주어 수만 명의 무리를 맡겼소. 자기 옷을 벗어 입히고, 자기 음식을 밀어주며, 내 말을 듣고 내 계책을 써서 오늘에 이를 수 있었소. 깊이 가까이하여 믿어주는 사람을 저버린다면 좋은 일이 아니오. 설령 죽더라도 바꿀 수 없소. 항왕께 거절하는 제 뜻을 전해주시오."

무섭이 돌아간 다음 괴통은 천하 권력의 추가 한신에 있음을 알고, 기묘한 꾀로써 마음을 움직이려고 관상 보는 일로 한신을 설득한다.

"저는 일찍이 관상술을 배운 적이 있습니다."

"선생의 관상 보는 방법은 어떤 것인가요?"

"사람의 귀천은 골격에 있고, 근심과 기쁨은 얼굴 모습에 있으며, 성공과 실패는 결단에 있으니, 이 셋으로 보면 만 가지 중에 한 가지라도 잘못되는 일이 없습니다."

"그럴듯하네요. 선생이 보기에 내 관상은 어떻소?"

"가까이서만 말하고 싶습니다."

"좌우는 물러가 있어라."

"얼굴을 보면 제후로 봉해지는 것에 불과하고 또 그 자리마저 위태로워 불안하지만, 등을 보면 귀함이 이루 말할 수 없습니다."

"무슨 말이오?"

"천하가 처음 어지러울 때 영웅호걸들이 부르짖자 천하의 인재들은 구름과 안개가 모여들듯, 물고기 비늘이 일어나듯, 바람에 연기가 피어나듯 일어납니다. 이때의 근심은 진나라를 멸망시키는 데 있었습니다. 이제 초와 한으로 나뉘어 다투자, 온 세상이 죄 없는 사람들의 시체로 뒤덮이고 아버지와 아들의 해골이 들판에 널려 이루 다 헤아릴 수조차 없습니다.

항우는 팽성에서 일어나 여러 곳에서 싸우며 패배한 자들을 뒤쫓아, 형양에 이르러서는 그 승세를 타서 자리를 말듯 모조리 빼앗으니, 그 위엄이 천하를 진동시킵니다. 그러나 경과 색 사이의 땅에 이르러 병사들이 고난을 당하고, 서쪽으로는 산에 가로막혀 진군할 수 없게 된 것이 3년이나 됩니다. 한편 유방은 수십만의 무리를 거느려 공과 악을 막고, 산하의 험준함에 의지하여 하루에도 여러 차례 싸우나, 조그마한 공도 세우지 못합니다. 구원할 수 없을 정도로 꺾이고 패배하여, 형양에서 지고 성고에서 부상당하여 마침내 완과 섭 사이로 달아납니다. 이야말로 지혜(유방)와 용맹(항우)이 부딪치면 함께 어렵다(지용구곤智勇俱困)는 것입니다.

저 항우의 날카로운 기운은 험난한 산에 막혀 꺾이며 유방의 식량 창고는 고갈되고, 백성은 피로하여 원망이 극에 달하여서 의지할 곳조차 없으니, 제가 보더라도 천하의 성현이 아니라면 천하의 재앙을 그치게 할 수 없는 지경입니다. 이제 두 군주의 목숨은 귀하께 달려 있으니, 귀하께서 한을 위하면 한이 이기고, 초를 위하면 초가 이깁니다.

제 속마음의 간과 쓸개까지 열어젖혀서 진심으로 계책을 바치고 싶지만, 써주지 않을까 두렵습니다. 진실로 저의 계책을 들으신다면, 양쪽 다 이롭게 하여 함께 존속시키는 것이 낫습니다. 천하를 셋으로 나누어 솥의 삼발이처럼 되면, 누구도 감히 먼저 나설 수 없는 형세가 됩니다.

귀하의 뛰어난 성스러움에다 빼어난 병사로써 강한 제에 자리하여 연과 조를 복종시키고 텅 빈 땅으로 나아가 후방을 제압하여, 백성들이 바라는 대로 서쪽을 향해 명을 내리신다면 천하는 바람이 달려오듯 메아리처럼 응답할 것이니, 누군들 감히 듣지 않으리까? 큰 땅을 나누고 강한 것을 약하게 하여 제후를 세우면, 제후들이 선 뒤에는 천하가 복종하고 말을 들어 덕이 우리 제로 돌아올 겁니다. 제의 옛 땅은 안정되고 교하와 사수의 땅도 가지고 있으니, 제후들을 덕으로 어루만지고 공경히 맞이한다면 천하의 군왕들이 서로를 이끌어 우리 제에 조회할 겁니다. 대개 들건대 하늘이 주는 것을 받지 않으면 도리어 꾸지람을 받고, 기회가 왔는데 행하지 않으면 도리어 재앙을 받는다(天與弗取 反受其咎 時至不行 反受其殃) 하니, 귀하께서는 이 점을 깊이 헤아리소서!"

"한왕은 나를 매우 도탑게 대우하여 당신 수레에 나를 태우고, 당신 옷으로 나를 입혀주며, 당신 음식을 나에게도 주오. 나는 들었소. 남의 수레에 타면 그 사람의 근심을 함께 나누어야 하고, 남의 옷을 입으면 그 사람의 걱정을 어루만져주어야 하고, 남의 음식을 먹으면 그 사람의 일에 죽어야 한다고. 내 어찌 이익을 향하느라 의리를 저버릴 수 있겠소."

"귀하께서는 스스로 한왕을 좋게 여겨 천하 통일의 과업을 세우고자 하나, 제 생각으로는 잘못된 것입니다. 과거 상산왕 장이와 성안군 진여가 포의 시절에는 친구를 위하여 죽을 수 있는 사귐(문경지교刎頸之交)이었으나, 훗날 장암과 진택의 일로 다투자 서로 원한을 갖습니다. 상산왕이 항왕을 저버리고 항영의 목을 들고 한왕에게 귀순하여, 한왕에게 빌린 병사로 동쪽으로 내려가 성안군을 저수 남쪽에서 죽여 머리와 발을 갈라놓으니, 천하의 웃음거리가 됩니다. 이 둘의 사귐이 천하에서도 보기 드문 기쁨이다가 뒷날 서로 짐승 보듯 한 것은 무슨 연고인가요? 하려 함이 많은 데서 근심이 생긴데다가, 사람의 마음은 헤아리기 어렵기(患生於多欲 而人心難測) 때문입니다.

지금 귀하께서는 충성과 믿음으로 한왕과 사귀려 하나, 저 두 사람의 사귐보다 돈독하지 못하거니와 장암과 진택의 일보다 더 크고 많은 일들이 벌어질 겁니다. 그러므로 저는 한왕이 귀하를 위태롭게 하지 않으리라 확신하는 것은 잘못이라고 생각합니다.

대부 종과 범려는 망해가는 월의 구천을 패자로 만드는 공을 세우고 명성을 이루지만 몸은 죽음을 당합니다. 들판의 짐승을 다 잡은 뒤에 사냥개는 솥에서 삶아지죠(엽구팽獵狗烹). 무릇 친구와의 사귐으로 말해도 장이와 진여만 못하고, 충성과 믿음으로 말해도 구천에 대한 대부 종과 범려만 못합니다. 이 두 가지 일만으로도 살피기에 충분합니다. 깊이 헤아리소서.

또 듣건대 용맹과 지략으로 군주를 떨게 한 자는 그 몸이 위태롭고, 공훈이 천하를 덮는 자는 상을 받지 못한다 합니다. 대왕의 공훈과 지략에 대해 말씀드리죠. 서하를 건너 위왕을 포로로 하고 하열을 사로잡고, 병사를 이끌어 정형을 함락시켜 성안군을 죽이고 조를 정복하며, 연을 위협하고 제를 평정하며, 남쪽으로 초군 20만 명을 무너뜨려 동쪽에서 용저를 죽이고 서쪽을 향해 보고합니다. 이야말로 천하에 둘도 없는 공훈이고 불세출의 지략이라 할 수 있습니다.

이제 귀하는 군주를 떨게 한 위엄에다 상을 받지 못할 공훈을 끼고 있으니, 초로 돌아가도 초의 사람들이 믿지 않고 한에 돌아가도 한의 사람들이 두려워 떨 것입니다. 귀하는 어찌 이런 공훈과 지략을 가지고 돌아가려 하십니까? 신하로서 군주를 떨게 하는 위엄을 가진데다 명성은 천하에 높은 형세이므로, 위험하다 생각합니다."

"선생은 그만 쉬구려. 생각을 더 해보리다."

며칠 뒤 괴통은 다시 한신을 설득한다.

"대저 듣는다는 건 일의 과녁이고 꾀한다는 건 일의 틀입니다. 듣기를 지나쳐버리고 꾀를 잃으면서 오래도록 편안할 수 있는 경우란 드뭅니다. 한두 가지라도 잃지 않게끔 듣는다면 어떤 말로도 어지러워지지 않으며, 근본과 지말을 잃지 않게끔 꾀한다면 어떤 멋지게 꾸민 말로도 어지러워지지 않습니다.

대저 천한 일이나 따르는 자는 군왕의 권세를 잃게 마련이고, 낮은 관직이나 지키는 자는 경상의 지위를 놓치게 됩니다. 그러므로 결단이란 앎을 끊는 것이고, 의심이란 일을 해치는 것이라. 터럭 같은 것까지 살피는 작은 꾀를 부리다간 천하의 큰 운수를 놓쳐버리고, 지혜롭게 참으로 알면서도 결행하지 않는다면 모든 일의 재앙이 됩니다.

이런 말이 있습니다. 사나운 호랑이라도 머뭇거리면 벌이나 전갈의 쏘는 것만 같지 못하고, 준마라도 구부리고 걸으면 노둔한 말의 편안한 걸음걸이만 같지 못하며, 맹분 같은 장사라도 여우처럼 의심하면 용렬한 사람의 다다름만 같지 못하고, 순임금과 우임금 같은 지혜라도 입 다물고 말하지 않으면 벙어리나 장님의 두드려 가리킴만 같지 못하다고. 이 말들은 행하는 것이 귀하다는 뜻입니다.

대저 공훈이란 이루기는 어려워도 실패하기 쉽고, 때란 얻기는 어려워도 잃기는 쉽습니다. 때여, 때란 다시 오지 않나니(時乎 時不再來), 충분히 살피소서!"

한신은 망설이면서 차마 한에 등을 돌리지 못한다. 또 스스로 공이 많아 한에서 끝내 자기의 제나라를 빼앗지 않을 것이라고 여겨, 마침내 괴통의 계책을 정중히 거절한다. 괴통은 설득이 받아들여지지 않자 거짓 미친 척하여 무당이 된다.

한왕이 고릉에서 어려워지자 장량의 계책을 써서 제왕 한신을 부르니, 마침내 병사를 거느리고 해하에 모인다. 항왕을 격파하고 나자 고조가 기습적으로 제왕 한신의 군대를 빼앗는다.

한 5년 정월, 제왕 한신을 옮겨 초왕으로 삼아 하비에 도읍케 한다. 초나라에 이른 한신은 밥 주던 빨래 아주머니를 불러 천금을 내리고, 하향 남창의 정장에게는 백전을 주며 "자네는 소인이야, 덕을 끝까지 베풀지 못하니."라 한다. 가랑이 밑으로 지나가게 해 욕보인 젊은이를 불러 초나라 중위로 삼고는, 장수와 재상들에게 "이 사람은 장사야. 욕보일 때 내가 어찌 그를 죽일 수 없었겠나. 명분

없는 살인이라 참아서 오늘에 이른 것이야."라 한다.

항왕의 장수 종리매는 집이 이로에 있는데다 평소 한신과 잘 지낸 사이다. 항왕이 죽은 뒤 도망하여 한신에게 귀순한다. 한왕이 종리매를 미워하여 그가 초나라에 있다는 소문을 듣고 명을 내려 붙잡으라 한다.

한 6년, 누군가 글을 올려 초왕 한신이 모반한다고 알린다. 고조는 진평의 계책을 써서 천자의 순수巡狩(순회하며 시찰함)에 제후들을 남방의 운과 몽에서 모이게 한다. 사신을 보내 제후들이 진에 모이도록 "운과 몽을 유람하겠노라." 알린다. 사실 한신을 몰래 잡고자 한 것이나 그는 알지 못한다. 고조가 초에 이를 때 한신이 병사를 일으켜 반란하려 하다가, 스스로 헤아려도 아무런 죄 지은 것이 없지만 주상을 알현코자 해도 잡힐까 두렵다. 누군가 한신을 설득한다.

"종리매의 목을 베어 알현하면 주상께서 반드시 기뻐하리니 근심이 없어집니다."

한신이 종리매를 만나 그 일을 꾀하자, 종리매가 그를 꾸짖는다.

"한에서 초를 쳐서 취하지 않는 것은 내가 그대 곁에 있기 때문이오. 그대가 나를 잡아 한에 아양 떨려 하지만, 내가 오늘 죽으면 당신도 뒤따라 죽으리다. 그대는 장자長子(신의가 있는 사람)가 아니로군!"

그러고는 마침내 스스로 제 목을 찌른다.

그의 머리를 갖고 진에서 고조를 알현하나, 주상은 무사로 하여금 결박케 하고 수레 뒤에 싣는다. 한신이 한탄한다.

"과연 남들의 말이 맞구나. 교활한 토끼를 잡으면 뛰어난 사냥개라도 삶아지고(狡兎死 良狗烹), 높이 나는 새가 사라지면 좋은 활이라도 갈무리되고(高鳥盡 良弓藏), 적국을 깨뜨리면 꾀주머니 신하라도 죽는다(敵國破 謀臣亡)더니. 천하가 평정되니 나도 당연히 삶아지는구나!"

주상이 말하기를 "누군가 자네의 반역을 알려왔네." 하고는 한신을 형틀에 묶는다. 낙양에 이르러 한신의 죄를 사면하고 회음후로 삼는다.

한신은 한왕이 자기의 능력을 두려워하고 싫어하는 것을 알고는 늘 병을 핑계로 조회에 빠지거나 시종하지 않는다. 이런 일들로 말미암아 나날이 원망하며 실의와 근심으로 지내면서, 조무래기들과 같은 서열이라는 것에 대해 부끄러워한다.

언젠가 번쾌의 집에 들렀는데, 번쾌가 맞이할 때나 보낼 때 무릎을 꿇고 절한다. 말할 때마다 저라고 일컬으며 "대왕께서 제 집까지 찾아주시다니!"라고 하니, 한신이 문을 나서면서 "살다보니 번쾌 따위와 같은 자리에서 지낼 때가 있구먼!" 하고 자신을 비웃는다.

한가한 어느 날, 주상이 장수들의 능력 차이에 대해 한신과 말을 주고받는다.

"나라면 어느 정도 거느릴 수 있는고?"

"폐하께선 10만을 거느릴 능력밖에 없습니다."

"자네라면 어떤고?"

"많으면 많을수록 더욱 좋죠(다다익선多多益善)."

"(비웃으며) 많으면 많을수록 좋다면서 어찌 나에게 잡혔는고?"

"폐하께선 병사를 거느릴 능력은 없지만, 장수들을 잘 다룹니다. 이야말로 제가 폐하께 잡힌 까닭입니다. 게다가 폐하는 하늘이 내리신 것이라 하겠고, 사람의 힘으로 된 것이 아닙니다(所謂天授 非人力也)."

진희가 거록 태수로 임명되자 회음후에게 작별 인사를 하러 온다. 회음후가 그의 손을 잡아끌며 좌우 사람들을 물리친 다음, 뜰을 거닐다가 하늘을 보고 탄식한다.

"자네에게 말해도 될까? 자네에게 어떤 말을 하고 싶은데."

"장군께선 명령만 내리소서!"

"자네가 있는 곳은 천하의 정병이 있는 곳이야. 게다가 자네는 폐하가 믿고 사랑하는 신하야. 누군가 자네가 반란을 일으킨다고 해도 폐하는 틀림없이 믿지 않을 것이야. 두 번째 이르면 폐하는 의심하는 정도일 테고. 세 번째 이르러서야 성내어 스스로 병사를 거느릴 것이야. 내가 자네를 위하여 여기 한가운데서 병사를 일으키면 천하를 도모할 만하지."

"삼가 가르침대로 따르겠소이다."

한 11년, 진희가 과연 반란을 일으킨다. 주상이 친히 병사를 거느리고 가는데, 한신은 병을 핑계로 시종하지 않는다. 몰래 사람을 진희 있는 곳으로 보내, "병사를 일으키기만 하게. 내 이곳에서 자네를 돕겠네."라 하고, 곧 가신들과 계책을 꾸며 밤에 거짓 조서를 내려 관청의 죄인과 노예를 사면하고, 그들을 징발하여 여후와 태자를 습격하려 한다. 조직을 짠 다음 진희의 연락을 기다린다.

그의 사인이 죄를 지어 가두고 죽이려고 하자, 사인의 동생이 모반 소식을 여후에게 알린다. 여후가 그를 부르려 하다가 그의 무리가 응하지 않을까 두려워서 재상 소하와 계책을 꾸민다. 거짓으로 사람을 시켜 주상이 보내서 부른다 하고, 진희가 이미 죽어 제후와 신하들이 축하하는 중이라고 전한다. 소하가 한신을 속여 "아프시더라도 굳이 들어와 축하해주시죠." 한다.

한신이 입궐하자 여후가 무사를 시켜 한신을 결박하고, 장락궁 종각에서 그의 목을 벤다. 한신이 참수당하면서 말한다.

"괴통의 계책을 쓰지 않은 것이 후회스럽구나. 아녀자의 속임수에 빠지다니, 어찌 하늘의 뜻이 아니리오!"

마침내 한신의 3족이 멸한다.

고조가 진희의 군영으로부터 돌아와서 한신의 죽음을 보고는, 기쁜 한편 불쌍하기도 하여 여후에게 묻는다.

"죽을 때 무슨 말을 하던가?"

"괴통의 계책을 쓰지 않은 것을 한스럽다 했습니다."

"녀석은 제의 변사야."

곧 제에 명을 내려 괴통을 체포한다.

"네가 회음후에게 반란을 교사한 일이 있는고?"

"그렇습니다. 제가 교사한 일이 있습니다. 그러나 어리석은 녀석이라 제 계책을 쓰지 않고 스스로 3족이 멸합니다. 저 어리석은 녀석이 제 계책을 들었다면, 폐하께서 어떻게 그를 잡아 3족까지 멸할 수 있겠는지요?"

화가 난 고조가 명령한다.

"저놈을 삶아라!"

"아아, 원통하게 죽는군요!"

"네가 반란을 교사해놓고선 무엇이 원통한고?"

"진의 법도가 끊어져 기강이 해이할 때 산동의 6국이 크게 흔들려, 각기 여러 제후가 일어나고 영웅호걸들이 까마귀 떼처럼 모여듭니다. 진이 그 실권을 잃어버려 천하가 함께 실권을 좇을 때, 재주가 뛰어나고 발 빠른 사람들이 먼저 그 땅을 얻습니다. 도척의 개가 요임금을 보고 짖는 것은 요임금이 어질지 않아서가 아니라, 개란 그 주인이 아니면 짖기 때문입니다. 이때 저는 오직 한신만을 알고 폐하는 알지 못했습니다.

또 천하의 뛰어난 인물들치고 정예 병사의 칼끝에서 폐하의 자리에 오르려 한 사람이 매우 많습니다. 다만 힘이 없을 따름인데 그들까지 다 삶아죽이실 겁니까?"

"그를 놓아주어라."

괴통의 죄를 용서한다.

"아빠, 한신이 대장군이 되어 유방과 독대할 때 항우를 평가한 말을 어찌 생각해?"

"필부지용匹夫之勇과 부인지인婦人之仁 말이니? 터무니없는 말이지. 말하는 한신이나 듣는 유방이나 서로 어색했을 거야. 항우를 어떻게든 흠집 내려 한다는 점에서 같은 아군이라는 것을 강조한 부분일 뿐. 실제 중요한 것은 한군의 동진을 방해하는 3진 세력의 궤멸 작전에 대한 방향 제시야. 향기로운 냄새를 풍기는 것이어서 유방이 코를 벌름거리며, 너무 늦게 만났다는 둥 법석을 떠는 거야."

"너무 심한 거 아냐? 항우도 문제가 있잖아."

"문제없는 사람은 없어. 그러나 그것이 남들에게 크게 문제 될 때 문제가 되는 것이야. 말에 너무 빠지지 마. 말과 실제를 비교하면 분명해져. 항우에게 한 세 가지 말을 유방에게 대비하면, 유방 본인에게 딱 맞는 말이야.

첫째, 천하를 제패하여 제후를 신하로 삼고서도 관중이 아닌 팽성에 도읍한 것을 문제 삼지. 유방의 경우, 유경과 장량이 반대하여 관중으로 옮기지만, 초한전에서 승리한 뒤 처음엔 낙양에 도읍해. 공신 대다수가 산동 출신이라, 고향에서 가까운 낙양을 선호한 것이지. 장량의 말을 듣지 않았냐고? 마찬가지야. 초한전에서 초가 시종일관 서진西進한 목표점이 관중이야. 아마 초가 한에 이겼다면 항우도 관중으로 천도했을걸.

둘째, 의제와의 약속을 저버리고 친애하는 이들만 왕으로 삼는다고 제후들이 불평한 것을 문제 삼지. 그 제후들이 누구야? 관중 공략에 힘쓰지 않은 제왕 전광, 양의 팽월이지. 유방의 경우도 천하 통일 뒤 자기와 가까운 20명 정도에게만 봉작을 주지. 항우가 공대로 준 데 비해, 유방은 더 사사롭고 더 짜고 더 매웠어.

셋째, 항왕이 의제를 강남으로 내몰아 주인 내쫓고 좋은 땅을 차지한 것을 문제 삼지. 의제야 명목상의 주인이었을 뿐이야. 유방이 천하를 제패해서 의제의 후인에게 황제 자리를 주나? 아니지. 천하의 성읍들을 공신들에게 봉한다고? 더욱 아니지. 오히려 천하 제패에 진력을 다한 공신들을 깡그리 숙청해."

"아하, 그렇구나. 그럼 한신의 거사 모의는 숙청당할까봐, 그러니까 아예 그 전에 모반을 일으키려 한 거구나?"

"무슨 소리? 한신이 모반했다고? 한신은 모반의 누명을 쓰고 죽은 거야. 전신戰神이라 불릴 만한 한신이 모반을 한다면 정말 성공했겠지. 또한 그리 쉽게 잡힐까? 맥없이 잡힌 것, 죽을 때 내뱉은 '아녀자의 속임수에 빠지다니.' 라는 말, 참형 소식을 들은 고조의 표정, 한신의 3족만이 처형당한 사실 등이 한신의 죽음은 모반 때문이 아님을 반증해.

덧붙여서 항우의 천하 제패 후 천하를 소란스럽게 한 장본인이 누구지? 유방 아냐? 유방과 그 조무래기들의 사사로운 탐욕이 천하를 전쟁터로 몰아붙인 거야. '싸움은 니들이 해, 먹는 건 내가 차지할게.' 그게 태음인 유방의 유방본색이야."

"너무 무섭다. 태음인의 끝없고 더 위로 향한 탐욕의 결과가 천자라니. 그래서 내가 국사 시간에 신라 왕들 이름 외우기가 싫었나?"

"역사는 무서워. 이젠 체질 이야기로 넘어가자."

"길거리 약장수처럼 뭘 다 알려고 그래. 그냥 넘어가. 하여간 알쏭달쏭해. 한신은 체질이 뭘까? 도살장 젊은이의 가랑이 사이로 기어가는 모습이나, 유방에게 계속 당하면서도 죽을 때까지 질질 끌려가는 걸 보면 소심한 소음인 같고. 여러 달 밥 먹여주던 정장에게 절교하며 내는 화나, 왕백수 주제에 빨래하는 아줌마에게 훗날 은혜 갚겠다고 큰소리 방방 치는 허풍이나, 나중에 이들에게 보답하는 엉뚱한 의리를 보면 소양인 같아."

> 욕심쟁이 태음인은 아니고, 외통수 고집쟁이 태양인도 아닌 건 분명한데, 소음인과 소양인 사이를 오락가락하는 것 같아 헛갈리네요. 참말로 이미 죽은 역사 속의 인물이라 뭐라 말하기가 어렵네요. 살아 있으면 체형기상(골격), 성질(성품), 재간(인사), 용모(몸맵시), 사기(말솜씨), 병증(병의 증세)으로 체질을 분별할 수 있는데 말이죠.
>
> — 『강의 동의수세보원』「사상인 변증론」

"너두 그렇구나. 나두 그려. 하도 변화도 많고, 유방에 대한 일편단심 민들레 같은 똥고집도 있고. 어려워, 어려워, 끙. 네가 내 대신 해라. 맞장구칠게. 하아아암……!"

"끙끙거리지 말고. 그게 뭐더라, 아 맞아, 멘토다. 내가 멘토가 될게. 힘내셔. 〈지금, 만나러 갑니다〉 봤지? 달걀 프라이 만들기와 빨래 물 털기처럼, 따라 박수 쳐. 소양인(짝), 소양인(짝), 경박함을 떨쳐라(짝), 부지런, 부지런, 부지런(야!)."

> 소양인이 밖에서 이기기만 좋아하면, 사사로움으로 치우쳐서 게으름이 생긴대요. 경박한 사람(박인薄人)이란 게으름에 빠져 남에게 일 시키기 좋아하고, 자기변명만 일삼는다나요.
>
> — 『강의 동의수세보원』「사단론」

"소양인(짝), 소양인(짝), 경박함을 떨쳐라(짝), 부지런, 부지런, 부지런(야!). 좋았어. 솔직히 예전엔 나도 한신을 소음인으로 생각했지. 하지만 이젠 아녀. 그래서 어려워한 거야. 한신은 소양인이야.

　포의 시절 사람들이 싫어하는데도 늘 따라다니며 음식을 얻어먹고, 빨래 아줌마 등쳐먹는 걸 봐. 가랑이 밑을 기어가는 것도 자포자기한 체념에서 오는 소양인의 경박함, 게으름이지. 소음인은 못 그래. 단둘이 있으면 몰라도, 남들 다 보는 저잣거리에서라면, 멘쯔(面子, 체면치레)의 소음인은 죽어도 못 그래. 아, 생각난다, 〈바람의 파이터〉의 최배달이. 야쿠자의 가랑이 밑을 기어가는 이케부쿠루의 오줌싸개 최배다루 상이."

　"도사님, 정신 차리셔요. 계속 고."

　"자기를 알아줄 때까지 항량, 항우, 유방을 전전하는 것도 소음인이라면 못해요. 당여黨與의 소음인, 즉 동아리의 소음인이란 다른 동아리를 미워하는 소음인이거든. 자리 잡기까지 소양인은 여기저기 기웃거리거든. 그래서 음인들이 천방지축 날뛰는 변덕쟁이라 욕하지 않는가?

　위왕 표의 의표를 찌르는 하양 도강 작전이나 20만 용저군을 무찌르는 유수전투는 그저 그렇다 쳐도, 20만 대 2만의 정형전투에서 남의 성벽에 자기 깃발을 꽂는 대담함이나 병법의 상궤를 벗어난 배수진의 운용 같은 뱃심(허릿심)이야 너무나 놀랍지. 양인만이 가능한 대담함이나 뱃심이야. 오라, 다 넘겨버리겠다는 허릿심이야. 아, 생각난다, 최배달이. 바람 날리는 갈대밭에서 일본무도연합 130인을 상대로 혼자서 결투를 벌이는, 도장 깨기의 명인 오야마 배다루(大山倍達)가.

　음인들 같으면 제나라 왕이 된 순간을 절정으로 보고 그 이후의 추락을 아쉬워하겠지만, 사실 한신이 최고점에 서 있던 절정은 바로 이 순간이야. 전쟁의 신이라는 닉네임을 붙일 수 있을 만큼 한신의 전쟁 재간은 최고조에 이르지. 하양 도강 작전이 절정의 시작이라면, 유수전투는 절정의 끝이야. 광무군을 스승 삼아 피 하나 흘리지 않고 연나라를 제압하고, 괴통의 건의를 받아 제나라를 접수하는 것은 절정인 정형전투의 연장선인 셈이야."

> 소양인의 허리는 자기 비하에 빠져 허우적대는 게으른 마음을 막아내야만 한다네요. 소양인의 허리에서 게으른 마음이 사라지면 대인의, 재치 있게 사물을 처리하는 능력인 재간才幹이 반드시 허리에 자리 잡는대요.
>
> – 『강의 동의수세보원』「확충론」

"제왕에서 초왕으로, 초왕에서 회음후로, 회음후에서 모반자로 몰락하는 과정은 어떻게 봐야 해?"

"한 고조 유방의 궁궐에서 다다익선多多益善이라고 허풍떠는 것 봐. 재간 덩어리 한신에서 허풍쟁이 한신으로 추락하는 거야. 전쟁을 통해 갈고닦은 허릿심이 왕 노릇 하는 호의호식으로 무너지면서 남의 말을 받아들이는 아량도 사라지고, 불러오는 아랫배를 추스르지 못하니까 허풍만 치는 거야. 무섭, 괴통, 종리매의 말을 다 흘려버리잖아. 괴통 봐, 자기 말을 듣지 않자 큰일 난다 싶으니 거짓 미쳐서 무당이 되는 걸. 바로 옆에서도 아는 걸 본인 혼자만 아니라고 하다가 그들 말대로 되잖아. 그러니까 똥배 나온 소양인이 '그렇지만 어쩌구 받아들이기 어렵네요.' 하면 볼 장 다 본 것으로 생각해야 해."

> 소양인의 아랫배에는 허풍 치는 마음(과심夸心)이 잠겨 있대요. 소양인의 허풍 치는 마음은 크게 돋보이려 허풍 치는 것이래요. 허릿심을 길러 이걸 이겨내면 절세의 도량이 담긴대요.
>
> — 『강의 동의수세보원』「성명론」

그러니까 소양인 한신의 일생은 가랑이 사이(경박함) → 전쟁의 신(대인의 재간) → 허풍쟁이(과심)로 그리면 될 것이다.

"정말 무섭네. 앞으론 나도 허리 날씬한 몸매로 '그러니까 어쩌구 받아들이겠어요.' 해야겠네."

"똑순이. Oh, my baby! Oh, my lover!"

태음인 이야기

아름다워라, 산과 황하의 굳셈이여 _ 교만탱이 위 무후 … 199

싸우지 않는 것으로 싸운다 _ 백전노장 염파 … 204

당대 최고의 담설로써 권위를 꺾노라 _ 포의의 천하지사 노중련 … 209

아름다워라, 산과 황하의 굳셈이여

- 교만탱이 위 무후

"아빠, 『방각본 살인 사건』 재밌더라. 김탁환 것 더 없어?"
"몇 권 더 있지만, 나한테는 『열하광인』밖에 없다. 보내줄게."
며칠 뒤.
"아빠, 이윤복이 여자야?"
"신윤복이겠지. 이정명의 『바람의 화원』을 읽었구나."
"신윤복이 남자 아니야?"
"작가의 상상력이야. 그럴듯하지 않아? 충격의 반전과 역습하는 대반전이 멋지지."
"김홍도가 색맹 맞아? 신윤복을 여자로 만든 순간부터 이상해. 끝에 가선 전라도에서 첩살이를 한다는 둥 엉망진창이야."
나는 아빠 말에 동의하지 않는다. 『바람의 화원』에 대한 서로의 생각이 다르다.
소설은 소설다워야 한다는 것이 아빠의 지론이다. 비범한 상상력과 의표를 찌르는 반전도 중요하지만, 글이 쉽든 어렵든 그 무엇보다 잘 읽혀야 한단다. 그래서 김탁환이 젠체하며 으스대고 옛날 어투를 쓴다고 깎아내리지만, 난 역사의 사실에 충실한 글이라서 더 마음에 든다.

그랬더니 정조 시대를 어떻게 읽느냐가 관건이다, 비평은 비평이고 소설은 소설이다, 비평 소설은 쉽지 않다, 하면서 차라리 푸른역사에서 펴낸 강명관 오라버니의 책 몇 권이 훨씬 낫다고 한다. 바보 아빠, 책 읽는 귀여운 딸의 역성을 들어주면 안 되나? 어쨌거나, 오늘의 주인공은 울 할부지처럼 의심 덩어리인 위 무후魏武侯.

외출 중에 위 문후의 아들 격擊이 길에서 아버지의 스승인 전자방을 만난다. 수레에서 내려와 엎드려 인사하건만 예로써 대하지 않자, 바짝 성이 난 격이 따진다.

"부귀한 이가 남에게 교만합니까? 빈천한 자가 남에게 교만합니까?"

"빈천한 이가 남에게 교만하네. 부귀한 자가 어찌 남에게 교만할 성부른가? 나라님이 남에게 교만하면 나라를 잃고, 대부가 교만하면 가문을 잃지. 나라를 잃은 자치고 나라로써 남에게 대접했다는 소리를 듣지 못했거니와, 가문을 잃은 자치고 가문으로써 남에게 대접했다는 소리도 듣지 못했네. 무릇 선비란 가난하고 천하지. 말이 쓰이지 않고 행동이 들어맞지 않으면, 신발 거꾸로 신고 떠나가면 끝일세. 어디로 간들 가난하고 천하지 않을까?"

"따져서 죄송합니다."

문후가 죽자, 아들 격이 대를 이어 무후가 된다. 배를 띄워 사방을 둘러보면서, 우쭐한 기분에 오기에게 말한다.
"아름다워라, 산과 황하의 굳셈이여. 우리나라의 보배로고."
"글쎄올시다. 나라의 보배란 임금의 덕에 달려 있지 국경의 험준한 굳셈에 달려 있지 않습니다. 옛날 삼묘씨는 동정호와 팽려호를 믿고 으스대다 우임금께 멸망당하고, 하나라 걸임금 역시 사방의 천험을 믿다 탕임금께 추방당하며, 상나라 주임금도 그러다 무왕께 죽음을 당하지요. 이로써 살피건대 나라의 보배란 덕에 있지 국경의 험준함에 있지 않습니다. 만약 임금님이 덕을 닦지 않는다면, 이 배 안의 사람들 모두 적국의 사람으로 바뀔 것입니다."
"말씀이 좋습니다."
그러나 오기는 그후 공주와의 결혼을 거절한 일로 무후의 의심을 받아, 결국 초나라로 달아난다.

"깨갱."
"아가야, 무슨 소리냐?"
"격이 문후의 아들일 때 아버지 스승 전자방에게 예를 따지지, 왕이 되어 배 타고 유람하다 국경이 튼튼하다고 자랑하지, 서하 태수 오기에게 공주를 주려다 거절당하지."
"그런데?"

"그러다 다 무참히 깨지잖아. 그게 깨갱이야."

"그렇구나. 그럼 위 무후 격은 무슨 체질?"

"태음인."

"어째서, 무얼 근거로, 5W1H(6하 원칙)로 설명해봐."

"아빠, 5W1H가 뭐야, 소음인처럼. 난 소양인이야. 그냥 그러면 그런 거야. 바깥나들이가 얼마나 요란뻑적지근하면 자방이 그런 식으로 훈계하겠어. 왕이 되어서도 그 똥폼이 어디로 가겠어. 그러니까 신하인 오기가 주의를 주잖아. 오죽하면 같은 배를 탄 신하들이 모두 적국의 사람으로 바뀔 거라는 소름 돋는 소리까지 들을까. 무척 교만하잖아. 교만한 태음인.

아빠가 말했지. '말은 그 사람의 마음'이라고. '부귀한 이가 교만합니까? 빈천한 자가 교만합니까?'라고 묻는 것을 봐. 지가 교만한 마음을 가지고 있으니까, 교만이란 말로 묻잖아. 그러니깐 태음인."

> 태음인은 모습이 어두컴컴한 검은 빛이 감돌고, 생각을 감추고 뜻을 낮추며, 체격이 길며 크고, 무릎을 구부린 듯 걸으나 곱사등이는 아니다. 태음인은 탐욕스러워 어질지 못하나 겉으로는 겸허한 척하고, 사람을 대할 때 주도면밀하여 내심 음흉하며, 받아들이기는 좋아하나 내어놓기는 싫어하고, 속마음을 드러내지 않고 착한 일에 힘쓰지 않으며, 남이 움직이고 나서야 행동한다.
>
> — 『황제내경 영추』「통천」

"딩동댕, 맞음. 결정적인 게 하나 더 있음. 무얼까?"

"맞으면 됐지, 무얼 더 바라? 속 썩이지 말고 얼른 말해. 말, 말, 말."

"오기를 의심하잖아. 아버지 문후는 인재를 끌어들이려 여간 애써? 근데 아들 무후는 있는 인재도 제대로 못 쓸 뿐만 아니라 정승감의 인재를 의심하여 쫓아내잖아. 네 할부지처럼. 의심 많은 태음인."

"으음, 분하다."

욕심에 끌릴 때 태양인은 제멋대로 하는 짓이 더럽고(비루鄙陋), 소음인은 마음 약해 겁이 많으며(나약懦弱), 소양인은 행동이 가벼워 진실성이 적고(경박輕薄), 태음인은 지나친 욕심으로 마음이 흐려진다(탐탁貪濁). 그러니까 지나친 욕심으로 마음이 흐려진 위 무후 격은 태음인이다. 이것은 서당 개 3년의 내 해설.

싸우지 않는 것으로 싸운다
— 백전노장 **염파**

"아빠, 『바리데기』는 테러를 다룬 거대."
"그러냐? 어떻든?"
"처음엔 엄청 슬퍼. 뒤에 가면 재밌어."
며칠 뒤.
"『바리데기』가 고등학생 필독서던데. 중학생 건 아니지만 그걸로 독후감 썼어. 10매. 유감이야. 허엄, 20매 정도라야 잘 쓸 수 있는데."
"글마다 알맞은 길이가 있지. 하나 주어진 대로 쓰는 것도 필요해. 손오공의 여의봉!"
"근데 『딸과 함께 떠나는 건축여행』 재밌더라."
"그 책은 모르겠는데. 이상타. 내가 건네준 책인가?"
"아니, 동네 도서관에서 빌렸어. 재밌긴 한데 너무 두꺼워."
오랜만이다, 엄마 따라 나무를 나른 것이. 아빠가 아찌들과 작은 트럭 타고 다시 나무 실으러 가는 바람에, 앞서 부린 통나무들을 새끼도사 사경선 아찌와 함께 큰 뜰로 나른다. 바짓가랑이를 물고 졸졸 따르는 진돌 군 솔도 동참. 캄캄한 밤에야 아찌들이 돌아와 저녁 식사가 늦다. 엄마가 설거지하는 동안 온종일 산에서 나무하느라 파김치 된 아찌 넷은 사랑방 도인실서 코를 골고, 아빠는 오늘의 주인공 염파廉頗에 대해 들려준다.

진나라에서 한나라를 정벌하는데 아여에서 주둔한다. 조나라 혜문왕이 염파를 불러서 구원 여부를 묻는다.

"아여를 구할 수 있소?"

"길이 멀고 험하며 좁아서 구하기 어렵습니다."

악승을 불러 묻자, 악승도 염파와 같이 대답한다.

조사를 불러 묻자, 조사가 답한다.

"길이 멀고 험하며 좁습니다. 비유하건대 쥐 두 마리가 굴속에서 싸우는 것과 같으니, 보다 용감한 쪽이 이길 것입니다."

이에 왕이 명령을 내려 조사를 장군으로 삼아 한나라를 구하게 한다.

4년 뒤 혜문왕이 죽고, 아들 효성왕이 즉위한다. 효성왕 3년, 진나라와 조나라가 장평에서 맞붙는다. 조사는 이미 죽고 인상여는 병이 심한지라 조나라는 염파를 장수로 삼아 진나라를 공격한다. 진나라가 조나라 군대를 여러 번 패퇴시키자, 조나라 군대는 성벽을 견고히 쌓고 싸우지 않는다. 진나라가 몇 번이나 싸움을 걸지만,

염파는 싸우려 하지 않는다.

조왕이 진나라 간첩을 신임하여, '진나라가 싫어하는 것은 오직 마복군 조사의 아들 조괄이 장군으로 되는 것뿐'이라는 말을 믿는다. 이에 조왕이 조괄을 장군으로 삼고 염파를 대신하게 하지만, 결국 패하여 45만의 군병을 잃고 한단이 포위된다.

한단이 진나라의 포위망에서 풀린 지 5년이 지나, 연나라는 "조나라의 장정들은 장평에서 다 죽고, 전쟁고아들은 아직 어리다."는 율복의 꾀를 쓴다. 군사를 일으켜 조나라를 치자, 조나라는 염파를 장군으로 삼아 연나라를 쳐서 고 땅에서 연나라 군대를 크게 이기고, 율복을 죽이고는 마침내 연나라까지 포위한다. 연나라가 5성을 떼어서 강화를 요청하니, 이를 받아들인다. 조나라는 위문 땅으로 염파에게 봉토를 주어 신평군으로 삼고 임시 상국에 임명한다.

조 효성왕이 죽고 즉위한 아들 도양왕은 악승으로 하여금 염파를 대신하게 한다. 염파가 노하여 공격하자 악승이 달아나고, 염파도 위나라의 대량으로 달아난다.

염파가 대량에서 오래 머무르지만 위나라는 염파를 믿지 않는다. 여러 차례 진나라 병사에게 곤란을 당한 조나라 왕은 다시 염파를 쓸 생각이 있고, 염파 역시 조나라에서 다시 써주기를 기대한다. 조왕은 사자를 시켜서 염파가 아직도 쓸 만한지 알아 오게 하지만, 염파의 원수인 곽개가 사자에게 많은 금을 주어 염파를 헐뜯게 시킨다.

조나라 사자가 염파를 만나보니, 염파는 한 번 식사에 쌀 한 말과 고기 열 근을 먹어치우고, 갑옷을 입고 말에 올라 아직도 쓸 만함을 보인다. 조나라 사자가 돌아와서 왕에게 보고한다.

"염 장군이 비록 늙기는 했지만, 아직 밥은 잘 먹습니다. 그런데 저와 같이 앉아서는 잠깐 사이에 세 번이나 오줌을 지렸습니다."

조왕은 염파가 늙었다고 여기고 마침내 부르지 않는다.

초나라에서 염파가 위나라에 있다는 소식을 듣고, 은밀히 사람을 보내 그를 맞아들인다. 염파는 바로 초나라 장군이 되지만, 세운 공이 없이 끝내 초나라 수춘 땅에서 죽는다.

"후유, 조괄이나 조나라 왕들은 바보네. 못 말리는 바보들이야, 그치? 아빠, 근데 염파는 어디서 본 것 같네. 혹시 『천자문강의千字文講義』에 나오지 않나?"

"맞아, '진나라의 백기와 왕전, 조나라의 염파와 이목은 군사 쓰기를 가장 치밀하게 한 이들이다(기전파목起翦頗牧 용군최정用軍最精).'에서. 너, 굉장하구나, 굉장해!"

"감탄은 좀 있다 하셔. 나 말이지, 염파의 체질을 알겠어. 놀라지 마셔. 염파의 체질은 태음인이지? 늙어서도 한 끼니에 쌀 한 말과 고기 열 근을 먹어대는 어마명청한 먹성이란, 다른 체질에서는 따라가기 어렵잖아."

"그렇구말구."

『동의수세보원』「장부론臟腑論」에 의하면, 뒤 4해海(태양인 이해膩海, 소양인 막해膜海, 태음인 혈해血海, 소음인 정해精海)의 흐린 찌꺼기는 우리 몸의 4체體(피모皮毛, 근筋, 육肉, 골骨)를 이루는 데 쓴다.

이해의 흐린 찌꺼기의 쓰임새다. 뒤통수는 곧게 펴는 힘으로, 이해의 흐린 찌꺼기를 달구어 두드려서 가죽과 털을 이룬다. 그래서 태양인은 외관이 미끈하다, 특히 얼굴 가죽이.

막해의 흐린 찌꺼기의 쓰임새다. 손은 거두어들이는 힘으로, 막해의 흐린 찌꺼기를 달구어 두드려서 힘줄을 이룬다. 그래서 소양인은 근육이 보기 좋다, 특히 가슴 근육이.

혈해의 흐린 찌꺼기의 쓰임새다. 허리는 느슨하게 풀어주는 힘으로, 혈해의 흐린 찌꺼기를 달구어 두드려서 살을 이룬다. 그래서 태음인은 살집이 많다, 특히 허리와 뱃살이.

정해의 흐린 찌꺼기의 쓰임새다. 발은 굳세어 급히지 않는 힘으로, 정해의 흐린 찌꺼기를 달구어 두드려서 뼈를 이룬다. 그래서 소음인은 뼈대가 튼튼하다, 특히 골반 뼈가.

태음인은 쮸오빠지에Zhu Bajie(저팔계豬八戒)처럼 억수로 먹어대는 경향이 많다. 다이어트로 몇 십 킬로씩 살빼기에 성공한 가공할(?) 사람들은 거의 태음인으로 보아도 무방하다. 물만 먹어도 살찌는 체질인 셈이다(이때의 물은 찬물이다. 태음인이 뜨거운 물이나 따뜻한 음식을 먹으면 살찌지 않는다). 어릴 적 작은집 오빠들도 태음인 울 할부지의 남산만한 배를 놀이터로 알고 그 위에서 놀았단다.

당대 최고의 담설로써 권위를 꺾노라

– 포의의 천하지사 **노중련**

"쌩쌩해. 숯가게 아저씨, 청주 이종 돌아가셔서 두루 다녀왔어. 아버지, 소 뼛국 먹으면 어때? 저번에 술을 많이 마셔 고생했어. 말마, 싸우기 싫고 말도 안 들어. 아버지 물약이 다 떨어졌어. 환약은 아직 많이 남았고."

할머니 말씀이다. 할아버지께 중풍이 와서 아빠가 병원에 가서 침을 놓고 태음인 중풍치료제도 드린 지 한 달도 안 되었다. 할아버지는 사흘 만에 퇴원하여 바삐 여러 곳을 다니시고, 병원 약도 안 드신 채 식탐이 여전하고 아빠 약만 드신다. 가만 계시지 않는, 못 말리는 곰 판더마냥 귀여운 태음인 우리 할아버지.

소와 곰은 태음인이 먹어야 할 고기다. 물약은 꾸지뽕나무 엑기스인데, 순천 출신의 아빠 같은 도사가 몇 번이고 정제하여 거른 혼탁한 액체로, 태음인 중풍에 아주 좋다. 환약은 아빠가 영양각羚羊角을 갈아 22종 태음인 약재를 섞어 조제한, 할아버지 전용의 태음인

기약氣藥이다. 기약이 다 떨어져서 아빠가 걱정하신다. 굴뚝 연기 쐰 매실의 껍데기를 반죽해야 하고, 영양각이 하도 억세서 쇠처럼 줄에 갈아 가루 내는 일이 열흘은 걸리는 힘든 일이다. 가장 큰 문제는 태음인 약재를 만지면, 체질이 다른 아빠 몸에 마비가 온다는 것이다.

아빠가 번역 문제를 다룬 『기획회의』 이번 호에서 몇 군데를 읽으라고 짚어주신다.

"어때?"

"공부가 되네. 근데 톡톡 튀어 재미있는, 일본 책 번역하는 아줌마 글에서 하나는 받아들이기 어려워."

"뭔데?"

"허접한 글도 허접하게 번역해야 하지 않나 하는 말씀, 그것은 좀 그래."

"흐음, 그런가? 중국서 유행한 『국화꽃 향기』 부분은 어때?"

"『국화꽃 향기』를 안 읽어봐서 모르겠어."

"부록으로 다룬 귀여니는 어때?"

"어떤 땐 내용 반쪽이 이모티콘으로 도배되어 있을 정도야. 차라리 백묘 글이 훨씬 나아. 흰 백白, 고양이 묘猫. 애들도 백묘 글을 엄청 좋아해. 인터넷 '명대사 방'에 들어가면 백묘 글은 꼭 올라와 있어."

"『완득이』는 읽는 중이니? 어때?"

"벌써 읽었지. 재미있어. 욕이 많이 나와 좀 그래. 귀여니도 그래. 욕이 없으면 좋은데."

"욕 나오는 게 싫으면, 욕 없는 글을 네가 써."

"그럴까? 어쨌든『완득이』보단『얼음나무 숲』이 흥미진진해. 정말 좋더라."

"그러고 보니 이젠 알겠다. 너에겐 재미있다보단 흥미진진한 게 한 단계 위구나."

이모티콘이란 이모션emotion과 아이콘icon의 합성어란 걸 설명하고, 휴대전화에서 웃음의 다섯 유형을 보여드리자 신기해하신다. 귀여니와 백묘의 나이도 물으시지만, 나도 모른다.

노중련魯仲連은 제나라 사람이다. 크게 뛰어난 재기 발랄함으로 일 풀어나가기를 좋아하고, 관직을 맡는 벼슬살이를 싫어하여 고고한 절개를 지키며 살아간다.

조 효성왕 때 조를 유람한다. 마침 진왕은 백기로 하여금 장평에서 조의 군대를 전후 40만여 명이나 격파하고, 동쪽으로 진격하여 한단을 포위한다. 조왕은 겁에 질리고, 제후들의 구원병조차 감히 진을 치지 못한다. 위 안리왕이 장군 진비로 하여금 조를 구원하게 하지만, 진이 두려워 나아가지 못하고 탕음 땅에 머문다. 그러자 위왕이 객 출신 장군인 신원연으로 하여금 몰래 한단으로 들어가게 하여, 평원군을 통해 조왕에게 말하게 한다.

"진이 조를 급히 포위한 까닭은 전에 제 민왕과 황제가 되려고 강함을 다투더니, 다시 황제로 복귀하고 싶어서요. 이제 제왕이 더욱 약해져 바야흐로 진만이 천하의 으뜸이 되니, 이것으로 보아 꼭 한단을 탐내는 것이 아니라 황제로 다시 복귀하고 싶어서요. 조가 참으로 사신을 보내 진왕을 높여 황제라 하면, 진은 반드시 기뻐하여 병사를 거두어 돌아갈 것이오."

평원군은 머뭇거리며 결정하지 못한다. 노중련이 조를 유람하다가, 때마침 진이 조를 포위해 위가 조로 하여금 진을 높여 황제라 부르도록 한다는 말을 듣고, 평원군을 만나 의견을 나눈다.

"일을 장차 어찌하시렵니까?"

"제가 감히 무슨 말을 해야 할지 모르겠습니다. 앞서 40만 병력이 밖에서 죽고 이제 안으로 한단마저 포위되어 물리치질 못합니다. 위왕이 객 출신 장군인 신원연을 시켜 우리더러 진을 황제로 부르라 하고 있습니다. 지금 그 사람이 여기 있습니다. 그러니 제가 감히 무슨 말을 해야 할지 모르겠습니다."

"저는 과거에 그대를 천하의 뛰어난 공자로 생각했는데, 이제 보니 그렇게 현명한 분이 아니군요. 양나라 출신의 객인 신원연이 어디 있소? 제가 그대를 위해 꾸짖어 돌려보내리다."

"소개해드릴 터이니 선생께서 만나보시지요."

평원군이 곧 신원연에게 노중련의 이야기를 한다.

"동쪽 나라의 노중련 선생께서 지금 이곳에 와 있소. 제가 소개해드릴 터이니 장군께서 그와 사귀어보시지요."

"제가 듣건대 노중련 선생은 제나라의 고고한 선비요. 저는 남의 신하로서 사신의 직분도 있고 하니, 선생을 뵙고 싶지 않습니다."

"이미 다 누설하였소."

신원연을 만나 노중련이 아무 말도 하지 않자, 신원연이 말한다.

"제가 볼 때 포위된 이 성안의 사람들은 모두 평원군에게 무엇인가 구하고 있는 것 같은데, 지금 선생의 옥같이 깨끗한 모습을 보니 그렇지 않은 것 같습니다. 어찌하여 포위된 성안에서 오랫동안 머물러 계시면서 떠나지 않습니까?"

"세상에선 과거 은자인 포초鮑焦가 조용히 죽지 못했다고 여기는데, 모두가 틀린 것이오. 세상 사람들은 잘 알지 못하면서, 그가 자기 한 몸만을 위해 죽었다고 합니다. 저 진은 예의를 버리고 수급의 공만 으뜸으로 치는 나라로서, 선비들을 마음대로 부리고 백성들을 포로처럼 부립니다. 그러면서 저들 멋대로 황제가 되어 심지어는 천하까지 다스리려 하니, 그리 된다면 은자인 나도 동해에 빠져 죽을지언정 차마 그 나라의 백성은 되지 않을 것이오. 이에 장군을 보고자 한 것은 조를 돕고자 함이오."

"선생께서는 조를 어떻게 도우시렵니까?"

"내가 장차 양(위나라를 일컬음)과 연으로 하여금 조를 돕게 하면, 제와 초도 조를 도울 것이오."

"연에는 제가 연합하길 청할 수 있거니와, 양의 경우에는 제가 양나라 사람입니다만, 선생께서는 어떻게 양으로 하여금 조를 돕게 할 수 있단 말입니까?"

"양은 아직 진을 황제라 부를 때의 피해를 보지 못했기 때문이오. 양으로 하여금 진을 황제라 부를 때의 피해를 보게 하면 반드시 조를 도울 것이오."

"진을 황제라 부를 때의 피해란 어떤 것입니까?"

"옛날에 제 위왕威王이 일찍이 인의를 행하여 천하의 제후들을 거느리고 주에 조회하오. 주 왕실이 가난하고 힘이 없어 제후들이 조회를 하지 않았는데, 제만 홀로 하였소.

　몇 해 지나 주 열왕이 죽었을 때 제에서 뒤늦게 오자, 주 왕실에서 화가 나 제로 달려가 말합니다. '하늘이 무너지고 땅이 갈라지듯 천자께서 돌아가셨는데, 동쪽 변방의 제가 뒤에 오다니, 목을 벨 만하다.'

　제 위왕이 발끈 화를 냈습니다. '건방 떠는구나, 비천한 노비의 자식 같으니.'

　결국 천하의 웃음거리가 되었지요. 그러므로 살아 있을 때 조회하다가 죽었을 때 욕을 한 것은 참으로 주 왕실의 요구를 참지 못하기 때문입니다. 저 천자도 그러하니, 제 위왕의 행위도 괴이할 게 없지요."

　"선생 홀로 저 노복들을 보지 못하십니까? 노복 열 명이 주인 한 사람을 따르는 이유가 힘이 부족하거나 지혜가 그만 못해서겠습니까? 주인이 두려워서입니다."

　"어허! 양을 진과 비교하면 노복과 같다는 것이오?"

　"그렇습니다."

　"내가 장차 진왕으로 하여금 양왕을 삶아 젓을 담그게 하겠소?"

　"(불쾌하여 인상 쓰며) 어허! 선생의 말씀이 어찌 그리 심하시오? 선생이 어찌 진왕으로 하여금 양왕을 삶아 젓을 담그게 한단 말이오?"

　"진실이외다. 내가 이것에 대해 말하리다. 옛날 구후, 악후, 문왕은 주나라의 삼공이오. 구후에게는 아름다운 자식이 있어 주왕에게 바치자, 주왕이 미워하여 구후를 소금에 절입니다. 악후가 강력히 따지고 잘잘못을 가리자, 악후를 포를 떠서 죽입니다. 문왕이 이것을 듣고 한숨을 쉬며 탄식하자, 유리의 곳집에 100일이나 가두어 하마터면 죽을 뻔합니다. 사람들이 그를 왕이라 부르지만 포 뜨이고 소금 절여지는 지경으로 나아간 것은 어찌해서인가요?

제 민왕이 노에 가려 할 때 이유자가 채찍을 잡고 시종하면서, 노의 사람들과 이야기를 나눕니다.

'그대들은 우리 임금을 어떻게 모시려 하오?'

'우리는 열 번의 태뢰로써 당신의 임금을 모시려 합니다.'

'그대들은 어떤 예로써 우리 임금을 모시려 하는 것인가? 우리 임금은 천자요. 천자가 순수하면, 제후는 집을 비우고 관약을 바치며 옷섶을 여미어 당하에서 식사 시중을 들다가, 천자께서 식사를 다 하셔야 물러나 정사를 보는 것이오.'

그러자 노의 사람들은 관약을 내던지며 끝내 받아들이지 않습니다. 노에 들어갈 수 없게 되자, 설로 가려고 추의 길을 빌려서 가려 합니다. 마침 추의 임금이 죽어 제 민왕이 조문하려 할 때, 이유자가 추의 상주와 이야기를 나눕니다.

'천자가 조문하면, 상주는 빈소를 뒤로하고 남쪽에서 북면할 수 있도록 단을 설치한 후, 천자가 남쪽을 향하여 조문할 수 있도록 해야 하오.'

'반드시 이처럼 할 바에야 차라리 칼에 엎어져서 죽겠습니다.'

그 일로 감히 추에도 들어가지 못합니다. 추와 노의 신하들은 임금들을 살아생전에도 제대로 봉양하지 못하고 죽어서도 제대로 장사 치르지 못하지만, 제나라가 천자의 예를 추와 노에서 행하려고 하자 받아들이지 않은 것이죠.

지금 진은 만승의 큰 나라고 양도 역시 만승의 나라로서, 함께 만승의 나라이므로 각기 왕이라 일컫습니다. 한 번 싸워 이긴 것을 보고 황제로 부른다면, 이야말로 삼진(한·위·조 세 나라를 일컬음)의 대신들이 저 추와 노의 노복만도 못한 것이죠.

또 진을 계속해서 황제라 부르면, 저들은 제후의 대신들마저 바꾸어버릴 것입니다. 저들에게 잘하지 못한 사람의 직책을 빼앗아 저들에게 잘한 일을 하는 사람에게 줄 것이고, 저들이 미워하는 사람의 것을 빼앗아 저들이 좋아하는 사람에게 줄 것이며, 저들의 자녀나 비첩들을 제후의 비희妃姬로 삼아 양의 궁실에 살게 하겠죠. 이래서야 양의 임금인들 어찌 편할 수 있겠습니까? 장군도 이전 같은 총애를 받을 수 있겠습니까?"

신연원이 일어나 두 번 절한 뒤에 말한다.

"전에는 선생을 보통사람인 줄 알았는데 오늘에야 천하의 선비(天下之士)란 것을 알았습니다. 제가 나가면 다시는 진을 황제로 부르지 않겠습니다."

진의 장군이 이 소문을 듣고 군대를 50리 뒤로 후퇴시킨다. 때마침 위 공자 무기가 진비의 군대를 빼앗아 조를 구원하려 진군을 치자 마침내 물러간다.

평원군이 노중련을 봉하려 하는데, 세 번이나 거절하면서 끝내 받지 않는다. 이에 평원군이 술상을 차려놓고, 술잔을 들고 일어나 그의 앞으로 나아가서 천금의 재물로 축수를 올린다. 노중련이 빙그레 웃으며 거절한다.

"천하의 선비를 귀하게 여기는 것은, 사람의 근심을 없애주며 어렵고 복잡한 것을 풀어주고서도 아무것도 취하는 것이 없기 때문이오. 무엇을 취하는 것은 장사치들이나 일삼는 일이니 차마 그리할 수 없소."

평원군은 작별하고 떠나는 노중련을 종신토록 다시 보지 못한다.

그 후 20년이 지나서의 일이다. 연의 장군이 제의 요성을 공격하여 함락하자, 요성의 누군가가 그를 연나라에 참소한다. 연의 장군은 죽음을 당할까 두려운 나머지 요성을 굳게 지키면서 감히 연으로 돌아가지 못한다. 제 전단이 한 해 남짓 요성을 공격하지만, 병사들만 많이 죽고 함락시키지 못한다. 노중련이 글을 써서 화살에 묶어 성안으로 쏘아 연나라 장군에게 보낸다.

"나는 들었소. '지자智者는 때를 어겨 이익을 좇지 않고, 용사는 죽음이 두려워 이름을 사라지게 않으며, 충신은 자신을 먼저 하여 임금을 뒤로하지 않는다.'고.

이제 그대는 하루아침의 성냄을 행하여 연왕을 돌아보지 않아 신하 노릇을 못하니 충신이 아니고, 몸도 죽고 요성도 잃어 위엄을 제나라에 펴지 못하니 용사도 아니며, 공도 무너지고 이름도 사라져 후세에 일컬어지지 않으니 지자도 아니오. 이 세 가지면 세상의 군주들도 신하로 삼지 않으며 유세객들도 글에 싣지 않소. 그러므로 지자는 두 번 계획하지 않고 용사는 죽음을 두려워하지 않는 것이오.

생사, 영욕, 귀천, 존비가 이 시점에서 거듭 이르지 않으리니, 그대는 자세히 헤아려 속된 것과 함께하지 않기를 바라오.

초가 제의 남양을 공격하고 위가 제의 평륙을 공격하고 있지만,

제는 남쪽의 그 지역을 방어할 뜻이 없소. 남쪽 남양을 잃는 작은 손해가 북쪽 제북(의 요성)을 얻는 많은 이익만 같지 못하다고 생각하기 때문이오. 그러므로 잘 헤아려 대처하시오.

지금 진에서 병사를 내려 보내면 위는 감히 동쪽 이곳을 향할 수 없을 것이고, 진과 연합한다면 초조차 형세가 위태로울 것이오. 제 나라가 남양을 버리고 우양을 단념해도, 제북(의 요성)만 평정한다면 그들은 계책을 짜서라도 그렇게 할 것이오. 그래서 제는 반드시 요성에서 결판내려 할 것이니 그대는 다시 계책을 내지 마시오.

지금 초와 위는 서로 제에서 빠지려 하고, 연의 구원도 이곳 요성에 이르지 않고 있지요. 이때 제의 모든 병력이 천하의 관심도 없이 1년간이나 시달린 요성과 대치한다면, 그대는 아무것도 얻지 못할 것이라 생각하오. 또 연이 크게 흔들려 군신이 계책을 잃어버리고 상하가 어지러워, 율복은 10만의 무리를 가지고도 변방에서 다섯 번이나 좌절하여, 만승의 나라면서도 조에 포위되어 땅은 빼앗기고 임금은 곤욕을 치러 천하의 웃음거리가 되었소.

나라는 피폐하고 재앙이 많아 백성들은 의지할 곳이 없소. 그런데도 그대가 지금 피폐한 요성의 백성들로 제의 전 병력을 막은 것은 수비로 유명한 저 묵적의 수비와 같거니와, 사람을 먹고 뼈로 땔감을 쓰면서도 병사들이 배반하려는 마음이 없는 것은 병법으로 유명한 저 손빈의 병법과도 같소. 그러니 이제 그대의 능력을 천하에 보였다 하겠지요.

그러나 그대를 위하여 헤아려본다면, 전 군사력을 가지고 연왕에게 보답하는 것만 같지 못하오. 병력을 온전히 하여 연으로 돌아가면 연왕은 반드시 기뻐할 것이고, 몸을 온전히 하여 돌아가면 병사와 백성들은 부모처럼 여길 것이며, 친구들은 팔뚝을 걷어붙이며 그대와 세상을 의논할 것이니, 그 공적은 불을 보듯 뻔하오. 위로는 외로운 임금을 도와 신하들을 제어하고, 아래로는 백성을 보살피고 유세객들을 도와 나라를 바로잡으며 풍속을 고치면, 공과 이름을 세웠다 할 수 있소.

그럴 뜻이 없다면 북쪽의 연을 저버리고 대마저 포기하여, 동쪽으로 가서 제에서만 노니는 것이 어떻소? 땅을 나누어 봉토를 정하면 부귀가 도공이나 위공과 비교될 것이며, 대대로 왕이라 칭하여 제와 더불어 오래 함께한다면 이 또한 하나의 꾀가 될 것이오. 이 두 가지 꾀는 명예를 드러내고 실익이 두터운 것이니, 그대는 자세히 헤아려 하나를 선택하시오.

또 나는 이렇게 들었소. '작은 절의를 엿보는 자는 영광스런 명예를 이룰 수 없고, 작은 수치를 싫어하는 자는 큰 공을 세울 수 없다.'고. 옛날 관이오(관중)가 환공의 허리 장식에 활을 쏜 것은 참람한 일이고, 또 공자 규를 버리고 죽지 않은 것은 비겁한 일이며, 묶여서 차꼬를 찬 것은 치욕스런 일이었소. 이 세 가지의 행실만 보더라도 세상의 군주들은 신하 삼지 않을 것이며, 마을 사람들도 사귀지 않을 것이오.

가령 관중이 죄수로 갇혀 나오지 못하거나 죽어서 제로 돌아오지 못했다면, 그의 명예는 천하게 행동한 치욕에서 벗어나지 못했을 것이오. 노비들조차 그와 이름을 함께하기를 부끄럽게 여길 것이니, 하물며 세상의 보통사람들에게선 어떠하겠소.

그러나 관중은 자신이 감옥에 있는 것을 수치로 여기지 않고, 천하가 다스려지지 않는 것을 부끄럽게 여기지요. 또 공자 규를 위하여 죽지 않은 것을 부끄럽게 여기지 않고, 위엄을 제후들에게 펴지 못하는 것을 수치로 생각하지요. 그러므로 세 가지 잘못을 다 가지고 있으나 환공을 다섯 패자 중에 첫째가 되게 하여, 이름이 천하에 드높아 영광을 이웃 나라에까지 뻗친 것이지요.

(「자객열전」의 처음을 장식한) 조말은 노의 장군이 되어 세 번 싸워서 세 번 모두 패하여 땅 500리를 잃소. 만약 조말이 고국을 다시는 돌아보지 않으리라 생각하거나 고국으로 돌아가지 않으리라 마음먹어 목을 찔러 죽었다면, 패한 군대의 장수라는 이름을 벗어나지 못할 것이오.

그러나 조말은 3패의 치욕을 버리고 후퇴해 노나라 군주와 다시 일을 계획하지요. 환공이 천자를 조회하려고 제후들을 모을 때, 단상 위에 올라가 환공의 가슴에 단칼을 겨누면서도 얼굴빛조차 변하지 않고 언변도 어그러뜨리지 않아, 세 번 싸워 잃은 것을 하루아침에 되찾지요. 이 일로 천하를 진동시키고 제후들을 떨게 하여, 그 위세를 오와 월까지 미친 것이오.

작은 부끄러움이나 사소한 절의를 행할 수 없어서가 아니라, 몸을 희생하고 대가 끊겨 후손이 없어지더라도, 이 두 사람은 공을 세울 수 없으면 지혜롭지 않다고 여겼기 때문이오. 그러므로 분한 감정을 버려서 죽을 때까지의 명성을 세우고, 원망하는 절의를 버려서 대대로 빛날 공을 세운 것이지요. 이런 일로 그들의 업적은 요임금, 순임금, 우임금 같은 3왕과 다투어 그 명성이 하늘과 땅이 서로

닳아 없어질 때까지 남아 있소. 그대는 어느 하나를 택해서 행하길 바라오."

연나라 장군이 노중련의 편지를 보고 3일간이나 울면서 어찌해야 할지 결정하지 못한다. 연으로 돌아가자니 틈이 너무 나서 죽음을 당할 것 같고, 제에 투항하자니 죽이거나 포로로 잡은 제나라 사람들이 너무 많아 항복한 후에 치욕을 당할까 두렵다. 한숨을 내쉬며 탄식하다가, '다른 사람의 칼로 죽음을 당하느니 차라리 내 칼로 죽으리라.' 하고는 스스로 죽는다.

요성이 혼란에 빠지자, 전단이 요성을 도륙하고 돌아와 그에게 작위를 주려 한다. 노중련은 바다로 나가 숨으면서 말한다.

"남들에게 굽히면서 부유하고 귀하게 살기보다는, 차라리 가난하고 천하더라도 세상을 가벼이 보고 뜻 가는 대로 살리라!"

"아빠, 노중련은 좀 이상한 사람이야. 자기는 남들 아래서 벼슬살이하는 것을 싫어하면서 남의 일에 잘 끼어드니 말이야."

"그게 이상해? 그러니까 끼어든 게 아닐까? 너는 안 그러니? 봉산초등학생 때 너도 같은 반 애들이 소란하게 떠들면, 너는 안 떠들면서도 애들보고 시끄럽게 굴지 말라고 곧잘 말하곤 했잖아. 어른들도 그래. 장기나 바둑 둘 때, 두는 사람들보다 옆이나 뒤에서 바라보는 사람한테 그 수가 더 잘 보이는 법이거든. 하나도 이상한 일이 아니야."

"그럼 노중련은 소양인일까? 일 풀어나가기 좋아하고, 고고한 절개를 지키면서 호탕하게 살아가는 걸 보면. 마치 아빠처럼……."

"그래 보이니? 그런데 소양인 분위기가 아니야. 이상해, 노중련의 일화를 보면 『맹자孟子』가 떠올라. 맹자의 어법이나 어투와 너무나 똑같단 말이야."

"공자는 태양인이고 맹자는 태음인이라 하잖아(『동의수세보원 초고』의 말씀). 그렇다면 노중련도 태음인? 맹자의 어법과 어투는 어때?"

"양혜왕과 그 아들인 양양왕과의 대화가 『맹자』 처음 부분에 나와. 왕들의 말꼬리를 잡아 상대를 박살내는 어투며, 명분을 앞세우고 고사를 장황하게 인용하여 상대를 꼼짝 못하게 만드는 어법을 쓴단 말이야. 같은 태음인인 노중련의 어법과 어투도 맹자와 일란성 쌍둥이같이 똑같아. 차이라면 맹자는 장황하고, 노중련은 간명한 것이야."

"노중련의 어법이랑 어투는?"

"20년의 시차를 두고 일어난 두 개의 사건을 축으로 하여 노중련의 담설이 빛을 발하지.

하나는 장평전투에서 45만 병력을 잃고 수도인 한단마저 진나라에 포위되어 대처할 길을 찾지 못하는 조나라에게, 위나라에서는 양나라 출신 장군 신원연을 보내. 진나라 왕을 황제로 높여 위기를 벗어나라는 제안을 하는데, 노중련은 이의 부당함을 들고 천하 다른 나라들과의 연합을 통해 진나라를 물리치게 하지.

둘은 연나라 장군이 제나라 요성을 점령해. 제나라 병사들을 도륙한 전과 때문에 제나라에 투항하기는 어렵고, 참소를 당해 고국인 연나라로는 귀국하기 어렵지. 진퇴양난에 빠진 그에게 모든 것을 버리고 한 발을 내딛게 하는 백척간두진일보百尺竿頭進一步의 의욕을 고취시켜. 결국 제나라 전단의 요성 무혈입성을 성사시키지."

"그건 요지네. 어법이랑 어투는?"

"첫째 담설에선 같은 제후 나라의 왕을 천자로 높여 부를 때의 폐단을 과거사의 전례로 먼저 들어. 강대국의 천자례 거행 요구를 약소국인 노와 추의 신하들도 거부한 사례를 든 다음, 황제의 독재 체제에 의한 제후국의 현실적 폐해를 제시하여 마무리해. 아예 상대를 꼼짝 못하게 강한 쐐기를 박지.

둘째 담설에선 지용충智勇忠이란 세 가지 명분에 어긋난 처신의 속됨을 지적하고 제북 요성이 처한 국제질서상의 현실적 손익계산서를 뽑아. 명예와 실익의 관점에서 택할 수 있는 두 가지 선택의 길을 제시하고, 과거 역사에서 치욕을 명예로 역전시킨 관중과 조말의 사례를 들어. 분한 감정과 원망하는 절의를 버리게끔 연나라 장군의 의욕을 고취한 것이지."

"멋지게 정리해줘 고마워. 미안하지만 쪼끔 더 쉽게 얘기해줘."

"신원연과의 대화를 들어봐. '저 진나라는 예의를 버리고 수급의 공만 으뜸으로 치는 나라로서, 선비들을 마음대로 부리고 백성들을 포로처럼 부립니다. … 은자인 나도 동해에 빠져 죽을지언정 차마 그 나라의 백성은 되지 않을 것이오. 장군을 보고자 한 것은 조를 돕고자 해서요.' '양은 아직 진을 황제라 부를 때의 피해를 보지 못했기 때문이오. 양으로 하여금 진을 황제라 부를 때의 피해를 보게 하면 반드시 조를 도울 것이오.'

연나라 장군에게 보낸 편지를 읽어봐. '나는 들었소. 지자는 때를 어겨 이익을 좇지 않고, 용사는 죽음이 두려워 이름을 사라지게 않으며, 충신은 자신을 먼저 하여 임금을 뒤로하지 않는다고.' '또 나는 이렇게 들었소. 작은 절의를 엿보는 자는 영광스런 명예를 이룰 수 없고, 작은 수치를 싫어하는 자는 큰 공을 세울 수 없다고.'
대화에서는 예의를 기본 틀로 깔아 그 위에서 현실의 이해관계를 펴고, 편지에서는 이익과 이름(명예와 공)을 돌아보라 쓰고 있지. 예의, 이익(명예를 담은)이란 두 마디에 노중련의 모든 것이 담겨 있는 셈이야."

"아하, 예의의 태음인, 이익의 태음인이구나."

"예, 그렇습니다."

"그러니까 노중련이 이상하지. 조나라 평원군이 작위로 봉하려 하자 세 번이나 거절하여 끝내 받지 않고, 천금의 재물로 축수를 올리지만 거절하잖아. 제나라 전단이 작위를 주려 하자 거절하고 바다로 나가 숨잖아. 예의를 무시한 무뢰한이고 이익을 거절한 무익한이니, 태음인치곤 이상해."

"그러니까 대단한 인물이지. 그의 말은 우리 가슴에 새길 만해. '천하의 선비를 귀하게 여기는 것은, 사람의 근심을 없애주며 어렵고 복잡한 것을 풀어주고서도 아무것도 취하는 것이 없기 때문이오. 무엇을 취하는 것은 장사치들이나 일삼는 일이니 차마 그리할 수 없소.' '남들에게 굽히면서 부유하고 귀하게 살기보다는, 차라리 가난하고 천하더라도 세상을 가벼이 보고 뜻 가는 대로 살리라!'

이렇게 부귀를 멀리하고 천하의 근심을 풀어주는 해결사로서의 천하지사를 자처하고 있어. 속된 세상의 예의나 이익을 탐하는 쫀쫀한 태음인의 한계를 극복하여, 그보다 더 큰 천하의 예의나 이익을 추구하는 호탕한 태음인이지. 진정한 예의를 갖춘 태음인이고, 태양인 이제마 식으로 표현해 몸과 마음을 삼가는 공경恭敬이 골수에 박힌 태음인이랄 수 있겠지."

> 굶주린 사람의 창자가 먹을 것을 얻으려고 서두르면, 창자의 기운이 다한다. 가난한 사람의 뼈가 재물을 얻으려고 서두르면, 뼈의 힘이 마른다. 굶주려도 굶주림을 편안히 여기면, 창자의 기운이 제대로 지켜진다. 가난해도 가난을 편안히 여기면, 뼈의 힘이 제대로 선다.
> 그러므로 음식은 굶주림을 참을 수 있어서, 배부르기를 탐내지 않음이 음식의 삼감이다. 의복은 차디참을 견딜 수 있어서, 따스하기를 탐내지 않음이 의복의 삼감이다. 근력은 일을 부지런히 할 수 있어서, 편안히 쉬기를 탐내지 않음이 근력의 삼감이다. 재물은 삼가 참담하게 얻을 수 있어서, 구차하게 얻기를 탐내지 않음이 재물의 삼감이다.
> – 『강의 동의수세보원』「광제설」

"그러고 보니까 이상치 않네. 멋진 태음인이야. 우리 할아버지처럼 재미있고 친근해."

"암, 그렇고말고. 노중련은 왕들에게 허리 굽혀 조아리는 벼슬아치가 아닌 포의지사布衣之士로서, 당대 최고의 담설로써 각국의 경이나 재상들의 권위를 보기 좋게 꺾어버리고, 호탕하게 뜻 가는 대로 살아가는 멋쟁이 재간 덩어리 이웃 아저씨야."

소음인 이야기

나를 어떤 임금이라 생각하는가 _ 깍두기 위 문후 … 229

병법이란 죽을 자리를 다루는 것 _ 명장 조사 … 236

아아, 장사여, 다시 돌아오지 못하리 _ 강호의 전설 형가 … 242

누구를 위하여 천하를 근심하나 _ 꾀주머니 유후 장량 … 259

나를 어떤 임금이라 생각하는가
- 깍두기 위 문후

"여보, 윤구병의 『잡초는 없다』 있어요?"

"그 책은 없어요. 그이가 감수한 『보리 국어사전』은 연정 생일 선물로 미리 사두었지만."

"어디서 본 것 같은데."

"그럼 찾아봐요. 아마 학교 도서관에서 본 게 아닐까?"

"그럴지도……. 그러구 배 좀 주물러줘요. 고등어구이를 먹었더니 뱃속이 더부룩해요."

"예, 마님."

그러곤 엄마가 잠드신다. 아빠가 배를 만져주거나 침을 배에 꽂으면, 그대로 잠드신다. 오늘도 아빠가 나 주시려고 아궁이 숯불로 구운 고등어구이를 맛본다는 핑계로 몇 점 드시다 배탈이 난 게다. 고등어나 꽁치처럼 기름진 노란 살 생선은 소양인 것인데, 뭣이든 입으로 맛보고 싶어하는 소음인답게 참지 못하고 그걸 먹었으니 탈이 난 게다.

소음인은 소화 능력이 형편없어 조금씩 자주 먹어야 한다. 갈치, 조기, 명태, 옥돔 같은 담백한 흰 살 생선을 먹어야 한다. 소음인 것이라도 약간이라도 많이 먹거나 차게 먹거나 하면 반드시 체하거나 설사한다. 그런 땐 따듯한 꿀물이나 매운 생강차 등을 먹어야 속이 풀린다.

엄마는 소음인이다. 무슨 일이든 준비가 철저하다. 준비를 앞세우고, 순서를 중요시 여기며, 자로 잰 듯 계획 있게 시간표대로 살아간다. 소음인답게 음식에 꿀처럼 단 것과 매운 양념 쓰기를 잘한다. 청양고추는 너무 맵다고 가급적 피하고, 오이고추처럼 덜 매운 것을 몇 개씩 드신다. 사람들에게 어려운 말을 못하고 남들의 부탁을 거절하지 못해 속으로 끙끙 앓으면, 아빠가 나서서 해결한다. 모르는 사람을 만날 때도 어린애처럼 아빠를 앞세우는 소심함을 보인다. 지금부턴 우리 엄마 같은 소음인 편이다. 첫 주인공은 위나라를 검정중원劍定中原의 초강대국으로 만든 위 문후魏文侯 위사魏斯다.

지백을 멸한 위 환자의 손자인 위 문후 위사는 복자하와 전자방을 스승으로 모신다. 매양 단간목의 띠집 앞을 지날 때면 수레의 가로대를 잡고 인사를 올린다. 권력자의 오만함에 짓눌린 온 나라의 뛰어난 이들이 인재를 대우하는 겸손한 그를 찾아 몰려온다.

어느 날 신하들과 술을 마시고 즐기다가 하늘에서 비가 오거늘, 수레에 멍에를 메어 들로 나가려 한다. 측근들이 묻는다.

"오늘 모처럼 술을 즐기시고, 게다가 비까지 오는데, 어디로 가려 하십니까?"

"왕실 공원 책임자와 사냥을 하기로 약속했지 뭐요. 아무리 즐겁기로서니 일단 약속한 것을 어찌 없는 일로 하겠소."

그러고는 몸소 가서 약속을 취소한다. 약속을 칼같이 지키는 칼맨 위 문후다.

악양을 시켜 중산국을 쳐서 이긴 뒤에는, 아들 격에게 그 땅을 봉토로 준다. 기분에 들떠 신하들에게 묻는다.

"나를 어떤 임금이라 생각하는가?"

다 함께 입을 모아 아뢴다.

"어진 임금이십니다."

앗, 이때 불칙하고도 무엄하게 찬물을 끼얹는 자가 툭 불거져 나온다. 임좌다. 어질다는 합창 소리에 불협화음을 낸다.

"중산국을 얻으사, 아우에게 주지 않고 아들에게 주셨습니다. 어찌 어진 임금이라 하오리까?"

예기치 않은 모난 돌의 돌출에 문후가 성내자, 임좌는 물러간다. 뒤이어 적황이 같은 물음에 답한다.

"참으로 어진 임금이시지요."

"무얼 갖고 그리 답하는가?"

"임금이 어질면 신하가 바르지요. 앞서 임좌의 말이 바릅니다. 그걸로 증명된 것 아닌지요?"

엎치락뒤치락하는 놀라운 정반합이다. 어질다는 긍정이 평범하다면, 어질지 않다는 부정은 강렬하고, 어짊을 어질지 않다는 부정으로 증명하는 긍정은 놀랍다. 문후는 기뻐하여 적황에게 임좌를 불러오게 한다. 임좌가 오자 몸소 마루 아래로 내려가 맞이해 상객上客으로 삼는다.

정승을 등용할 때의 일이다. 문후가 이극을 독대獨對하여 자문을 얻는다.

"선생께선 언젠가 이런 말씀을 하셨지요. '집안이 가난할수록 똑똑한 여편네를 생각하고, 나라가 어려울수록 뛰어난 정승을 생각한다.'고. 지금 물망에 오른 이가 아우 위성 아니면 적황입니다. 이들 두 사람을 어떻게 생각하시오?"

"그의 일상생활에서 가까이하는 것을 살피고, 그가 부유할 때 함께하는 이를 살피며, 그가 영달할 때 천거하는 이를 살피고, 그가 막막할 때 하지 않는 것을 살피며, 그가 가난할 때 취하지 않는 것을 살피소서. 이 다섯 가지면 결정이 가능하지요."

"선생의 가려주심에 힘입어 결정을 내렸습니다."

이극이 나오자, 밖에서 기다린 적황이 묻는다.

"임금이 불러 재상을 고르셨지요. 누구로 결정했습니까?"

"위성입니다."

"(발끈하여) 서하 태수 오기, 업 땅을 안정시킨 서문표, 중산국을 토벌한 악양, 중산 태수인 선생, 임금 아들의 스승 굴후부, 이들을 추천한 게 바로 접니다. 제가 위성에게 꿀리는 게 뭡니까?"

"위성은 천 종(도량형의 큰 단위)의 녹을 받지요. 그중 아홉이나 밖에다 풀고, 하나만 자신이 씁니다. 때문에 동쪽에서 복자하, 전자방, 단간목을 얻었지요. 이들 세 분은 모두 임금의 스승입니다. 한데 당신이 추천한 우리 다섯 명은 모두 임금의 신하지요. 그대가 어떻게 위성과 견줄 수 있겠습니까?"

적황이 두 번 절하고 말한다.

"제가 비루한 녀석입니다. 몸 둘 바를 모르겠네요. 바라건대 제자가 되겠습니다."

임금의 스승과 신하의 위상은 크게 차이 난다. 이 말을 하는 이극도 그렇지만, 이극의 말에 껌뻑 죽는 적황도 대단하다. 이처럼 적절한 인재 발탁과 인재 상호 간 선의의 경쟁이 벌어지는, 후끈하게 달아오르는 조정이 바로 문후의 조정이다.

"아빠, 위 문후는 무슨 체질? 임좌의 어진 임금 아니란 말에 성내다가 적황의 말을 듣고 금방 달라져서 헤헤거리는 걸 보면, 성질쟁이 소양인에다 기분파 소양인 같아. 하지만 잘 모르겠어."

"땡. 소음인."

"어째서, 무얼 근거로, 5W1H로 설명할 것."

"깍듯해서, 세 명의 스승을 근거로, 5W1H 설명은 사절. 난 소음인이 아님."

"그러지 말구 설명해줘, 잉. 뽀뽀, 뽀뽀, 쪽. 인심 쓴다."

"소음인은 달moon, 달이잖아. 소양인인 해sun의 그림자, 달. 전국시대에 들어 왕의 스승인 왕사王師를 둔 인물은 위 문후뿐이야. 문후는 스승 셋의 그림자로 있는 게 편한 거야.

소양인 같아 봐. 소소한 약속 하나 땜에 즐겁게 놀기를 그만두고 약속을 지키러 갈까? 아마 신하를 보내 술잔치에 부르든지, 약속을 연기하거나 취소하겠지. 임좌를 내쳤다가 곧 뉘우치곤 맞아들여서 외국인에게 주는 가장 높은 대우인 상객에 앉혀. 그 장면, 참으로 맛깔나게 썬 깍두기같이 깍듯하지. 정승 재목을 구하려고 이극과 이야기 나누는 걸 봐. 묻고 답하는 게 얼마나 논리 정연해."

"그림자 체질, 약속 지킴이 칼맨, 깍듯한 깍두기, 논리의 대명사, 소, 음, 인! 숨 막히잖아. 소음인이 맞사오이다. 아… 숨 막혀."

"들어봐. 타고날 때부터의 인간본성(천기天機)에서, 생식기의 소음인은 과거를 정리하는 공간의 깊이인 지방地方에 뛰어나고, 아랫배의 태음인은 혈연과 지연 등 인간관계에 질서를 세우는 수평의 넓이인 인륜人倫에 뛰어나며, 가슴의 소양인은 세상 사람들이 만나는 지점을 내려다보는 수직의 높이인 세회世會에 뛰어나고, 머리의 태양인은 차원을 단숨에 뛰어넘어 미래를 예견하는 시간의 도약인 천시天時에 뛰어나지.

소음인의 지방이란 먼 과거로부터 내려온 모든 산물이 자리하고 정리된 곳이야. 둥그런 하늘과 네모난 땅이라는 천원지방天圓地方에서 나온, 지방의 방方은 둥근 원圓의 상대 말이지. 각角이 진 것이라는 뜻이자, 나누고 구분 짓는다는 의미와 통해. 땅 지地는 미래를 나타내는 하늘 천天에 상대하는 말로, 과거를 나타내기도 해. 과거 어느 일정 범위에 자리하고 정리하여, 그 범위 안과 밖을 가름하는 것이 지방이야."

"아구, 숨차라. 암튼 되게 어렵다. 좀 쉽게 해주어."

"땅 구멍을 생각해봐. 생식기의 소음인, 깊숙한 아랫구멍의 소음인을. 깊숙이 구멍을 파 들어가려면 선택적이고 합리적으로 뚫어가야 해. 마찬가지로 합리적 사고를 구사한다니까. 윗구멍인 입도 그래. 음식의 맛을 깊숙이 읽어내지 않으면 맛난 음식을 만들기 어렵지. 소음인들이 그래서 뛰어난 미각을 타고나지. 똑같이 아랫구멍인 생식기에서 애도 쑥쑥 잘 빼내지. 똥도 잘 누고."

"변태! 으이구, 엄청 못 말리는 변태라니깐."

어쨌거나 소음인의 본성인 지방이란 한마디로 압축하여 논리적이란 말이라나. 그러니까 위 문후는 소음인이다. 이것이 바보에다 숫제 변태 덩어리인 아빠의 설명이다.

울 엄마는 위 문후 같은 소음인. 엉덩이는 크지만, 가슴은 내 것보다 작다. 엄마의 쭈쭈에다 살짝 손을 얹는다. 호시탐탐 노리는 아빠의 손길로부터 편한 잠을 지켜주기 위해서. 15년간의 역대 전적은 일방적으로 나의 절대적 승리. 적어도 잠자리에서 난 뚱팡뿌파이(東方不敗).

병법이란 죽을 자리를 다루는 것
- 명장 **조사**

"아빠, 궁금한 게 있어."

"물어봐."

"왜 아빠는 시골을 좋아해?"

"넌 도시가 좋지?"

"응."

"사람들이 들끓어 북적거리고 이것저것 볼거리, 먹을거리 많아서 좋지?"

"응."

"마찬가지야. 시골은 시골대로 볼거리, 먹을거리가 많아. 동물과 식물이 들끓어 북적거리고. 계절에 따른 변화가 얼마나 아름다우니. 가을을 생각해봐. 시도 때도 없이 지붕과 바위에 떡갈나무에서 상수리 떨어지는 툭탁 데구루루 구르는 소리가 정겹지. 아침결에 잠을 깨우는 새들의 지저귐은 어떻고. 논에서 풍겨오는 벼 익는 냄새는 싱그러워. 날 완성시켜줘. 편안함, 조용함, 구들장 위에 누워 몸속 실핏줄까지 파고드는 장작불의 따스함까지 더하니, 나의 게으름에 어울리는 니르바나nirvana의 열락悅樂이야. 어떻게 시골을 좋아하지 않을 수 있으리."

"그래도 난 도시가 더 좋아."

"그래, 넌 무엇이든 배울 나이야. 도시 문명이란 게 다 배울 것 천지지. 죽을 때까지 배우더라도 다 못 배울 만큼 알아야 할 것이 넘쳐나. 그러나 아빠 나이가 되면 생각이 달라져. 모두가 헛되고 헛된 것이지. 한 조각 뜬구름 같은 세상사야. 파도 위의 물거품처럼 실체가 없는 것이지.

선배 도인이신 노자께선 이리 말씀하셔. 사람은 땅을 본보기 삼으며, 땅은 하늘을 본보기 삼고, 하늘은 도리를 본보기 삼으며, 도리는 절로 그러함을 본보기 삼는다(人法地 地法天 天法道 道法自然)고. 너희들을 낳고 기르며 글 쓴 일은 이미 할 대로 한 터고, 쉬고 싶을 때 쉴 수 있는 초가삼간까지 빌렸으니, 이제는 천지 도리와 자연에 순응하여 시골에서 조용히 사는 것이 어쩌면 나의 천명 아닐까 싶어."

"그런 게 천명인가? 잘 모르겠어."

"아, 천명이라! 천명을 낸들 어찌 알겠니? 지난날 밖으로, 밖으로만 나다니며 벌여놓은 일들이 너무 시끄럽고 부끄러움투성이인지라, 이제라도 조용히 내 마음속의 우주를 거닐고픈 마음에서지. 그러나 실상은 나도 뭘 모르고 하는 소리지."

이럴 때 보면 아빠는 영락없는 도인이다. 멋있기까지 하다. 시골이 싫다고 엄마한테 곧잘 앙탈을 부리지만, 나도 도시만큼이나 시 골이 좋다. 아빠 있는 시골이니까 더욱 좋다.

조사趙奢는 조나라의 세무 담당 관리다. 세금을 걷는데 평원군의 집에서 잘 내지 않는다. 조사는 법으로 다스려 평원군의 담당자 아홉 명을 죽인다. 평원군이 성내어 조사를 죽이려 하자, 조사가 설득한다.

"나리께서는 우리나라의 귀공자십니다. 그런데 나리의 집에서 공적인 것을 받들지 않고 제멋대로 하면 법이 깎이고, 법이 깎이면 나라가 약해지고, 나라가 약해지면 제후들이 공격해오고, 제후들의 공격을 받으면 우리나라는 없어지게 됩니다. 그러면 나리는 어디에서 이런 부를 얻겠습니까? 나리의 귀함으로써 공적인 일을 법처럼 받들면 위아래가 공평해지고, 위아래가 공평해지면 나라가 강해지고, 나라가 강해지면 우리나라는 견고해지며, 나리는 나라의 귀한 인척이시니 천하 사람들이 어찌 가볍게 여길 수 있겠습니까?"

평원군이 현명하다 여겨 그를 왕에게 천거한다. 왕이 그를 등용하여 국세가 크게 공평해지자, 사람들은 부유해지고 나라의 창고도 가득 차게 된다.

진나라에서 한나라를 정벌하는데 아여에서 주둔한다. 이에 왕이 명령을 내려 조사를 장군으로 삼아 한나라를 구하게 한다.

군대가 한단에서 30리쯤 떠나오자, 조사는 '군에 관한 일로 간하는 자는 죽이리라.'고 군중에 영을 내린다. 진군은 무안의 서쪽에 주둔하고 있다. 진군이 북 치고 함성을 지르며 훈련을 하는데, 무안의 지붕기와가 모두 진동한다.

군중의 한 후가 '급히 무안을 구하자.'고 말하자, 조사는 즉시 그를 죽여버린다. 성을 쌓고 28일간이나 움직이지 않으며 오히려 누대만 더욱 높이 쌓는다. 진나라 간첩이 들어오자 조사는 그를 잘 먹여서 돌려보낸다.

간첩이 진나라 장수에게 보고하자, '자기 나라에서 30리 떠난 뒤 움직이지 않고 누대만 더욱 높이 쌓으니, 아여는 이제 조나라 땅이 아니다.'며 장수가 크게 기뻐한다.

조사가 진나라 간첩을 보내고는, 가볍게 무장을 꾸려 그를 뒤쫓아 1박2일 만에 도착한다. 아여 50리에 활 잘 쏘는 사람들을 보내 주둔케 한다. 군의 누대가 완성되자 진나라 사람들이 이를 듣고는 갑옷을 단단히 차려입고 온다.

허력이란 사졸이 군대의 일로 간하고자 하니, 조사가 받아들인다.

"진나라 사람들이 뜻하지 않게 우리 군대가 도착하자, 그들이 오는 사기가 드높습니다. 장군께서는 반드시 군진을 두텁게 모아 그들을 기다리소서. 그렇지 않으면 반드시 패할 것입니다."

"그대의 말을 받아들이노라."

"사형대로 나아가겠습니다."

"한단(조나라 서울)에서 나중에 명령을 내릴 터이니 기다려라."

"북산의 고지를 먼저 점령하는 자가 승리할 것이요, 나중에 도착하는 자는 패할 것입니다."

조사가 허락하여 즉시 군사 1만 명을 내어 북산으로 달려가게 한다. 진병이 나중에 도착하여 산을 놓고 싸우나 고지를 점령하지 못한다. 조사가 병사들을 풀어 그들을 공격하여 진군을 크게 깨뜨린다. 진군이 흩어져 달아나면서 드디어 아여의 포위를 풀고 귀국한다.

조 혜문왕이 조사에게 마복군馬服君이라는 호를 내리고 허력으로 국위를 삼는다. 이에 조사는 염파, 인상여와 같은 서열이 된다.

일찍이 조사가 아들 조괄과 병법에 관하여 이야기를 나누는데, 조괄을 힐란하지도 않고 잘한다고 칭찬하지도 않는다. 조괄의 어머니가 그 까닭을 묻자, 조사가 답한다.

"병법이란 죽을 자리를 다루는 것이오(兵死地也). 한데 아이가 이 일을 너무 쉽게 이야기하오. 가령 조나라가 아이를 장군으로 삼지 않으면 그만이지만, 만일 아이를 장군으로 삼는다면 조나라 군대를 패하게 하는 자는 틀림없이 아이일 것이오."

"아가야, 조사는 무슨 체질?"
"처음 평원군을 설득할 때의 논리가 반듯한 걸 보아 합리적인 소음인 아닐까?"
"맞습니다, 맞네요. 조사는 인상여와 쌍벽을 이룰 만한, 절세의 경륜經綸과 대인의 식견識見을 지닌 소음인이지. 국세청장이 되어 국세를 공평하게 하여 경제를 살리거나 첫 출전한 아여전투에서 이기는 것으로 보아 경륜을 알 수 있고, 아들 조괄의 잘못으로 45만이 전사하는 장평전투를 예견하는 것으로 보아 식견을 알 수 있어."

> 소음인이 본성기운에만 외곬으로 빠져드는, 실속 없이 뽐내는 긍심矜心을 막아내고, 스스로의 꾀를 돌이켜보면서 크게 꾀를 닦아가면, 정세의 경륜이 소음인의 가슴에 자리 잡는다. 소음인이 암컷이 되려고만 하는 감정기운에만 외곬으로 빠져드는, 남의 이익을 제멋대로 빼앗으려는 탈심奪心을 막아내고, 태양인의 수컷이 되려 하는 감정기운을 본받아 닦아가면, 대인의 식견이 소음인의 뒤통수에 자리 잡는다.

"조사가 인상여와 쌍벽을 이룰 만한 인물이란 말은 무슨 뜻이야?"

"바보의 쌍벽은 효성왕과 조괄이겠지. 이와 대비되는 조괄의 아버지 조사는 어떨까? 그야말로 인상여와 나란히 쌍벽을 이루는 조나라의 보배라 할 수 있어. 이들의 공통점은 둘 다 비천한 출신으로, 자신의 체질 한계를 뛰어넘어 남까지 안정시킨다는 점이지. 니체가 말하는 위버멘쉬übermensch(초인超人)랄까? 게다가 주위의 아름다운 평판을 받는다거나 평온한 죽음을 맞는 데서도 알 수 있듯이, 전국시대의 이름난 인물들(다리 잘린 손빈, 비명횡사한 상앙과 백기, 음울하게 죽은 염파와 신릉군 등)을 훌쩍 뛰어넘은 인물이야."

"으흠, 그렇구나. 오늘 하나 배웠네."

아아, 장사여, 다시 돌아오지 못하리
- 강호의 전설 **형가**

그가 왔어, 왕백수가. 도인실로 들어서서 넙죽 절하고는 생뚱맞게 말하는 거야.

"왜 사는지 모르겠습니다."

"틀렸어, 질문이. 어떻게 살아야 하는지를 물어봐."

"하도 답답해서 말씀 좀 들으러 왔습니다."

"비어 있어야 받아들이지. 속이 가득해. 자네 속에 내 말이 들어갈 곳 있나? 길을 걸을 때, 우리가 가는 것 같지? 천만에, 그게 아냐. 그건 오만한 우리의 착각이지. 사실은 길의 공간이 우릴 받아들이니까 가는 거야. 마찬가지. 무슨 말을 한들 자네 귀에 들릴 것 같나? 귓가로 흐르노니 헛된 말이로다. 허튼소리며 생각이며 집어치워. 툴툴 털게나. 예서 며칠이건 몇 달이건 쉬어 가."

"정리할 게 있어요. 금방 가야 합니다."

"빠이빠이, 그게 정리야. 그냥 잠수해."

"걸린 게 많습니다."

"삶은 천 길 낭떠러지야. 지금은 아니지만, 10년 전만 해도 꿈속에서조차 빌빌거리다 깨어나면 화가 났지. 그럼 다시 그 꿈을 꾸어, 허공에 한걸음 이어 내딛지. 해봐. 후련해."

"착하게 살려는데 너무 힘드네요."

"이 방을 봐. 흙과 나무로 이루어, 장작으로 달구지. 높이가 낮고 넓이가 좁아. 아파트나 사무실은 크고 넓어. 그걸 달구려면 연료가 엄청 들어. 과소비가 아냐. 그건 무한소비야.

악이 별건가? 무한소비가 악이야. 도시는 그 자체가 악이야. 도시의 선은 돈이야. 도시는 돈시야, 악시야. 도시의 '착한 표'란 악을 벗어나려 애쓰는 데 불과해. 그럴수록 악의 수렁으로 깊이 빨려드는.

허튼소리 그만햐. 사랑방 양성실로 건너가 뜨거운 구들장에 몸이나 지져."

"차라리 나무하러 가겠습니다."

그날부터 눈발이 휘날리지. 연사흘, 사흘 내내, 천지가 하얗게.

뒷산서 나무 자르고, 지게 지고, 적벽으로 굴리고, 큰 뜰에서 톱질하고, 나뭇간과 돌무지 위에 장작을 쌓고. 아빠는 웃통 벗어 좌수부법左手斧法으로 도끼 휘두르며, 새끼도사 사경선은 분주히 나무 쌓으며, 톱질하는 왕백수의 눈썹은 휘날리는 눈발 따라 같이 휘날린다.

김지운 오라버니라면 『김지운의 숏컷』에다 이렇게 쓸 거야.

〈와호장룡〉에서 죽림의 결투가 와이어를 이용한 아크로바틱한 느낌의 안무라면, 적벽에서 3인의 장작 패기는 도끼와 톱을 구사한 땀 냄새 물씬 풍기는 리얼리티죠. 북 적벽, 동 도인실, 남 나뭇간, 서 대숲, 중 나무꾼. 나무꾼 셋은 『영웅문』과 〈동사서독〉에도 비치지 않는, 중앙의 그림자 인간 왕중양이죠.

바닥에 눈은 수북이 쌓여 있죠, 허공의 눈송이는 펑펑 쏟아지죠, 눈 지붕을 얹은 대나무는 바람을 좇아 이리저리 휘청거리죠. 이를 롱테이크로 길게 잡은 뒤, 줌렌즈에다 오로지 장작 패기에 열중하는 눈사람 셋을 짧게 클로즈업하죠. 리얼리티죠. 리얼리티야말로 환상이자 전율이죠. 이러면 우린 환장하죠.'

왕중양이 누구냐? 『영웅문』의 왕할아부지. 구처기, 손사막 등 전진칠자의 싸부님. 어쩌다 한번 큰 바람 일어 대숲의 눈 지붕이 기울어져 눈발이 와락 쏟아지면, 그야말로 까무러치기 내지 죽음이지.

눈발을 얹은 흰 눈썹을 휘날리던 왕백수는 떠났어, 1월 1일에. 한 마디를 남기고.

"한 달, 한 번씩, 나무하러 오겠습니다. 뱃살 빠지게."

2월 1일. 약속대로 와서 2월 3일 다시 떠났지. 장작을 잔뜩 해놓고. 사내들의 강호. 아, 강호란 뭘까, '쟝후 스 셤머너(江湖是甚麽).'

형가荊軻는 위衛나라 사람으로 연나라에 가서는 형경荊卿으로 불린다.

일찍이 책 읽기와 칼 쓰기(격검擊劍)를 좋아하고, 위원군을 섬기려 하나 받아들여지지 않는다. 유차에서 노닐 적에 개섭과 칼 쓰기를 논하다가 개섭이 성내어 매섭게 노려보자 그냥 나가버린다. 한단에서 노닐 적에도 노구천과 장기를 두다 구천이 성내어 꾸짖자 말없이 달아나버린다.

연나라에 이르러서는 개백정으로 축筑을 잘 탄주하는 고점리高漸離를 사랑한다. 술을 즐겨 저잣거리에서 날마다 개를 잡아 안주 삼고, 술에 취해 고점리가 축을 타면 형가가 그에 맞춰 노래하며 즐기다가, 끝에 가선 주변 사람은 아랑곳하지 않고 서로 울더라. 비록 술에 취해 살아가는 듯 보이지만, 사람됨이 책 읽기에 침잠하고, 제후들과 노니는 어질고 호탕한 장자長者들과 사귀기를 다한다. 연의 처사處士인 전광田光 선생이 잘 대우한 것도 그가 보통사람이 아님을 알기 때문이다.

얼마 지나지 않아 진에 인질로 있던 태자 단丹이 도망하여 귀국한다. 그 이전 조의 인질로 있을 적에 그곳에서 태어난 정政과 가깝게 지낸다. 정이 진왕秦王이 되고 단도 진에 인질로 갔는데, 정이 좋지 않게 대우하자 원한에 사무쳐 도망하여 귀국한 것이다. 귀국하여 진왕에게 보복하려 하나 나라가 작아 힘을 쓸 수가 없다. 그 뒤로도 진은 날마다 산동으로 출병하여 제, 초, 한, 위, 조를 쳐서 야금야금 파먹어 들어와 연에까지 이를 지경이 되니, 연의 군신 모두 두려워 어쩔 줄 모른다.

단이 사부인 국무에게 의견을 묻자, 현재의 정세를 설명하면서 밖에서 정면충돌할 형편이 못 되므로 진나라 안에서 일을 도모해야 한다고 진언한다. 얼마 뒤 진왕의 미움을 사서 연으로 도망친 진의 장군 번어기樊於期를 단이 받아들이자, 국무가 그러면 안 된다고 간한다.

"위태로움을 행하면서 편안하기를 구하거나, 재앙을 저지르면서 복을 구하는 격이오. 꾀는 얕으면서 원한이 깊다 하여 한 사람과의 사귐으로 나라의 큰 해로움을 돌아보지 않는다면, 이른바 원한에 힘입어 재앙을 돕는다(資怨而助禍)는 것이라. 기러기 털 하나를 활활 타는 숯불 위에 놓는다면 무사할 리 있으리까. 더구나 독수리처럼 사나운 진에서 원한으로 폭발하는 노여움을 행한다면 더 말해 무엇 하리오. 우리나라에 전광 선생이 계신데, 사람됨이 깊이 지혜롭고 용감하니 그와 꾀해보오."

"선생님을 통해 전 선생과 사귈 수 있는지요?"

"그래보겠소."

맞아들이는 단이 길을 안내하여 무릎 꿇고 자리를 펴서 전광이 좌정하니, 주변에 아무도 없다. 단이 공손히 자리를 피해 의견을 묻는다.

"우리와 진은 양립하지 못합니다. 선생님의 고견을 듣고 싶습니다."

"제가 듣기에 기린이 장성할 때엔 하루 천 리를 달리지만, 노쇠하여선 노둔한 말에게 뒤진다고 합니다. 이제 태자께선 저의 장성할 때의 소문만 들었지, 정기가 이미 스러져 사라진 줄을 알지 못합니다. 제가 감히 국사를 도모할 순 없고, 형경이란 훌륭한 인물이 쓸 만합니다."

"선생님을 통해 형경과 사귈 수 있는지요?"

"그래보겠습니다."

바로 일어나 나가는데 태자가 문까지 전송하며 당부한다.

"제가 선생님과 나눈 이야기는 국가 대사입니다. 누설하지 마십시오."

전광이 고개 숙여 빙그레 웃으며 말한다.

"그러겠습니다."

그러고는 재빨리 형가를 만나 이야기를 전한다.

"그대와 잘 지낸 걸 우리나라에서 모르는 사람이 없네. 오늘 태자와 여러 이야기를 나누었다네. 나름대로는 그대를 남이라 생각 않은 터라 태자에게 그대에 대해 말했네. 태자궁에 방문하시겠나?"

"삼가 뜻을 받들겠습니다."

"이런 말을 들었네. '장자의 행실이란 남들에게 의심을 사서는 안 된다.'고. 오늘 태자가 국가 대사를 누설하지 말아달라더군. 태자가 날 의심한단 소리지. 남들에게 의심 살 행실을 한다면 절의에 사는 협객이라 할 수 없네. 내 스스로 목숨을 끊어 그대를 격려하노니, 서둘러 태자를 방문하여 그 일을 누설하지 않았음을 밝혀주게."

전광이 스스로 목을 찔러 죽자, 형가가 태자를 방문하여 전광의 이야기를 그대로 전한다. 단이 두 번 절하고 무릎으로 기면서 눈물을 철철 흘린 뒤에 말한다.

"당신께서 저의 불초함을 모르시고 앞에 오시어 감히 말씀 나눈 것은, 하늘이 우리나라를 불쌍히 여기시고 저를 내쳐버리지 않아서입니다. 작금의 천하 형세가 너무나 불리합니다. 우리나라는 약소국으로 자주 적병에게 곤경을 당합니다. 거국적으로 진에 맞서기도 어렵고, 진의 눈치를 이리저리 살피는 제후들과의 연합도 안 됩니다.

어리석은 제 생각입니다만, 천하의 용사를 진에 사신으로 보내 듬직한 이익을 미끼로 틈을 엿보는 것이 어떨까 합니다. 진왕은 탐욕스런지라 반드시 미끼를 덥석 물 겁니다. 이때 진왕을 윽박질러 옛날 조말이 제 환공에게 한 것처럼 빼앗은 제후들의 땅을 돌려주게 한다면 가장 좋습니다만, 안 되더라도 찔러 죽일 수는 있겠지요. 그러면 밖에서는 대장들이 병사들을 마음대로 부리고 안에서는 어지러이 신하들이 서로 의심하는 사이에, 제후들과 연합하여 반드시 진을 쳐부술 수 있습니다. 이것이 저의 가장 큰 바람입니다만, 하늘의 뜻이야 어떤지는 모르지요. 이 점만 유념해주십시오."

한참 후에 형가가 대답한다.

"이것은 국가 대사입니다. 전 재능 없고 미련하여 이런 일을 맡기에 부족한 듯싶습니다."

단이 앞으로 더 나아가 머리 조아리며 사양치 말기를 굳게 간청한 뒤에야 허락한다. 이에 형가를 상경上卿으로 높이고 가장 좋은 집에 살게 하여 날마다 문하로 나아간다. 진수성찬을 차리고 간간이 진귀한 것들을 내놓으며, 수레든 미녀든 형가 마음대로 맞춰준다.

시간이 오래 지나도록 형가가 갈 뜻을 보이지 않는다. 이때 진의 장군 왕전은 조를 깨뜨리고 조왕을 사로잡아 땅을 다 거두어들이고는, 병사를 이끌고 경략經略하여 연의 남쪽 경계에까지 이른다. 태자 단이 두려워 독촉한다.

"진의 병사들이 아침저녁이면 우리 역수를 건너리니, 제가 당신을 길이 모시려 한들 그럴 수 있겠습니까?"

"태자의 말씀이 아니라도 마침 뵈려던 참입니다. 지금 가더라도 믿음을 줄 만한 것이 없으면 진에서 가까이하지 않을 것입니다. 번 장군에게 진왕은 금 1,000근과 만 가의 고을을 현상금으로 걸었으니, 번 장군의 목과 연나라 요충지의 지도를 진왕에게 봉헌하면 반드시 기뻐하며 저를 만날 것입니다. 그래야 복수할 수 있습니다."

"번 장군이 곤궁하여 저에게 왔거늘, 차마 제 사사로움 때문에 다치게 할 수는 없습니다. 바라건대 달리 생각해주십시오."

어쩌지 못하는 태자의 뜻을 알고 형가는 직접 번어기를 찾아가 묻는다.

"진에서 당신을 대하는 것이 끔찍합디다. 부모와 종족을 다 죽이고, 당신 목에는 금 1,000금과 만 가의 고을을 현상금으로 걸었으니, 앞으로 어찌할 것이오?"

번어기가 하늘을 우러러 크게 탄식하고 눈물을 주르륵 흘리며 대답한다.

"제가 그 일을 생각할 때마다 골수까지 사무쳐 아프지만 어찌해야 할지를 모르겠습니다."

"이제 말 한마디로 우리나라의 근심을 풀고 장군의 원수를 갚을 수가 있는데, 어떻소?"

번 장군이 바싹 다가가며 묻는다.

"어떤 것입니까?"

"그대의 목이오. 그것을 진왕에게 바치면 진왕이 기뻐 나를 만날 것이오. 그때 내가 왼손으로 그의 소매를 꼭 붙잡고 오른손으로 그의 가슴을 찌를 것이오. 그러면 그대는 원수를 갚고 연나라는 능욕을 받은 부끄러움을 씻을 수 있소. 그대는 어찌 생각하시오?"

이에 웃통 절반을 벗어 팔로 잡고서(죄인을 형용함) 더욱 다가가며 말한다.

"이야말로 제가 밤낮으로 이를 갈아 마시며 마음속을 썩힌 일입니다. 가르치심대로 하겠습니다."

그러고는 마침내 스스로 목을 찔러 죽는다. 이 소식을 들은 단이 치달려가 시체 위에 엎어져 곡을 놓아 슬픔을 다한다. 이미 벌어진 일이라 어찌할 수 없어 마침내 번어기의 목을 싸서 함에 넣고 봉한다.

단이 미리 구한 날카로운 비수는 100금을 지불하여 조나라에서 얻은 서부인이다. 장인을 시켜 약물에다 담금질하여 시험하니, 실낱같은 피만 스치더라도 금방 죽지 않는 사람이 없다. 비수를 잘 꾸려 형가에게 주고, 13세부터 살인하여 남들이 함부로 쳐다보지 못하는 진무양秦舞陽이란 용사를 딸려 보낸다.

함께 가려는 이가 먼 곳에서 아직 오지 않아, 형가가 그를 기다리며 길 떠날 차비만 차리는 중이다. 잠깐 사이지만 출발치 않고 늦어지자, 생각을 고쳐 후회하는 것이라 의심한 단이 다시 독촉한다.

"날이 이미 다 되어가건만 형경께서는 무슨 생각을 하고 계십니까? 제 생각엔 먼저 진무양이라도 보내고 싶습니다."

성난 형가가 태자를 꾸짖는다.

"누구를 보낸다고? 일단 가면 돌아올 수 없소! 어리석은 작자구면. 비수 하나 달랑 들고 무슨 일이 벌어질지 알 수 없는 저 강한 진나라에 간단 말이오. 내가 머뭇거리는 건 함께할 나의 객을 기다려서요. 늦는다고 그리도 안달하니 이제 떠나겠소."

단과 그 일을 아는 빈객 모두 흰옷과 갓 차림(죽음을 전송하는 행장)으로 전송하여, 국경선 경계인 역수 물가에 이르러 이별하는 연회를 베푼다. 고점리가 축을 타고 형가가 그에 맞춰 노래하는데, 치성徵聲에 변화를 주자 모두 눈물을 철철 흘린다. 형가가 앞으로 나가 노래 부른다.

바람 쓸쓸하여라 차디찬 역수 물이여	風蕭蕭兮易水寒
아아 장사여	壯士
한 번 가는구나 다시 돌아오지 못하리	一去兮不復還

우성羽聲으로 바꾸어 탄주하자, 의기가 북받치어 모두 눈을 부릅뜨고 머리카락이 곤두서서 갓 위로 튀어나온다. 이에 형가가 수레에 올라 떠나면서 끝내 뒤돌아보지 않더라.

진에 이르자 1,000금의 뇌물로 진왕이 총애하는 몽가에게 건네니, 몽가가 진왕에게 말을 넣어둔다.

"연왕이 대왕의 위엄에 눌려 감히 거병하여 우리 군사에 맞서지 못하고, 연나라 통째로 군현처럼 공물을 바쳐 우리 조상님들의 종

묘를 받들길 원합니다. 그러나 두려움으로 함부로 자진하지 못해, 삼가 자른 번어기의 목과 연나라 요충지 지도를 바치려고 함에 넣어 봉하고, 연왕이 궁정에서 절하며 전송하여 사신을 시켜 대왕께 아뢰게 했다 합니다. 대왕께선 명하옵소서."

진왕이 듣고 크게 기뻐하여, 조복을 걸치고 구빈의 예를 베풀어 연나라 사자를 함양궁에서 접견한다. 형가가 번어기의 목을 넣은 함을 받들고 진무양이 지도를 받들어 차례대로 나아가 섬돌에 이르는데, 진무양의 낯빛이 바뀌면서 벌벌 떠니 진나라 신하들이 괴이하게 여긴다. 형가가 무양을 돌아보며 웃다가 앞으로 나가서 사과한다.

"북쪽 변방에 사는 오랑캐 무지렁이라서 천자님을 뵌 적이 없는 터라 두려워 떤답니다. 대왕께서 잠깐 여유를 주신다면 천자님 앞에서 사신의 예를 다하게끔 시키겠습니다."

"그러지 말고 그대가 무양이 소지한 지도를 가져오시게."

형가가 내민 지도를 진왕이 펼쳐나가자 두루마리 끝에 감춰놓은 비수가 드러난다. 왼손으로 진왕의 소매를 잡고 오른손으로 비수를 거머쥐고 찌르는데, 몸에 채 닿기 전에 진왕이 놀라 일어나자 소매가 잘린다. 진왕이 검을 빼는데 검이 길어 천장까지 닿는지라, 황급한 상태이고 검은 꿈쩍하지 않아 금방 빼지를 못한다.

형가가 쫓자 진왕은 기둥을 돌면서 달아난다. 신하들은 모두 놀라 생각지 않게 일어난 일에 다들 어쩔 줄 모른다. 게다가 나라 법에 전상에서 모시는 신하들은 병기를 지참할 수 없고, 무기를 찬 낭중들은 전하에 서 있지만 명령 없이는 오를 수가 없다. 워낙이 급한 상태여서 전하의 낭중들을 부를 겨를이 없으므로, 진왕을 쫓아가는 형가를 말릴 것이 없어 빈손으로 칠 뿐이고, 시의侍醫인 하무저夏無且만이 약주머니로 때린다. 진왕도 황급한 터라 하릴없이 기둥을 돌 뿐이라. "짊어지십시오, 검을 짊어지십시오." 하고 측근들이 외친다.

등진 검을 빼어 휘둘러 왼쪽 넓적다리를 베어버리자, 형가가 꼼짝 못하여 비수를 날리나 적중치 않고 구리 기둥에 맞아 떨어진다. 진왕이 다시 휘둘러 여덟 군데나 베니, 일을 그르친 것을 깨닫고 기둥에 기대어 빙긋이 웃고는 가랑이를 쩍 벌려 앉아 꾸짖는다.

"일을 그르친 것은 너를 산 채로 윽박질러 반드시 계약을 얻어내서 단에게 보답하려 했기 때문이다."

측근들이 앞 다투어 형가를 죽인다. 진왕이 기분 좋지 않은 상태로 오래 있다가 논공행상을 한다. 관련한 차이대로 상을 내리되, 하무저에게는 황금 200일을 내린다.

진왕이 크게 성이 나 조나라 쪽으로 병사를 더 보내 왕전에게 연을 치게 한다. 10월에 수도인 계성薊城이 함락되자 연왕 희와 태자 단은 정병을 다 이끌고 요동으로 옮겨간다. 진장 이신이 급하게 추격하니, 대왕 가가 연왕 희에게 편지를 띄운다.

"진이 우리 연을 급히 추격하는 것은 태자 단 때문입니다. 이제 단을 죽여 진왕에게 바쳐서 진왕이 추격을 풀면, 우리는 조상님들께 제사드릴 수 있습니다."

단을 죽여 바치지만, 진의 공격은 멈추지 않는다. 5년 뒤 마침내 연을 멸하고 연왕 가를 사로잡는다.

다음해 진이 천하를 평정하여 황제라 일컫고, 태자 단과 형가의 객들을 쫓아 모두 죽인다. 고점리는 이름을 바꾸고 송자라는 사람 집에서 날품팔이로 산다. 시간이 지나면서 괴로울 때면 그 집의 객들이 타는 축 소리를 들으면서 방황하여 떠나지 않고, "저 소리는 좋군, 저 소리는 글렀군." 하며 웅얼거린다. 심부름꾼이 송자에게 "저 품팔이가 소리를 아는 양 좋지 글렀지 하네요."라고 알린다.

숨어사는 것이 끝없으리라 생각한 고점리도 작은 상자 속에 꾸려 둔 축을 꺼내 좋은 옷으로 갈아입고 얼굴을 바꾸어 앞으로 나선다. 자리에 앉아 있던 객들이 다들 놀라 아래로 내려와, 예를 갖춰 위로 모셔 상객으로 앉힌다. 그가 축을 타며 노래하니 눈물을 흘리지 않는 이가 없더라.

진시황이 이 소식을 듣고 불러들인다. 알현하는 자리에서 그를 알아보는 이가 있어 고점리임이 밝혀진다. 시황이 그의 탄주 솜씨를 아껴 눈을 멀게 하는 선에서 사면한다. 탈 때마다 좋아하지 않은 적이 없어 점점 가까이 오게 한다. 고점리가 이에 축 속에 납을 집어넣고 더 가까이 다가가, 축을 들어 시황에게 내리치나 맞지 않는다. 마침내 고점리를 죽이고부터, 시황은 종신토록 제후 쪽 사람들을 다시는 가까이하지 않는다.

노구천이 형가가 진왕을 찌르려 했다는 소문을 듣고는 자신의 사견을 밝힌다.

"아아, 애석하구나, 그의 자검지술刺劍之術을 익히지 못함이여. 심하구나, 나의 사람을 알아보지 못함이여. 옛날 나의 꾸짖음에 사람같이 여기지 않았으리."

"슬퍼 아름다운지, 아름다워 슬픈지 모르겠어. 그냥 아름다워. 완벽한 한 편의 시나리오야."

"맞아, 아름다운 시나리오지. 장예모 감독은 〈영웅〉에서 이와 다르게 각색하여 중화주의를 과장하지만, 무협영화를 돈으로 처발라 뻥튀기한 이류에 불과해. 나라면 원작 그대로를 살려서 콘티를 짜겠어. 비장하고도 그로테스크하게.

〈야연夜宴〉처럼 음악이 깔리면서 검무를 추기 시작해. 〈블랙 선데이〉같이 암살 계획을 짜고 계획대로 준비를 진행해. 감정을 억누르거나 고조시키는 역수 물가의 노래는 안견의 〈몽유도원도〉에 필적하게 한 편의 그림으로 그릴 거야. 함양궁의 사신 접대는 〈황후화〉의 국화꽃으로 도배하고, 구리 기둥을 빙빙 돌며 일어나는 진나라 궁정의 난리 블루스는 그로테스크한 코미디로 다루겠어. 고점리의 복수극은 애가 끊어지게 심청가를 부르는 〈서편제〉의 주막거리(장면)로 만들지."

"아빠, 대박 나고 아카데미 상 휩쓸겠다. 축 타는 고점리는 내가 열연할게, 비수 서부인은 아빠가 날을 세워. 여자라면 귀신도 마다 않는 변태니까 서부인을 많이 사랑하셔."

"그건 안 돼. 안 되는 것에, 걸리는 것에 세 가지가 있어서 그래.

첫째, 형가는 소음인이야. 난 소음인이 아니라서 안 돼. 리얼리티가 제대로 살지 못해.

둘째, 아가야, 이런 말이 있단다. 미운 녀석 떡 하나 더 주는 방법에 영화 찍으라, 잡지 만들라, 국회의원에 나서라고 똥꼬를 들쑤시라는 말이. 그런 건 충무로의 움직이는 싱크탱크, 아이디어 박스들에게 맡기면 돼. 무일푼 누더기 도사가 뭔 볼일 있다고 영화판에 나서냐. 도사의 살림은 쌀 한 됫박하고 엉덩이에 깔 멧방석 하나면 돼. 멧방석 하나 구해주라, 응.

셋째, 도사의 검은 아무리 흉내라 해도 살인검이 아니라 파사현정破邪顯正의 활인검으로 써야 해. 검을 꺾는 파검破劍에서 나를 없애는 무위검無爲劍으로, 무위검에서 절로 그러한 자연검自然劍으로 나아가야 해.

부탁 좀 하나 하자. 부처님이라도 아랫도리 일은 묻지 않는다는 말이 있단다. 안동 지역에 떠도는 낮 퇴계, 밤 퇴계라는 말도 있고."

"알았어. 밖에 나가서 내 동생만 만들지 마."

"옛썰."

"형가가 소음인이야? 난 소양인으로 느꼈는데."

"자객이 주는 비장함 땜에 그리 느꼈을 거야. 한데 분위기를 느껴 봐. 소양인처럼 성내어 발끈하거나, 앞서나가는 장면이 없어. 개섭이 성내어 매섭게 노려보자 그냥 나가버리고, 노구천이 성내어 꾸짖자 말없이 달아나버리지. 양인 같아봐라, 이런 상황에선 화를 불같이 일으키지.

그렇다고 태음인은 아냐. 태음인이 여간 말이 많니. 말도 귀엽고 유머러스해. 한데 말하는 걸 봐. 재미가 없어요. 말도 거의 단문으로 끝나고, 그 말조차 교과서를 선생님이 가르친 대로 쫑알거리는 유치원생 저리 가라야. '일을 그르친 것은 너를 산 채로 윽박질러 반드시 계약을 얻어내서 단에게 보답하려 했기 때문'이라고 한 걸 봐. 죽는 상황에서 내뱉는 말치곤 별로 맛이 나질 않아.

　사람 만나는 것도 누구를 앞세우지. 연의 태자 단을 만나는 것도 처사 전광 선생을 통해서야. 복수심에 사로잡힌 단의 계획을 듣고서, '이것은 국가 대사입니다. 전 재능 없고 미련하여 이런 일을 맡기엔 부족한 듯싶습니다.' 하면서 의뭉 떠는 것도 그래.

　계획 세우는 것도 그렇고. 태자 단이 그렇게 안절부절못해도 느긋하게 먼 곳서 올 방수幇手(조력자)를 기다리잖아. 단에게 화나서 말을 퍼붓는 장면 봐. 완전히 게거품을 물지. 체계적 암살을 꿈꾸는 소음인 형가의 정수리에 찬물을 끼얹으니까, 순간적으로 이성을 상실한 거야.

　구리 기둥을 빙빙 돌며 일어나는 진나라 궁정의 난리 블루스도 임기응변에 능하지 못한 소음인의 모습 그대로야."

　"단에게 성내는 것은 그렇다 쳐. 역수의 노래는 얼마나 비장해. 진무양이 오뉴월 학질 걸린 개처럼 달달 떠는 사신 접대 장면에서 촌놈 운운하는 임기응변은 또 어떻고."

　"진무양에 대한 마음의 준비가 있었던 거지. 진무양이야 삼류 깡패일 뿐, 처음부터 형가의 맘에 차지 않았어. 큰 건달이 아니란 걸 아니까 방수를 기다린 것이고. 역수의 노래도 〈스텝업〉의 졸업 공연 작품처럼 미리 준비한 것이지. 그러니까 짜임새 있는 감동적인 대장관을 연출한 거야.

　소음인이란 결정적 증거는 그 무엇보다 고점리랑 저잣거리에서 날마다 먹은 보신탕이야. 양인 같아 봐. 입이 짧아서 늘 먹질 못해. 어쩌다 두 번만 먹어도 상기되거나 두드러기가 나지. 그러니까 소음인 형가는 보신탕의 비조鼻祖이자 강호의 전설로서, 서민들의 가슴속에 살아 숨 쉬는 영웅이야."

누구를 위하여 천하를 근심하나

– 꾀주머니 **유후 장량**

아빠가 깨운다. 캄캄하다.

"너, 약 먹어야겠다. 자꾸 경기驚氣를 일으키는구나. 자면서 움찔거리네."

채약실 가서 약을 가져오신다. 빨간 환약하고 독활지황탕이다. 독활지황탕은 소양인 중풍 치료제다. 몇 년 전 천안의 70세 넘은 어떤 할아버지가 드시고 동네 반 바퀴에서 네 바퀴를 돌게 한 약이다.

"몇 시예요? 왜 그래요?"

밤 12시. 엄마도 깨서 물어보신다. 내가 움찔움찔 놀래서 약 먹는다는 말에 한 말씀 하신다.

"아무래도 폐품 재활용에 대한 심리의 부담이 커서 그런 것 같아요."

학교 발명반에 들어 이번에 폐품을 재활용한 발명품을 내야 하는 게 부담이 되어서라는데, 나는 거기까지는 생각이 미치지 못했다.

단지 저녁에 자꾸 몸이 다운돼 좀 쉬면 괜찮겠지 생각했을 뿐이다.

"역시 황당한 생각이었지. 미안해."

아빠가 모나미 볼펜 두 개 사이에 버리는 볼펜을 잘라 이어 붙여 양쪽 다 사용하는 방법을 제안했는데, 들을 땐 그럴싸했지만 접착도 만만치 않고 길이도 너무 길어 실용성이 없어 그만둔 것을 말씀하신 거다.

아빠가 등을 누르니 뚝뚝거리는 소리가 사방에서 요란하다. 앞가슴도 부드럽게 어루만져 주신다. 심장이 놀래 불안정하단다.

"아빠, 빨간 약은 뭐예요? 그냥 궁금해서요. 빨갛잖아요."

소양인 뇌와 심장 치료제이자 정신 안정제인 빨간 주사朱砂를 겉에 바른, 위급한 사람들에게 응급약으로 쓰려 아껴두신 안신환安神丸이란다. 심장 주변의 가슴을 쓰다듬는 아빠의 손길이 그리 부드러울 수 없다. 절로 잠이 든다.

아빠는 새벽 5시부터 방에 불 때고 큰 뜰 청소하느라, 엄마는 반찬 만드시느라 안 계셔 호젓하게 자고 일어난데, 어젯밤 먹은 약을 또 먹고 아침식사를 한 뒤에 다시 아랫목에 몸을 지지며 뒹굴다 일어나니, 온몸이 상쾌하다.

『베르메르 vs. 베르메르』를 들고 큰 뜰 작은 의자에 앉으니, 암반 사이의 풀을 뽑는 아빠가 불러서 내 얼굴을 들여다보신다. 어젯밤엔 눈 주위에 크게 검푸른 기운이 짙더니, 식사 전엔 약간, 이젠 거의 느껴지지 않을 만큼이라며, 오늘 하루는 독활지황탕을 더 먹으라신다. 모기가 있다며 원두막 하일정으로 가서 책을 읽으란다. 하일정에 뒹굴면서 『촐라체』까지 다 읽어야지.

유후留侯 장량張良의 조상은 한韓나라 사람이다. 할아버지는 3대 재상이고 아버지는 2대 재상이다. 아버지가 죽고 20년 뒤, 진이 한을 멸망시킨다. 나이가 어려서 벼슬살이를 하지 못했지만, 한이 망할 때 집에서 부리는 종이 300명이다. 동생이 죽지만 장례도 치르지 않고서 집안의 재산을 다 털어 진시황을 찌를 협객을 구한다. 나라의 원수를 갚고자 함인데, 할아버지와 아버지가 한에서 다섯 임금을 모시고 재상을 지냈기 때문이다.

장량은 일찍이 회양에서 예禮를 배우다가, 동쪽 창해군에 가서 역사力士를 만나 120근 나가는 철퇴를 만든다. 진시황이 물길을 따라 노닐면서 동쪽으로 갈 적에 장량과 협객이 박랑사에서 저격하지만, 오인하여 수행 수레를 명중시킨다. 진시황이 크게 성이 나 대대적으로 천하를 수색하면서 저격범을 몹시 급하게 찾으니, 바로 장량 때문에 생긴 일이다. 장량이 성명을 바꾸고 도망쳐 하비에 숨는다.

장량이 여유자적하게 하비의 흙다리 위를 거닐 적의 일이다. 허름한 옷을 입은 어떤 노인이 그가 있는 곳을 지나다가 흙다리 아래로 짚신을 떨어뜨리고는, 주위를 둘러보다 그에게 시킨다.

"젖비린내야, 아래로 내려가서 짚신 좀 주워 와."

입이 떡 벌어져 때리려 하다가, 늙은이라 억지로 참고 내려가 짚신을 주워 온다.

"짚신을 신겨라."

이미 짚신을 주워 온 터라 내친김에 크게 무릎 꿇고 짚신을 신긴다. 노인은 발에 짚신을 신고는 웃으면서 떠나간다. 크게 놀라 멀거니 눈으로만 그를 바라보니, 노인이 1리가량 가다가 다시 돌아온다.

"젖비린내가 가르칠 만하군. 닷새 뒤 날이 밝을 무렵, 이곳에서 만나자."

괴이하게 여긴 장량이 무릎을 꿇고 대답한다.

"그러겠습니다."

닷새 뒤 날이 밝을 무렵 가니 노인이 먼저 와 있다가 성을 낸다.

"어른과 약속을 하고서 늦다니, 무슨 심보냐? 가라."

"닷새 뒤에는 좀 더 일찍 오겠습니다."

닷새 뒤 새벽닭이 울 무렵 가니, 노인이 역시 먼저 와 있다가 거듭 성낸다.

"늦다니, 무슨 심보냐? 가라."

"닷새 뒤에는 좀 더 일찍 오겠습니다."

닷새 뒤 장량은 밤이 반도 가기 전에 가니, 얼마 있다가 노인도 온다. 노인은 기뻐하는 기색으로 책을 한 권 꺼내면서 말한다.

"이래야 마땅해. 이 책을 읽으면 왕의 스승이 될 게야. 10년 뒤에는 흥하겠고, 13년 뒤에는 나를 볼 게야. 젖비린내야. 제북 곡성산 아래의 노란 바위(황석黃石)가 바로 나다."

마침내 떠나면서 다른 말은 없고, 다시 나타나지 않는다.

날이 새기가 무섭게 그 책을 보니, 바로 강태공의 병법서다. 진귀하게 여겨 늘 그 책을 읽고 외운다. 하비에 머물면서 임협任俠 노릇을 하는데, 항백이 사람을 죽여 그에게 숨는다.

10년 뒤 진섭 등이 병사를 일으키자, 장량도 젊은이 100여 명을 모은다. 경구가 스스로 초의 왕 대행이 되어 유에 머물자, 추종하려고 가던 길에 우연히 패공 유방을 만난다. 패공은 수천 명을 거느리고 하비 서쪽을 공략하던 중이다. 장량이 마침내 패공을 따른다.

패공은 그를 마구간 장수로 삼아 임명한다. 그는 강태공 병법으로 여러 번 패공을 설득하는데, 패공은 그것을 좋게 여겨 늘 그 계책을 쓴다. 다른 이들을 위해 강태공 병법을 말할 때는 모두 듣지 않았으므로, '패공은 아마 하늘이 내려준 사람 같구나.' 여겨 마침내 패공을 따르고, 패공과 함께 가서 경구를 뵈려 한다.

패공이 설에 가서 항량을 만난다. 항량이 초 회왕을 세운지라 장량은 항량을 설득한다.

"나리께선 이미 초의 후예를 세웠습니다. 한의 공자들 중에서 횡양군 성이 어지니, 그를 세워 왕으로 삼는다면 나리를 따르는 무리를 더 심는 셈입니다."

항량은 장량에게 한성을 찾아 한왕韓王으로 세우게 하고 장량을 한의 신도로 삼고는, 한왕韓王에게 1,000여 명을 거느리도록 병사를 주어 서쪽으로 가서 한韓을 공략하게 한다. 여러 성을 얻었지만 곧바로 진에서 그 성들을 다시 점령하자, 영천에서 유격 활동을 하며 오간다.

패공이 낙양 남쪽으로 가서 훤원으로 나오자, 그는 병사를 이끌고 패공을 따른다. 한의 10여 성을 함락시키고 양웅의 군대를 격파하자, 패공은 한왕 성에게 남아서 양적을 지키게 한다. 그를 데리고 남쪽으로 가서 하완을 공격하고는, 서쪽으로 가서 함곡관에 들어간다.

패공이 병사 2만 명으로 진의 요하군을 공격하려 하자, 그가 설득한다.

"진군은 아직도 강하므로 가볍게 보아선 안 됩니다. 제가 듣건대 장군인 도자자가 쩐 밝힘증이라서 이익에 쉽게 움직인다 합니다. 패공께선 이곳에 머무십시오. 사람을 먼저 보내 5만 명의 식량을 갖추도록 소문을 퍼트리고, 여러 산 위에 깃발들이 펄럭이도록 하여 가상의 병사들이 더욱더 있는 것처럼 꾸미며, 역이기를 시켜 보물을 갖고 가서 진의 장군에게 주도록 하십시오."

진의 장군은 과연 배반하여 동맹을 맺고 함께 서쪽으로 가서 함양을 습격하려 한다. 패공이 이를 들으려 하자, 그가 말린다.

"그 장군만 홀로 배반하려 할 뿐이므로, 사졸들이 따르지 않을까 두렵습니다. 사졸들이 따르지 않으면 반드시 위험하니, 해이해진 틈을 타서 그들을 공격하는 것만 못합니다."

패공이 이에 병사를 이끌고 진군을 공격하여 크게 깨뜨리고, 패주하는 병사를 쫓아 임진에 이른다. 다시 싸워 진군을 끝내 거꾸러뜨린다. 마침내 함양에 이르러, 진왕 자영이 패공에게 항복한다.

패공이 진의 궁궐에 들어가자 궁실 휘장, 개, 말, 값진 보물, 부녀 등이 천 단위로 널려 있으니, 그곳에 남아 머물려 한다. 번쾌가 패공에게 본영으로 나가자고 간하나, 패공이 듣지 않는다. 장량이 간한다.

"대저 진나라는 도가 없기 때문에 패공께서 이곳에 도달할 수 있었던 것입니다. 천하를 위하여 흉악한 도적을 제거한 것이므로, 검

소하게 지내야 마땅합니다. 이제 바야흐로 진의 수도에 들어와서 즐기는 일에 안주한다면, 이야말로 걸(폭군)을 도와 포악한 일을 하는 것입니다. 또한 진심 어린 말은 귀엔 거슬리지만 행동에 이롭고, 좋은 약은 입엔 쓰지만 병에 이롭다(忠言逆耳 利於行 毒藥苦口 利於病) 합니다. 패공께선 번쾌의 말을 들으십시오."

이에 패공이 함양궁을 나와 패상에 군대를 주둔시킨다.

한 원년 정월, 패공은 한왕漢王이 되어 파와 촉을 다스린다. 한왕은 장량에게 금 100일과 구슬 두 말을 내리는데, 그는 전부 항백에게 헌납한다. 한왕도 항백에게 후한 사례를 하고는, 한중을 달라고 청탁한다. 항왕이 허락하여 한왕은 마침내 한중을 얻는다.

한왕이 다스릴 땅으로 갈 때 전송하여 포중에 이르자 한韓으로 돌아가도록 보내니, 그가 돌아서면서 설득한다.

"왕께서는 어찌하여 지나온 잔도棧道(절벽에 설치한 다리)를 불태워 끊어 천하에 함양으로 돌아올 마음이 없음을 보여줌으로써 항왕의 마음을 안심시키려 하지 않으시는지요?"

이 말을 들은 한왕은 장량으로 하여금 되돌아가면서 잔도를 불태워 끊게 한다.

한韓에 이르자 항왕은 한왕韓王 성이 한왕漢王을 따르는 것을 빌미로, 다스릴 나라로 보내지 않고는 데리고 함께 동쪽으로 간다. 장량이 항왕을 설득한다.

"한왕漢王은 잔도를 불태워 끊었으므로 돌아올 마음이 없는 것입니다."

오히려 제왕 전영과 이간질하는 편지를 항왕에게 준다. 항왕은 이 때문에 한왕漢王을 우려하여 서쪽으로 가려는 마음이 사라지자, 병사를 일으켜 북쪽으로 가서 제를 친다. 항왕은 끝내 한왕韓王의 귀환을 달갑게 여기지 않아 제후로 삼았다가 결국 팽성에서 그를 죽인다.

도망친 장량은 샛길로 빠져나가 한왕에게 돌아간다. 한왕은 이미 3진을 평정한 뒤라, 장량을 성신후로 삼아 거느리고 동쪽으로 가서 초를 친다. 팽성에 이르렀다가 패하여 돌아가다 하읍에 이르러, 한왕이 말에서 내려 안장에 걸터앉아 묻는다.

"함곡관 동쪽을 내어주고자 하는데, 누가 나와 함께 대사를 도모할 만한고?"

"구강왕 경포는 초의 사나운 장수로 항왕과 틈이 있습니다. 팽월은 제왕 전영과 함께 양에서 반기를 들었으니, 바로 이들 두 사람이 부릴 만합니다. 우리 장수로는 오로지 한신에게 대사를 맡길 수 있으니, 한쪽을 맡길 만합니다. 그 땅을 내주고자 한다면, 이들 세 사람에게 줌으로써 초를 깨뜨릴 수 있습니다."

한왕은 곧 사람을 보내 구강왕 포를 달래고 팽월과 동맹을 맺는다. 위왕 표가 반기를 들자, 한신으로 하여금 병사를 거느리고 치게 하니, 연달아 연, 대, 제, 조도 평정한다. 그리하여 결국 이들 세 사람의 힘으로 초나라를 무너뜨린다.

병이 많아 장수를 맡지 못한 장량은 항상 계책을 꾸미는 신하가 되어 필요한 때마다 한왕을 따른다.

한 3년, 항우가 형양에서 급히 한왕을 포위하자, 한왕이 두렵고 근심하여 역이기와 함께 초의 힘을 흔들 방법을 상의한다.

"옛적에 탕왕은 걸을 정벌하고 그 후예를 사에 봉하고, 무왕은 주를 정벌하고 그 후예를 송에 봉합니다. 과거 진이 덕을 잃고 의를 버려 제후의 사직을 침탈하고도 6국의 후예를 멸하여 송곳 하나 세울 땅조차 주지 않았습니다. 폐하께서 참으로 6국의 후예를 다시 세워 그들에게 옥새玉璽를 내리면, 그 군신과 백성 모두가 반드시 폐하의 덕을 받들어 풍모와 의로움을 흠모하지 않는 자가 없어 폐하의 신하와 하인이 되려 할 겁니다. 덕과 의를 이미 베푸시어 폐하께서 남쪽을 향하여 짐이라 일컬으시면, 초도 반드시 옷깃을 여미고 조회를 올릴 것입니다."

"좋고. 서둘러 도장을 새기라. 선생은 가서 그들 허리에 도장을 차게 하라."

역이기가 아직 떠나기 전에 장량이 밖에 나갔다가 뵈러 온다. 한왕이 음식을 먹으면서 반긴다.

"이리 와보게. 누가 나를 위해 초의 힘을 흔들 계책을 여차여차 꾸며주었어. 자네 생각은 어떤고?"

"어느 놈이 폐하를 위해 이런 계책을 꾸몄습니까? 폐하의 일은 끝장납니다."

"어째서?"

"앞에 놓인 젓가락을 빌려 대왕을 위해 그 이유를 따져드리겠습니다. 옛적에 탕왕이 걸을 정벌하고 그 후예를 사에 봉한 것은 걸의 목숨을 제어할 수 있다고 헤아렸기 때문입니다. 지금 폐하께선 항우의 목숨을 제어할 수 있습니까?"

"못하지."

"탁(젓가락 소리)! 하나입니다. 무왕이 주를 정벌하고 그 후예를 송에 봉한 것은 주의 머리를 얻을 수 있다고 헤아렸기 때문입니다. 지금 폐하께선 항우의 머리를 얻을 수 있습니까?"

"못하지."

"탁! 둘입니다. 무왕이 은에 들어가서 상용의 문 앞에서 경의를 표하고 갇혀 있는 기자를 풀어주고 비간의 무덤을 봉합니다. 지금 폐하께선 성인의 묘를 봉하고, 현자의 문 앞에서 경의를 표하며, 지자에게 수레 가로대에 의지하여 경의를 표할 수 있습니까?"

"못해."

"탁! 셋입니다. 거교의 곡식을 꺼내고 녹대(오늘날 조폐공사)의 돈을 뿌려 가난한 자들에게 줍니다. 지금 폐하께선 가난한 사람들을 주려고 창고를 열어놓을 수 있습니까?"

"못해."

"탁! 넷입니다. 전쟁이 끝나 군사용 수레를 민간용 수레로 삼고, 방패와 창을 거두어 호랑이 가죽으로 싸놓아 천하에 무기를 다시 쓰지 않을 것임을 보입니다. 지금 폐하께선 전쟁을 쉬고 문치를 일으켜 무기를 다시 쓰지 않을 수 있습니까?"

"못혀."

"탁! 다섯입니다. 화산의 남쪽에 말을 쉬게 하여 다시 전쟁에 쓰지 않을 것임을 보입니다. 지금 폐하께선 말을 쉬게 해서 다시 쓰지 않을 것임을 보일 수 있습니까?"

"못혀."

"탁! 여섯입니다. 도림의 북쪽에 소를 풀어놓아 다시는 물자를 나르는 데 쓰지 않을 것임을 보입니다. 지금 폐하께서는 소를 풀어놓아 다시 물자를 나르는 데 쓰지 않을 것임을 보일 수 있습니까?"

"못햐."

"탁! 일곱입니다. 천하를 떠도는 이들이 그들의 친척과 헤어지고 조상의 묘를 버리며 친구들을 떠나서 폐하를 좇아 떠도는 것은 밤낮으로 손바닥만 한 땅이라도 얻을까 하는 희망 때문입니다. 지금 6국을 회복시켜 한·위·연·조·제·초의 후예를 세우면, 천하를 떠도는 이들은 각자 돌아가서 그들의 주인을 섬기고 그들의 친척을 따르며 친구와 조상의 묘를 다시 만날 터인데, 폐하께서는 누구와 함께 천하를 얻으려 하십니까?

탁! 여덟입니다. 초보다 강한 나라가 없으므로 6국을 세운다 해도 다시 흔들리면 항우를 따를 터인데, 폐하께선 어떻게 초를 신하로 얻으려 하십니까? 진짜로 그 계책을 쓴다면, 폐하의 일은 끝장 나고 맙니다."

한왕이 밥을 먹다 말고 입속의 음식을 뱉어내며 욕을 퍼붓는다.

"빌어먹을 놈. 어린 유생 놈 때문에 하마터면 공사公事(유방이 아는 고급 말)를 망칠 뻔했구나!"

서둘러 도장을 녹여버린다.

한 4년, 한신이 제를 격파하고 스스로 제왕이 되려 한다. 성내는 한왕을 설득하여 제왕의 옥쇄를 내리게 한다.

가을, 초를 추격하던 한왕은 양하의 남쪽에 이르러 싸움이 불리하자 고릉에 방벽을 쌓는다. 제후들이 약속을 하고도 오지 않자 장량이 한왕을 설득하고, 한왕이 그의 꾀를 써서 제후들이 모두 도착한다.

한 6년 정월, 공신들을 봉한다. 장량은 전투의 공이 없으므로 고제(유방)가 말한다.

"장막 안에서 계책을 운용하여 천 리 밖의 승리를 결정지은 것은 장량의 공이니, 스스로 제에서 3만 호를 골라라."

"과거에 저는 하비에서 일어나 폐하와 유에서 만나니, 이는 하늘이 저를 폐하께 내리신 것입니다. 폐하께서는 저의 책략을 쓰셔서 다행히 때마다 적중합니다. 저는 유를 받는 데 만족합니다. 3만 호는 과분합니다."

장량을 유후로 삼아 봉하고 소하 등도 함께 봉한다. 이미 큰 공신 20여 명을 봉하나, 그 나머지는 밤낮으로 공을 따져도 결정하지 못해 봉하지 못한다. 유방이 낙양의 남쪽 궁에 있을 때, 복도複道(육교)를 건너다 아래로 장군들을 멀거니 내려다보니 군데군데 땅 위에 모여 앉아 서로서로 이야기를 나누고 있다.

"저들이 무슨 이야기를 하는고?"

"폐하께선 모르십니까? 반역을 꾸미네요."

"천하가 막 안정되었는데, 무슨 반역인고?"

"폐하께선 포의(평민)로 일어나 저들로써 천하를 얻었습니다. 지금 폐하께선 천자가 되시고, 봉한 것은 소하나 조참 등 모두 폐하의 친구들이고 죽인 자는 모두 폐하의 평생 원수들입니다. 이제 군리들이 공을 헤아려도 천하에 두루 다 봉하기엔 부족합니다. 이 무리는 폐하께서 다 봉할 수 없을까 두렵거니와, 게다가 평소 저지른 실수와 죽을 만한 일로 의심을 받지 않을까 두려우므로 서로 모여서 반역을 꾸미는 것입니다."

유방이 근심하며 묻는다.

"이를 어찌할꼬?"

"폐하께서 평소에 미워하는 녀석으로, 신하들이 다 같이 아는 사람 가운데 누구를 가장 미워합니까?"

"옹치야. 일찍이 자주 나를 궁지에 몰은 터라 녀석을 죽이려고 했지만, 공이 많아 차마 죽이지 못했지."

"지금 서둘러 우선 옹치를 봉해서 여러 신하에게 보이시지요. 옹치가 봉해지는 것을 본 신하들이 스스로들 안심할 겁니다."

유방은 곧 잔치를 열고 옹치를 봉해 십방후로 삼고, 승상과 어사에게 급히 서둘러서 공을 정해 봉하도록 한다. 신하들은 잔치가 끝나자 모두 웃는다.

"옹치도 오히려 후가 되니, 우리야 걱정할 것 없겠구나."

유경이 "관중을 도읍으로 하소서."라고 설득하자 유방이 이를 의심한다. 좌우 대신 모두 산동 사람이므로 대부분 유방에게 낙양을 도읍으로 하라고 권한 것이다.

산동 출신들은 하나같이 말한다.

"낙양의 동쪽에는 성고가 있고, 서쪽으로는 효산과 면산이 있으며, 황하를 등지고 이수와 낙수를 향하니, 그 굳건함이 믿을 만합니다."

장량이 반대한다.

"이와 같은 견고함이 있다지만, 낙양은 안이 좁아 수백 리를 넘지 못하고 땅은 메마르며 사방에서 적을 받으니, 무武에 힘쓰는 나라의 도읍이 못 됩니다. 그러나 저 관중은 왼쪽으로 효산과 함산이 있고, 오른쪽은 농과 촉으로 천 리의 기름진 들이 있으며, 남쪽으로 파와 촉의 비옥함이 있고, 북쪽으로는 호원의 이로움이 있으며, 3면에서 막고 지켜주니 동쪽만 지키고도 제후들을 제어할 수 있습니다. 황하와 위수로 천하의 물자가 조운되어 들어와 서쪽의 관중으로 보급되고, 제후들이 반기를 들더라도 순조로이 흐르는 물을 타고 내려가 병사와 군수물자를 운송하기에 좋습니다. 이야말로 튼튼한 성 천 리이자 하늘이 내려준 나라(金城千里 天府之國)라는 것이지요."

유경이 거든다.

"옳소이다."

유방은 그날로 수레를 타고 서쪽으로 가서 관중을 도읍으로 정한다. 유후도 관중으로 따라 들어간다.

장량은 병이 많은 체질이라, 도인導引(기공)을 하면서 곡식을 먹지 않고 바깥출입을 하지 않은(두문불출杜門不出) 지 한 해 남짓이다. 유방이 태자를 폐위시키고 척 부인의 아들 여의를 세우려고 하자 대신들이 수없이 간쟁을 하지만, 아직 굳은 결심을 내리지 못한다. 여후는 두려워 어찌할 바를 모른다. 누군가 여후에게 "장량은 일을 잘 꾸미는데다 주상께선 그를 믿지요."라고 아뢰자, 여후가 곧 건성후 여택을 시켜 장량에게 겁을 준다.

"일찍이 주상을 위해 일을 꾸미던 신하면서, 주상께서 지금 태자를 바꾸려고 하거늘, 그대는 어찌하여 베개만 높이 베고 누워 있는가?"

"일찍이 주상께서는 자주 곤경에 빠지고 급한 일이 닥칠 때마다 다행히도 저의 책략을 쓰셨지요. 지금 천하는 안정되고 사랑 때문에 태자를 바꾸려 하는 것이니, 골육 사이의 집안일에 저 같은 사람 100여 명이 있다 한들 무슨 도움이 되겠습니까?"

그러나 여택은 다시 강요한다.

"우리를 위해 계획을 세워주게나."

"입으로만 다투기에는 어려운 일입니다. 돌아보건대 주상께서 부르지 못하는 이들이 천하에 네 명이 있지요. 모두가 노인들로 주상이 남을 깔보고 업신여기는 사람이라며 도망하여 산속에 숨어 있으니, 우리 한나라의 신하 아님을 의롭게 여깁니다. 그래서 주상께서는 이들 넷을 높이 평가합니다.

지금 그대가 금과 구슬과 비단을 아끼지 않는다면, 태자로 하여금 편지를 쓰게 하여 겸손한 말과 좋은 수레를 보내고, 거기다가 말솜씨 좋은 이를 시켜 애써 청하면 틀림없이 오겠지요. 귀빈으로 삼아 조회에 참석해서 주상께서 보시기만 한다면, 틀림없이 이상하게 여기고 누구인지 물을 것입니다. 그때 주상께서 그들이 네 명의 현인이라는 것을 알면, 한 가지 도움이야 되겠네요."

여후가 여택으로 하여금 사람을 시켜 태자의 편지를 바치게 하고, 겸손하고 두터운 예로써 이들 4인을 맞이한다. 4인이 도착하자 여택이 귀빈으로 모신다.

한 11년, 경포가 반란을 일으킨다. 주상은 병이 나서, 태자를 장수로 삼아 경포를 치게 하려 한다. 네 노인이 상의한다.

"우리가 여기에 온 것은 태자를 존속시키려 하기 위함인데, 태자가 병사를 거느리면 일이 위험해지오."

4인이 여택을 설득한다.

"병사를 거느리고 공을 세운다 해서 태자에게 자리가 더해지는 것도 아니고, 공 없이 돌아오면 이 때문에 화를 당할 것이오. 또한 태자가 여러 장군들과 함께 가는 것도 그렇소. 이들은 모두 일찍부터 주상과 함께 천하를 평정한 맹장들이오. 지금 태자로 하여금 그들을 거느리게 한다면, 양에게 이리를 거느리게 하는 것과 다르지 않소. 모두가 힘을 다하여 싸우는 것을 달가워하지 않을 것이므로 틀림없이 공을 세우지 못할 것이오.

어머니의 사랑이란 자식을 껴안는 것이라고 들었소. 지금 밤낮으로 전하를 모시는 척 부인이 조왕 여의를 늘 전하 앞에서 껴안으며 지내고 있소. 주상께서 '끝까지 불초자(태자)로 하여금 사랑하는 아들(여의)의 위에 있지 못하게 할 것이야.'라 하신다니, 여의를 태자의 자리에 대신 앉히려는 것이 틀림없소.

당신은 어찌 여후에게 시간을 틈타 울면서라도 주상께 급히 청하게 하지 않는 것이오? '경포는 천하의 맹장으로 병사를 잘 부립니다. 지금 장군들은 모두 옛적부터 폐하와 동등했는데, 태자로 하여금 이 무리를 거느리게 하는 것은 양에게 이리를 거느리게 하는 것과 다르지 않으니, 태자에게 쓰이는 것을 달가워하지 않을 겁니다. 또 경포로 하여금 이 소식을 듣게 하면, 경포는 북 치며 행군하여 우리 있는 서쪽 관중으로 올 겁니다. 주상께서 비록 병중이지만 억지로 짐수레에라도 실려서 장군들을 감독하면, 장군들이 감히 힘을 다하지 않을 수 없을 것입니다. 주상께서 힘드시더라도 처자식을 위해 힘을 내십시오.'라고요."

여택은 그날 밤으로 곧장 달려가 여후를 뵌다. 여후가 틈을 타서 주상에게 울면서 네 노인이 전한 뜻과 같이 말하니, 주상이 받아들인다.

"내 생각에도 젖비린내 나는 녀석을 보내는 것이 맘에 들지 않소. 공公(유방이 아는 고급 말)적인 일이니 내가 가겠소."

주상은 몸소 군사를 거느리고 동쪽으로 간다. 신하들이 전송하면서 패상에까지 이르고, 장량은 병들었지만 억지로 몸을 일으켜 곡우에서 주상을 설득한다.

"제가 따라가는 것이 마땅하지만 병이 심합니다. 초인들은 사납고 날래므로 주상께서는 초인들과 맞싸우지 마시고, 태자는 장군으로 삼아 관중의 군사를 감독하게 하십시오."

"자네가 비록 병중이지만 누워서라도 태자를 가르쳐주게."

그리하여 주상은 숙손통을 태부(태자의 스승)로 삼고, 장량을 소부(태부 아래 스승)로 삼는다.

한 12년, 주상은 경포군을 격파한다. 다녀온 뒤로 병이 심해져 더욱 태자를 바꾸고자 한다. 장량의 간언을 주상이 듣지 않자, 병을 핑계 삼아 정사를 돌보지 않는다. 태부 숙손통이 예와 이제의 일을 모두 들어가며 죽음으로써 태자의 일을 간하자, 주상이 짐짓 거짓으로 그러마 하면서도 오히려 태자를 바꾸려 한다.

어느 날 주연을 베풀어 태자가 주상을 모실 때, 4인이 태자를 따르는데 하나같이 80여 세의 나이로 수염과 눈썹이 하얗고 의관이 몹시 거창하더라. 주상이 이상하게 여겨 묻는다.

"저들이 누군고?"

"동위공, 기리계, 각리 선생, 하황공입니다."

주상이 크게 놀라 다시 묻는다.

"여러 해 동안 찾았으나 나를 피하여 도망하더니, 공들은 오늘 무슨 연유로 내 아이를 따르는고?"

"폐하께선 선비를 가벼이 여기고 모욕하기를 좋아하므로, 신들은 욕보이지 않으려고 도망하여 숨었나이다. 신들이 듣기로, 태자는 사람됨이 인효하며 선비를 아끼고 공경하여 천하에 태자를 위하여 죽기를 원하지 않는 자가 없다고 합니다. 그래서 온 것입니다."

"번거롭더라도 공들이 끝까지 태자를 잘 돌보아주면 좋겠소."

4인은 축수를 마치고 종종걸음으로 물러난다. 주상이 그들을 눈으로 따라가면서, 척 부인을 불러 그들을 가리킨다.

"내가 태자를 바꾸려 해도 저 4인이 태자를 보필하니 날개가 이미 달린 셈이라. 바꾸기 어렵네. 이제는 여후가 진정 그대의 주인이야."

척 부인이 울먹이자, 주상이 말한다.

"나를 위해 초나라 춤을 추게. 그대를 위해 나는 초나라 노래를 부르리라."

기러기 고니 일거에 천 리를 날아	鴻鵠高飛 一擧千里
날개 이루어져 사해를 넘나누나	羽翮已就 橫絶四海
사해 넘나드니 어찌 당해낼꼬	橫絶四海 當可柰何
주살 있다 한들 어디에 펼칠꼬	雖有矰繳 尙安所施

노래를 몇 번 불러 끝나자, 척 부인이 한숨 쉬며 눈물을 주르륵 흘린다. 주상이 일어나자 주연이 끝난다. 끝내 태자를 바꾸지 못한 것은 장량이 주도하여 4인을 불러온 공이더라.

주상을 따라 대를 격파한 것이나, 기이한 계책을 내어 마읍을 항복시킨 것이나, 소하를 세워 나라의 재상으로 삼은 것이나, 주상과 더불어 천하의 일을 말한 것이 무수히 많으나, 천하의 존망이 걸리지 않은 일이면 일부러 적지 않는다. 장량 자신이 이에 대해 자평한다.

"가문이 대대로 한韓의 재상이었으나, 나라가 망하자 만금을 아끼지 않고 강한 진나라에 원수를 갚으려 하니 천하가 진동하네. 이제 세 치 혀로써 황제의 스승이 되어 만호에 봉해지고 열후의 지위에 오르니, 미천한 사람으로는 극에 오른 것이라. 나로선 만족스러워. 인간사를 버리고 신선을 따라 노닐기를 원하네."

장량은 곡식의 기운을 끊는 것을 배우고 도인술을 행하여 몸을 가볍게 한다. 고조가 죽자 여후가 그의 덕이라 하여 억지로 음식을 먹이려 한다.

"사람이 한세상 살다 가는 게 흰 망아지 새끼가 조그만 틈을 지나는 것과 같습니다. 어찌 스스로 괴로움을 자초함이 그와 같습니까?"

할 수 없이 억지로 음식을 먹는다. 8년 뒤에 장량이 죽자 문성후라는 시호가 내려지고, 아들 불의가 대를 이어 후가 된다.

장량이 처음 하비의 흙다리 위에서 태공 병법서를 준 노인을 만나고, 13년 뒤에 고조를 따라 제북을 지나다가 과연 곡성산 아래에서 황석을 보고는 가져다가 잘 보관하여 제사를 지낸다. 장량이 죽은 뒤 황석도 무덤에 같이 묻어, 여름과 겨울에 제를 올릴 때마다 황석에도 제사를 지낸다. 불의는 효문제 5년 불경죄에 걸려 나라에서 제거된다.

태사공이 말하노라. 학자들은 대부분 귀신이 없다고 말하지만, 그런 물건은 있다고 얘기들 한다. 장량이 책을 준 노인을 본 바에 이르러서는 역시 괴이하다고 할 수 있다. 고조가 곤란한 경우를 여러 번 당할 때마다 장량이 항상 공을 세웠으니, 어찌 하늘의 뜻이 아니라 말할 수 있으랴? 주상이 말하기를, "무릇 장막 안에서 꾀를 부려 천리 밖의 승리를 맺는 데선 내가 도저히 자방만 못하다." 하여, 나는 그의 모습이 기괴하게 생겼다고 생각했으나, 초상화를 보니 잘생긴 아녀자와 같더라. 공자도 "겉모습으로 사람을 취한다면 자우 같은 사람을 잃었을 것이다." 하더니, 장량도 역시 그렇다 할 수 있다.

"아빠, 유방도 맨 나중엔 항우처럼 노래를 부르네. 그런데 별로야."

"그럴 수밖에. 유방의 정치적 모델은 항우거든. 그게 창작과 흉내 내는 모방의 차이야. 항우의 노래는 지금도 불리지만 유방의 노래는 아무도 몰라. 항우 같은 대영웅은 죽어서 오히려 살아난 인물이랄 수 있지. 가사도 봐. 항우의 가사에는 미인 우희와 애마 추를 걱정하는 영웅의 인애仁愛로움이 실려 있지만, 유방의 가사에는 미인 척 부인과 애자愛子 여의가 보이지 않지. 아들인 태자에게 권력을 넘기기 아쉬운 탐욕한貪慾漢의 미련만 가득하지. 그런 노래를 누가 부르겠어. 룸살롱에 앉아 독주를 들이붓는 태음인들이나 맞장구칠까 몰라.

천하를 가진 뒤 패沛에 가서 고향 사람들에게 술을 권하며 축筑에 맞춰 부른 노래도 있어. 〈대풍가大風歌〉야."

큰 바람 일어 구름 흩날리네	大風起兮　雲飛揚
위엄을 천하에 떨쳐 고향에 돌아왔네	威加海內兮　歸故鄉
용맹한 병사들로 사방을 지켜야지	安得猛士兮　守四方

"거만하고 욕심이 가득하여 느끼해. 왜, 왜 그렇게 태자를 미워했어? 똑같은 아들이잖아. 난 그게 궁금해."

"두 가지. 태자 어머니 여후가 미워서, 태자 효혜가 싫어서. 여후는 항우를 사모하여 그의 겉껍데기만 흉내 내는 오만방자한 유방을 경멸하거든. 태자 효혜는 영웅의 기상은 없지만 사람됨이 인효하여 자꾸 항우 아들 같은 생각이 들어서야. 그게 역사의 마법magic이야.

가장 미운 적을 닮는 저주, 가족 전체가 다 항우를 닮거나 향하는 저주. 유방은 항우를 죽인 뒤 항우의 망령에 시달리는 죗값을 톡톡히 치른다고나 할까?

게다가 태음인 특유의 욕심이 그걸 더 부채질하지. 척 부인과 여의는 죽기 전까지 자기 맘대로 할 수 있는 귀여운 존재야. 그렇지만 말가죽처럼 질기고 억센 여후나, 엄마의 치맛자락에 싸여 있는 소심한 마마보이 효혜는 다루기 어려운 성가신 존재거든. '욕심 앞에선 가족이고 뭐고 눈깔에 뵈지 않는다.' '눈에 흙이 들어가기 전까진 마누라고 애새끼고 내 걸 넘보지 말라.' 이 두 가지가 태음인들의 좌우명이야."

"최고야, 아빠 해석은. '유방 가의 비극Tragedy of Nipple Family' 써봐. 셰익스피어의 〈햄릿〉이나 〈셰익스피어 인 러브〉 같은 건 새 발의 피네. '세계의 대문호 삼지선인, FTA와 광우병의 망령에 초토화된 한국 문단과 극장가에 섬광을!!' 와우, 카피 죽인다. 그치?"

"아가야, 정신 차려. 세계니 한국이니 하는 그런 경계가 우릴 죽이는 망령이야. 살면서 제일 경계할 건 선전하고 강제하는 거야. 그런 건 무조건 아니라고 보면 돼. 허섭스레기만 못한 거라고 외면해 버려. 유방이 전쟁에 동원한 수많은 백성들을 생각해봐. 황제 자리에 유방이 올랐을 때 그들은 어디에 있는지를.

태극기, 인공기, 성조기는 하나의 천 조각이듯 중국, 미국, 일본 같은 외국도 애국심도 우릴 속이고 강제하는 환영이야. 베스트셀러, 대문호, 언론의 조명, 경제 살리기 등 다 허황된 남의 잔치고 말장난이야. 엄청난 죄악을 강요하는 환영이야. 〈일루셔니스트The

Illusionist〉봤지? 어디서부터 어디까지가 실제고 환영인지 누가 알겠어. 장자란 선배 도인께선 그걸 〈호접몽胡蝶夢〉이라 하시지. 어허라, 꿈속의 나비가 나인가, 내가 나비를 꿈꾼 건가, 에라, 한바탕 춤이나 추어라."

"멋지다. 대빗자루 잡고 우리도 춤추자, 얼씨구. 큰 뜰에서 적벽마애 13성도 바위에서 뛰쳐나오라 불러. 주문 외자. 야호, 야호, 호야, 짠!"

"도인이 그렇듯, 글쟁이의 진정성은 남이 강제하는 환영을 거부하며 깨뜨리고 자기의 행복한 환영을 세우는 거야. 이태백李太白의 〈달 아래 홀로 취하여(월하독작月下獨酌)〉를 봐."

노래하자 달 어정거려,	我歌月徘徊
춤추자 그림자 어지러워	我舞影凌亂
술깨선 같이 기뻐해,	醒時同交歡
취할 땐 제각각 흩어져	醉後各分散

"하늘의 달이나 자신의 그림자조차 내버려두잖아, 하물며 남이야. 항우의 대영웅성은 '진나라 깨부실 땐 같이 기뻐해, 왕과 제후가 되어선 제각각 흩어져.'라는 남을 강제하지 않은 데 있어. 쪼잔한 글쟁이의 『초한지』나 소심한 역사학자들이 쓰는 글들은 항우의 대영웅성이란 고차원과 유방 집단의 탐욕스러움이란 저차원을 함께 다루는 우스꽝스런 글들이지. 시공은 같아 보여도 광막한 세상 너머를 바라보는 항우와 코앞의 이익에 눈먼 유방 집단의 시공은

다르다는, 아인슈타인의 '상대성 이론'을 전혀 모르는 어리석은 짓거리지."

"아하, 그래서 아빠가 역사와 문학을 싫어하는구나."

"싫어하는 게 아냐, 무서워하는 거지. 도시, 특히 서울로 가지 않는 것처럼. 힘들고 무서운 거야. 모두 미쳐 날뛰고 있어서 무서워. 나같이 설 미친 녀석에겐 거의 미쳐가는 서울 사람들 보기가 공포스러워. 너도 진짜 공포를 체험하려면 소설이나 영화 말고, 베이징으로 서울로 도쿄로 뉴욕으로 가라. 그렇게 저들의 역사와 문학은 받아들이기 힘들고 무서워, 공포스러워.

모든 역사는 현대사라면서 역사학자들은 과거만을 쓰지. 그러면서도 손가락질받는 과거를 다루되, 그것도 현재를 맞게 만든 영광스런 과거라고 미화하지, 박물관에 전시된 유물처럼. 이처럼 현재는 과거에 의해 결정되는 것에 불과할까? 과거가 현재를 낳고 현재가 미래를 낳는 이러한 결정되고 따분한 저들의 역사 말고, 진정한 역사란 없을까? 현재의 나에 의해 과거가 바뀌고 미래가 바뀌는, 그런 게 역사 아닐까?

저들의 문학도 마찬가지야, 잘났니 못났니 떠들어대기만 하지. 책을 읽으면 어렵거나 어지럽고, 덮으면 한숨 나오거나 더 어지러워 미칠 지경이 돼. 고백적 자전이나, 한풀이 식 후일담이나, 미치광이의 독백이나, 모르쇠 식 말장난이나, 정치적 선전을 일삼는 저들의 문학이 어떻게 문학이냐? 현재보다 더 현재 같은 환상, 환상보다 더 환상 같은 현재, 미래보다 더 미래 같은 과거, 과거 보다 더 과거 같은 미래, 그러한 광대한 신천지를 보여주는 문학은 어디 없을까? 우리를 가슴 벅차게 하는, 눈물 흘리게 하는, 고양시키는, 진정시키는, 그런 게 문학 아닐까?

그래서 과거 한자 문화권에서도 제일 뛰어난 문학은 문학에서 나오지 않고, 오히려 역사와 사상에서 나와. '장천마지莊天馬地'라고, 『장자』는 하늘이요 사마천의 『사기』는 땅이라 하지. 즉 문학다운 문학은 되레 사상이고 역사라는 오묘한 해답을 보여줘. 긴 게 긴 게 아니고, 아닌 게 아닌 게 긴 거라 할까(그래그래가 아니고, 아녀아녀가 그런 거라나요 — 사오정 꾸냥 주)."

"짝, 짝, 짝! 정말 훌륭하신 사상 강의입니다. 글 쓰지 말고 도 닦지 말고 강연 다니시와요. 에쿠, 또 혼날라. 장량 이야기 해주라. 오늘 장량 풀이는 지루하지 않았어. 특히 대화 투가 맛깔스러워 좋았어. 참말로 좋아."

"요즘 정치한다고 깝죽대는 의원 나리나 장관님들처럼, 공인 의식이 전혀 없는 유방은 시정잡배 출신의 날건달이잖아. 그런 맛을 살리려 노력했어. 좋다니 기분이 좋네. 어쨌거나 한신이 소양인인데도 소음인 아닐까 억단한 것처럼, 장량을 태음인이라고 지레짐작했던 게 사실이야. 그러나 장량은 소음인이야. 어찌 아냐고? 이제까지의 어떤 글보다 판단하기가 훨씬 쉬워. 유방에 대한 걸 빼면 장량은 사라지는 데서 알 수 있어."

"으흥, 유방의 그림자란 말이구나. 초기 글의 위 문후처럼 그림자로서의 소음인이란 말이지?"

"그렇지, 유방과 만나기 전엔 황석공이, 유방 죽음 전후엔 여후가 중요하게 자리하잖아. 장량은 완전히 참모형 인간이야. 그렇기 또래(때문에 — 사오정 꾸냥 주) 황석공과의 조우나 여후에게 사주를 받을 때를 빼면, 유방 이야기라고 제목을 바꿔도 곧이들을걸."

"그러네, 정말. 엄청 쉽다, 이해하기가."

"모습도 그래. 사마천이 본 초상화는 잘생긴 아녀자 같더래. 병이 많아서 장수를 맡지 못하고 항상 계책을 꾸미는 신하가 된다든가, 곡식의 기운을 끊는 것을 배우고 도인술을 행하여 몸을 가볍게 한다는 것이 소음인임을 보여주지. 곱상함과 조용함, 꾀주머니, 소화불량을 이끌어낼 수가 있어. 소음인의 전형적인 모습이지.

여후의 사주를 받은 여택에게 태자 안정의 계책을 거부하다가 끝내 제시하는 것이나, 유방 사후 여후의 음식 권유를 거절하지 못하는 것도 소음인 특유의 소심함을 보여주지. 특히 공신을 봉할 때 제나라에서 3만 호를 고르라는 제안을 유방과 처음 만난 유를 받는 정도로 낮춘 것에 대해 사람들은 대단한 보신의 처세술인 양 말하지만, 그것조차 분수에 넘치게 받으면 가슴이 벌렁거려 죽을 것 같은 새가슴 소음인의 소심함 때문이지."

"완전히 소음인 울 엄마네. 놀랍다, 놀라워. 어쩜 그렇게 똑같아. 여자와 남자, 과거와 현재라는 것만 빼놓으면 영락없이 똑같아."

> 소음인은 키가 작고 조용하며 맑다. 살갗이 나긋나긋하다. 용모에선 몸가짐이 자연스럽고, 말솜씨는 간결하여 쉽고 잔재주가 있다. 음식을 부드럽게 소화시키면 완전히 튼실하여 병이 없다.
>
> ― 『강의 동의수세보원』 「사상인 변증론」

"항우가 홍문에서 패공을 공격하려 하여 항백이 은인인 장량을 살리려 만났을 때, 유방에게 그 사실을 알려 위기에서 탈출하는 것도 당여의 소음인다운 대목이지. 형양에서 항우에게 포위되었을 때, 천하를 걱정한 역이기의 계책을 무참히 깔아뭉개는 장면도 봐. 논리적으로 하나하나 말하는 것으로 보이겠지만, 사실은 소음인 특유의 질투심과 잔인함을 속 깊이 묻어둔, 유방 집단만을 위한, 즉 당여의 무시무시한 발언이야."

> 소음인은 모습이 맑고 고상해 보이나 음험하여 참으로 몰래 남을 해치려는 마음씨가 있고, 서 있을 때는 조급하고 불안해 보이며, 걸을 때는 마치 조아리는 것 같다. 소음인은 작은 이익을 탐하여 마음씨가 고약하고, 남이 망하는 것을 보면 자기가 얻은 듯이 기뻐하며, 남을 다치게 하거나 남을 해치기를 좋아하고, 남이 잘되는 것을 보면 도리어 분노하며, 질투심이 많아 남에게 은혜를 베풀 줄 모른다.
>
> —『황제내경 영추』「통천」

"어마 무시라. 소음인에겐 그 당여를 건드리지 말라. 메모해야지."

별밤 못 다한 이야기

원두막 하일정은 두 평이 채 안 된다. 송판 바닥의 서늘한 기운에다, 뒤의 대숲에서 팔다리의 솜털을 간질이는 살랑살랑한 바람이 불어 청량감이 더한다. 원두막은 위로 펼쳐진, 별밤 하늘의 신비로움 그 자체다. 아빠랑 파란색 모기장 안에 드러누워 도란도란 이야기를 나누는 분위기가 자못 그윽하다.

"시작한 게 엊그제 같은데 어느새 16편이야. 새삼 놀라워. 쏜살같은 시간의 흐름이라니. 아빠, 어때? 각 편들을 정리하면서 이야기를 끝내는 게."

"정리야 각 편들에서 나름대로 해놨으니 그걸 다시 정리하긴 그래. 그보다는 못 다한 이야기를 하는 게 더 좋지 않나? 겹치지도 않고."

"그거 좋은 생각이네. 시작하셔."

"태양인부터 살펴보자. 섭정이 보여주는 행적의 수미일관과 마음의 후회 없음은 동전의 양면과 같은 태양인 고유의 특징임을 이해하면 돼. 인상여에게서는 이러한 태양인의 고유한 특징을 읽으면 최상의 이해야. 글의 이면에 숨어 있는, 내 소싯적 고전 시간에 배운 말처럼. 눈빛으로 종이 뒤까지 꿰뚫으라. 안광眼光이 지배紙背를 철徹하랏!"

"난 수수께끼가 재밌더라. 그게 뭐야?"

"두려움이 없다는 것과 후회하지 않는다는 거야. 다른 체질은 체질 고유의 두려움이 있어. 체질 고유의 후회함도 있고. 그런데 놀랍게도 태양인에겐 그게 없어. 마치 다른 차원에서 온 외계인 같아."

> 태양인은 한 걸음 더 물러나서, 언제나 급박하게 들이치는 마음을 편안하게 가라앉혀야 한다. 태음인은 밖을 살펴서, 언제나 겁내는 마음을 편안하게 가라앉혀야 한다. 소양인은 안을 살펴서, 언제나 두려운 마음을 편안하게 가라앉혀야 한다. 소음인은 한 걸음 더 나아가서, 언제나 안정시키지 못하는 마음을 편안하게 가라앉혀야 한다. 이와 같이 하면 반드시 오래 살지 않을 수 없다.
>
> ─『강의 동의수세보원』, 「사상인 변증론」

"듣고 보니 그러네."

"인상여가 진나라에 사신으로 가는 걸 봐. 그가 이전에 사신을 수행한 경험자이기나 해? 완전 초짜 아냐. 조나라 조정에 있는 사람들 모두 그가 죽으러 간다는 걸 알아. 모두 입 밖으로 말을 뱉어내지 않았을 뿐이지, 그를 전송할 때 살아 움직이는 시신으로 봤어.

근데 인상여는 어땠어? 말이 아니라 행동으로 보여주잖아. 태양인은 다른 체질과 달라. 말보다는 행동이야. 행동을 봐야 해. 이런 장면을 연출하는 것을 태양인다운 절세絶世의 행검行檢이라는 게야. 그 행위가 장면 전후의 모든 것을 압축한 것이라서, 그 단순한 행위에 모두 압도되지. 그래서 행검이야."

"으흠, 비상한 탁견이야. 짝짝!"

"인상여를 보라구. 일순 그대로 베일 듯 칼날처럼 쏘아보는 만인의 시선 앞으로, 팽팽하게 당겨진 활시위마냥 일촉즉발의 위험 앞으로, 아차 싶으면 죽음으로 직행할 천하제일의 권력 앞으로 도도하게 당당하게 그냥 나서잖아. 항우야 두말할 나위 없고. 자기가 앞장서 진군하잖아. 질풍노도疾風怒濤야. 쾌도난마快刀亂麻 맹룡과강孟龍過江 호풍환우呼風喚雨야."

거록전투에 나서는 항우의 모습이다.

항우는 모든 병사를 이끌고 황하를 건넌다. 타고 온 배를 가라앉히고, 취사도구를 부수며, 막사를 불태워버리고, 오로지 사흘 치 식량만을 지참케 하여, 죽을 각오로 싸워 이기지 않으면 돌아갈 마음이 없음을 사졸들에게 보여준다.

"어쩜, 멋지다. 뽀옹 가네. 호옹, 아빠가 책임지셔."

"인상여가 항우보다 더 나은 점이 있다면, 물러설 줄 알았다는 거야. 자기를 맹비난하는 염파에게 양보할 줄 아는 여유로움이 있어. 그래서 완벽의 사나이야."

"뿡뿡, 홍홍……."

"아가야, 정신 차려. 안 되겠다. 태양인의 후회 없음에 대해선 그렇다 치자.

항우를 봐. 천진난만한 어린애랄까, 낭만에 젖은 젊은이랄까? 그게 태양인이야. 글키(그렇기) 또래(때문에) 체질을 모르고 항우에 대해 논한다면, 간지러울 때 남의 다리 긁는 것처럼 엉뚱한 쪽으로 새어버리기 십상이시(지).

항우에게선 태양인의 나아감이 어디에 있는가를 제대로 보아야 해. 『초한지』 7년 전쟁의 시기는 항우에 의한 천하 재편을 그 분수령으로 하여 크게 나뉘어. 전반의 항우와 후반의 항우는 다른 거야. 그런데도 사람들은 같이 취급하여 항우를 어리석은 인물로 치부해 버려. 왜?"

"왜?"

"왜냐면 손에 거머쥔 떡이라 할 천하를 손가락 틈 사이로 물 새듯 잃어버렸다고 멍청이 취급을 하는 거야. 그런 식의 말이라면, 굳이 용렬한 역사학자나 옹졸한 문필가의 손을 빌릴 것도 없어. 너 같은 어린애라도 할 수 있는 말이야. 하지만 그게 올바른 인물 이해고 역사 이해일까?"

"아닌 것 같네."

내가 짐짓 얼버무린다.

"그렇지, 그건 아냐. 항우가 태양인이란 걸 몰라서 그런 말을 함부로 하는 거야. 태양인의 본성인 천시天時가 뭐겠어? 항우는 스스로 다짐하지 않았을까?

'천하란 누구의 천하도 아니다. 더구나 나의 천하는 더더욱 아니다. 지금 하늘이 나에게 요구하는 건 나의 행동이다. 이제 나의 나아감은 천명을 받은 단호한 결행이다. 나는 천명을 이 땅에서 구현하는 하늘의 사자다. 한순간의 머뭇거림도 없이 하늘의 뜻을 향해 나아가노라.'

이게 태양인의 천시잖아. 지금도 항우가 사람들의 마음에 살아남아 기림(譽)을 받는 이유는 뭘까? 천하란 누구의 천하도 아니라며 생각하고 행동한 그의 철저함에 감동하기 때문이야. 항우의 목표는 백성들을 마소처럼 혹독하게 부리고 착취하는 진나라의 폭압적 정치체제를 무너뜨리는 데 있어. 항우는 단 한시도 천하를 자기의 천하라 생각한 적이 없어. 그러니까 천하를 제후들과 나누지.

이렇게 생각해봐. 항우가 없었다면 유방의 천하는 없었으리라는 걸. 그 반대는 어때?"

"……"

"그치, 성립이 안 되지? 유방 없이도 항우의 진나라 궤멸은 성공했어. 그럼 처음으로 되돌아가자. 천하를 제패한 다음 항우의 행적을 봐. 불만 세력의 진압과 유방 패거리의 도전을 수습하기에 여념이 없지. 진나라를 궤멸시킬 때의 질풍노도와 같은, 뇌성벽력과 같은 도도함과 박력은 없어. 왜?"

"왜?"

"왜냐면 천명을 이미 수행했기 때문이야. 유방 패거리의 도전은 소 등에 달라붙은 등에와 같아. 거추장스럽고 너저분한 집적거림에 불과해. 그들은 탐욕스럽지만 진나라처럼 포악한 무리는 아니야. 그 탐욕스러움에 대응해야 한다는 것이 괴롭고 슬픈 거야. 그래서 유방 패거리를 박멸시킬 기회가 여러 번 오지만, 잡았다 놓아주길 반복한 게지. 결국 대영웅은 땅 뺏기에 골몰한 탐욕쟁이 연합군에 의해 사라지지. 영웅의 매력과 향기를 이 땅의 민중에게 드리우고. 그래서 항우는 민중의 가슴속에 불멸의 영웅으로 남아 있는 것이고."

"아빠 해석은 언제 들어도 참으로 깊이 있고 멋있어. 100점 만점 줄게."

"감사합니다, 멋쟁이 아가씨."

"소양인으로 넘어가자. 예양에게서 눈여겨볼 부분은 저격 대상인 조양자와 나누는 대화야. 예양의 의로움을 알아주는 조양자의 마음 씀씀이가 빛이 나. 처음에는 그냥 놓아주고, 다음에는 자결케 하지. 짤막하지만 두 번의 만남에서 나누는 대화가 참으로 편안하게 가슴으로 들어오지. 왜 그럴까?"

"글쎄."

"그건 둘 다 같은 체질인 소양인이기 때문이야. 서로를 그냥 본능적으로 자연스레 읽어서 그렇지. 고양이는 고양이끼리, 개는 개끼리, 소는 소끼리 어울리듯 유유상종이지."

"서로 다른 체질끼리는 그게 어려운가?"

"그래. 특히 상극 체질끼리는 거의 불가능해. 개와 원숭이처럼, 지네와 닭처럼, 뱀과 두꺼비처럼 서로 상종하기 어렵지."

"예를 들면?"

"항우(태양인)와 유방(태음인)의 대화를 봐. 우연히 서로 다른 차원의 사람들이 만나서 이야기를 나누는 것처럼 들려."

이때 팽월이 양에서 자주 반란을 일으켜 초의 식량을 차단한다. 항왕이 근심한 나머지 높은 도마를 설치하고 태공(유방 아버지)을 그 위에 올려놓는다.

"지금 서둘러 항복하지 않으면 태공을 삶아 죽이리라."

"나는 그대와 함께 북쪽을 바라보면서 회왕의 명을 받을 때에 서로 형과 아우가 되기로 약속하였소. 그러므로 나의 아버지는 곧 그대의 아버지가 되는 것이오. 꼭 그대의 아버지를 삶아 죽이고자 한다면, 나에게도 그 삶은 국물 한 잔을 나누어주면 다행으로 여기겠소."

항왕이 한왕에게 도전한다.

"천하가 여러 해 동안 흉흉해진 것은 다만 우리 두 사람 때문이다. 우리 단둘이서 싸움으로 결판을 내어, 천하 백성들에게 더 이상의 고달픔을 주지 말기로 하오."

그러나 한왕이 비웃으며 거절한다.

"나는 차라리 지혜로 싸울지언정 힘으로 싸울 수는 없소."

"놀라워. 체질의 눈으로 보니 해석이 이렇게 다를 수 있구나. 그렇담 상극 체질끼리는 영영 같이 지낼 수 없다는 말이야?"

"어떻게 그렇겠어? 남녀 간에 사랑을 나누고 가정을 이뤄 사는 걸 봐. 불가사의지. 자석의 북극과 남극이 서로를 끌어당기듯, 음양은 상극의 관계이기도 하지만 서로 상생하여 조화를 이루기도 해.

같은 극끼리 부딪치면 불꽃을 튕기지만, 상극끼리 어울리면 비약적 힘을 빚어내지. 인상여(태양인)와 염파(태음인)의 문경지교가 그 단적인 예야."

"어머, 흥미로워."

"처음에 인상여는 자신을 비난하는 염파를 피하지. 상극 체질끼리 서로 감정의 교류가 일어나지 않으니까, 만나면 서로 충돌할까 봐 그런 거야. 나중에 인상여의 본심을 이해한 염파가 마음을 열고 상대를 받아들여, 문경지교라는 아름다운 사귐을 갖게 되지. 그 사귐은 하나에 하나를 더한 둘이 아니야. 둘의 무한제곱이란 힘으로 급상승해. 결국 초강대국인 진나라를 꼼짝 못하게 만들어."

"아하! 그렇구나."

"오기는 건너뛰자. 늘 상대가 있다는 것, 어려울수록 상대를 읽어야 한다는 것, 돌파가 가능한가 불가능한가를 제대로 가늠해야 함을 반면교사로 삼거라. 조괄 편도 넘어서자. 천하제일로 자부하는 허풍 떪을 경계하면 돼.

우경에게선 소양인 특유의 화법에 귀를 기울여봐. 소양인답게 본인이 파악한 대체를 갖고서 상대를 설득하지. 방법상으론 큰 전제를 깔고서 먼저 결론을 내리고, 그 실제를 다룬 뒤에 다시 결론을 내려. 이른바 양괄식이지. 뭐랄까? 높이 하늘에 올라 바람을 타고 빙빙 맴도는, 숨을 곳이 어디냐며 설설 기는 참새와 병아리를 노리는 장산곶 매라고나 할까?

그러면서도 군더더기 없이 실체의 핵심을 파고들면서 변화가 다채롭지. 동일한 상대에게도 똑같이 말하는 법이 없어. 먼저 상대에게 질문을 던져 스스로 되새기게 한다든가, 반대편 논리로 반대편 스스로 부정케 한다든가, 상대방 스스로 고개를 끄덕이게 만들든가, 백화난방百花亂芳 천변만화千變萬化 신기막측神機莫測하지. 소양인 화법의 정형성은 이처럼 발랄한 부정형성에서 찾을 수 있다는 거야."

"그래 들으니 정말로 그러네."

"신릉군은 건너뛰자. 소양인이 끊임없이 흔들리면서도 자기중심을 잃지 않고 바람직한 길로 나아가는 법을 배우면 좋겠구나. 한신도 이야기를 웬만큼 했어. 건너뛰자."

"이제 태음인 차례야."

"고맙습니다, 아가씨. 그럼 태음인을 보기로 할까? 위 무후에게선 태음인의 교만함이 어떻게 작동하는가를 엿볼 수 있지. 염파에게선 태음인의 처세라 할 수 있는, 굳건히 지키면서 움쩍도 하지 않는 부동심을 배우면 좋겠구나. 정치군인이 판치는 세상에서 야전군인으로서의 모범을 보인 듬직한 인물이지.

노중련은 당대 최고의 담설가로 누구나 인정하는 인물이야. 그의 화법은 우경과는 달라도 한참 다르지. 태음인답게 상대 속에 감추인 욕망의 실체를 직접 자극하지. 과거와 현재의 대조법이자, 이곳과 저곳의 비교법이야. 그러니 결론은 끝에 가서 내리는 미괄식일 수밖에 없어. 뭐랄까? 풀숲의 개미집이든 벼랑 위의 벌집이든, 큰 여울물의 연어들이든 떼 지어 몰려드는 늑대 무리든, 상대가 무엇이든 간에 거침없이 치고 나가는 뚝심 센 불곰을 연상시킨다고나 할까?

말을 꺼내면 반드시 누구라도 인정할 수밖에 없는 저명한 고사나

격언을 먼저 내어놓지. 상대가 그 긴 말을 참지 못하고 말 한마디라도 내어놓으면, 즉시 묵사발을 내버리지. 상대의 말꼬리 하나라도 인정사정 볼 것 없이 단칼에 내리쳐. 상대의 자존심을 박박 긁어 도발시킨 뒤, 그것을 옛 고사로 전복시켜. 상대가 스스로 지쳐 손들게 만들지. 횡설수설橫說竪說 능수능란能手凌亂 무한변설無限辯舌이야. 태음인 화법의 정형성은 거북할 정도로 끈질긴 숱한 예의 제시와 대조법에서 찾을 수 있어."

"이제 그만. 항복이야, 항복!"

"그럼 소음인 차례인가? 처음의 위 문후에게서 주목할 부분은 소음인의 리더십이 발현되는 곳이야. 그는 복자하와 전자방을 스승으로 모시고, 매양 단간목의 띠집 앞을 지날 때면 수레의 가로대를 잡고 인사를 올리지. 진심으로 스승을 세 분이나 모셔. 역사에서 이런 경우는 전무후무하지. 기원전 5세기에 초강대국 위나라가 탄생하는 원동력이 바로 여기에 있어."

"소음인의 리더십이 그리 대단한 거야?"

"아무렴, 그렇지, 그렇고말고. 다른 체질의 경우를 보면 대부분 보스로 전락해. 그런데 소음인이 윗자리에 앉기 두려워하는 소심증을 극복하면 놀라운 일이 벌어져. 역사상 영토를 최대로 확장한 대영웅이 누군지 알아?"

"칭기즈 칸 테무친."

"딩동댕! 그도 소음인이야. 반대로 소심증을 극복하지 못한 소음인이 윗자리에 앉으면 그만한 비극도 없어. 다행히 거개 소음인은 유능한 참모로 활약하지. 유방을 도와 천하를 통일한 장량이 그 대표적 인물이야."

"아빠, 소심한 소음인이 어떻게 그리 변신할 수 있어? 번데기에서 아름다운 나비로 탈태하듯."

"너, 교회에서 어떻게 하나님을 대해야 한다고 들었니? 모심과 섬김 아니니? 소음인은 깊이 파고들잖아. 이런 본성은 본인이 받아들이기만 하면 광신이라 할 만한 가공할 결과로 나타나지. 마찬가지야. 자신을 위해, 백성을 위해, 천하를 위해 열린 가슴만큼 가공할 리더십에 짝할 게 없어야."

"대단하네, 대단해."

"조사는 건너뛰자. 장평전투를 바라보는 두 개의 큰 입장이 있다는 것만 염두에 둬라. 건강한 입장과 병적인 입장."

"잠깐만. 아빠, 궁금한 게 있어. 다른 체질의 어법은 들었잖아. 그렇다면 소음인의 어법은?"

"으음… 생각해봐. 위 문후, 조사, 형가의 말을. 위 문후는 반문하거나 상대로부터 긍정적인 이야기를 끌어내. 조사는 이야기 방향이 한 길이야. 형가 역시 단조로워. 소음인의 어법은 한 치의 흔들림 없이 정형화되어 있고 논리적이야. 뭐랄까? 눈길에 남긴 발자국을 뒷사람이 본받아 걸으니 행실을 똑바로 하라, 한 서산대사라 할지?

차갑고 송곳처럼 날카로워. 새침데기 골로 가. 일방적인 단순 반복을 거듭해. 역사에선 반복을 제외하여 나타나지 않을 뿐. 일로직입一路直入 불요불굴不撓不屈 중첩반복重疊反復이라. 외길 수순을 밟는 논리의 치밀함이 소음인 화법의 정형성이지.

태양인은 선험적이어서 두괄식, 태음인은 경험적이어서 미괄식,

소양인은 직관적이라서 양괄식, 소음인은 논리적이라서 중첩식이라 보면 어떨까? 어때, 이해하기 쉽지?

　형가는 건너뛰자. 소음인의 준비성과 단계적 일 추진이 얼마나 치밀하고 무서운가를 느끼면 충분해."

　"장량에 대해 이야기할 차례네요."

　"장량은 충분히 이야기했다고 할 수 있어. 건너뛰자. 아가씨, 이제 눈 좀 붙이시지요."

　"아! 어느새 한밤이네. 안녕."

제2부

체질이란 무엇인가

체질 감별

체질은 이렇게 안다 … 303

누워 재는 이유 … 307

파악 일반 … 310

일상적인 방법 … 314

자가 파악 … 317

체질은 이렇게 안다

주름부채를 느릿느릿 접으며 조심스레 말을 꺼내신다.
"체질 감별법을 말씀하시게."
무릎 꿇고 공손하게 말씀에 답한다.
"소싯적에 만화영화 〈뽀빠이〉를 즐겨 봤죠. 올리버를 구하기 위해 통조림 속의 시금치를 먹으면 힘이 솟구쳐 상반신이 완전 역삼각형을 이뤄요. 어깨, 가슴, 허리에 그리는 이런 역삼각형의 체형이 태양인이죠. 주인공의 주된 힘의 원천인 시금치는 태음인 것이라, 체질 입장에서 보면 엉터리 만화인 셈이죠.

즐겨 본 영화 〈서유기〉에서 박노식 씨는 천하무쌍 손오공으로, 양훈 아저씨는 자주 만취한 말썽꾸러기 저팔계로 분장하죠. 저팔계는 배꼽의 허리둘레가 가장 몸에서 돋보여, 윗도리가 짧아 배꼽티의 선구자 역을 해요. 이런 술통형이 태음인이죠. 독주에 강한 태음인인 저팔계란 캐릭터 설정은 아주 잘된 배역이긴 하지요. 하나 돼지는 소양인이 먹는 소음체 동물이란 걸 알지 못한, 잘못된 설정인 셈이죠.

오우삼의 영화 〈적벽대전〉에서 다케시 가네시로(금성무)는 제갈량 역을 맡아요. 꾀보 제갈량은 소음인이죠. 말년의 적수 사마의는 '아침 일찍부터 밤늦게까지 직무에 열중하고 밥 먹는 건 조금'이라는 사신의 말을 듣고, 제갈량의 죽음을 예언해요. 소음인은 아무리 오래 앉아도 엉덩이를 꿈쩍 않을 만큼 앉아 있는 자세가 좋죠. 뽀빠이와는 반대로 엉덩이, 가슴, 어깨로 그리는 안정된 삼각형의 체형이 소음인이죠. 그러니 이 배역은 잘못 주어진 셈이에요.

양조위는 소교의 남편이자 〈적벽대전〉의 사실상 주인공인 주유 역을 맡아요. 임기응변에 강하고 창조적인 성향의 소양인이죠. 실제 이안 감독의 〈색, 계〉란 영화에서 양조위의 벗은 몸을 여러 번 봐요. 가슴이 발달하고 하체가 빈약한 것을 알 수 있죠. 색에 가장 약한 만큼이나 반비례하여 색을 밝히는 소양인으로 양조위를 잘 선택한 셈이죠.

영화에서 제갈량과 주유의 분위기가 시종일관 비슷한 것은, 일곱은 사실이지만 나머지 삼은 허구인 칠실삼허七實三虛의 『삼국지연의』 내용대로 잘못 캐스팅한 흠이랄 수 있어요."

태양인은 어깨가 제일 큰 역삼각형, 태음인은 배 나온 술통형, 소음인은 엉덩이가 크고 가슴이 빈약한 삼각형, 소양인은 가슴이 성대하고 엉덩이가 부족한 마름모형이다. 한눈에 쏙 들어오게 몸의 비례에 따라 손으로 그려 보이자, 좀 더 나아가신다.

"남들이 본인을 파악하는 방식이군. 그렇다면 어떻게 감별하는가도 말씀하시게."

"우선 부드러운 줄자를 구합니다. 초등학교 문방구점에서 몇 백 원이면 사지요. 세탁소나 옷 수선하는 데서 쓰는 줄자 말이에요. 그리고 속에 아무것도 걸치지 마시고, 몸에 딱 달라붙는 옷을 입으세요. 재봉선이 뚜렷한 옷이 좋아요. 반듯이 누운 상태에서 줄자로 어깨선, 젖꼭지선, 배꼽선, 골반선을 재어보세요. 앞서 말한 도형에 그 수치를 맞추면 정답이 나와요."

"골반선이란 정확히 무엇인가?"

"사내애들의 경우 하체에 힘을 주면 허벅지 옆에 쏙 들어간 부분이 보여요. 그곳을 손으로 만지면 골반 뼈의 정중앙이 만져지는데, 양쪽의 그 부분을 이은 선이 골반선이죠. 계집애들은 기름이 많아 거의 안 나타나요. 그래서 재봉선이 뚜렷한 몸에 잘 맞는 옷을 입으란 거죠. 불룩한 불두덩 털의 중간에 줄자를 대어 양쪽 재봉선까지 재면 정답이 나와요."

"그렇다면 재봉선이 뚜렷한 옷을 입으란 건 여성들 때문인가?"

"아니에요. 남성들도 만만치 않아요. 현대인들은 예전 분들과 달리 육체를 거의 방치하여 골격이 대부분 엉망이죠. 가령 소양인은

| 체형 |

| 태양인 | 태음인 | 소양인 | 소음인 |

가슴이 엉덩이보다 더 커야 정상이랄 수 있는데, 가슴이 엉덩이보다 미세할 만큼 큰 경우가 종종 있어요. 소음인도 그 역이어야 정상인데, 엉덩이가 가슴보다 미세할 만큼 큰 경우가 있지요. 태음인은 배불뚝이형이지만 가슴선과 배꼽선이 거의 비슷한 통짜인 경우도 많죠. 그래서 남성도 재봉선이 뚜렷해야 정확히 재기가 쉽죠. 물론 가슴선을 정확히 알기 위해 여성들은 브래지어를 벗어야 해요."

누워 재는 이유

주름부채를 느릿느릿 접으며 조심스레 말을 꺼내신다.
"체질을 재면서 굳이 누워야 하는 이유라도 있다는 말씀이신가?"
무릎 꿇고 공손하게 말씀에 답한다.
"아무래도 디자이너 재단사가 사람들의 치수를 잘 재죠. 이때는 서서 재요. 서는 것과 눕는 것이 몸매가 같아 보여도 다른 점이 있어요. 누우면 골격을 제대로 파악할 수 있죠. 체질마다 장부의 발달 상태가 달라요. 5장6부의 상태가 다름에 따라 뼈의 윤곽이 다르게 형성되죠. 누우면 골격이 그대로 드러나요.

흔히 남성들은 여성의 엉덩이가 크다 생각하고, 여성들은 남성의 가슴이 크다고 생각하죠. 물론 이건 환상일 수도 있고, 착각일 수도 있어요. 실제로 양인 여성은 엉덩이가 작고, 음인 남성은 가슴이 작죠.

커 보이는 유방이나 배 나온 사람은 얼핏 남성보다 가슴이 크거나 누워도 배가 나올 것 같죠. 아니에요. 배 나온 사람은 누우면 허리가 쏙 들어가는 이가 있고, 옆으로 약간 출렁일 뿐 그대로 배가 나오는 이가 있죠. 여전히 배불뚝이는 태음인이지만, 쏙 들어가는 이는 다른 체질들이에요. 겉보기 유방도 브래지어가 만든 현대의 판타지일 뿐이에요. 브래지어를 벗고 누우면 그렇지 않아요."

"운동을 하면 해당 근육이 발달하지 않는가? 그러면 골격도 달라지지 않는가?"

"말씀 그대로죠. 근육만 발달할 뿐 뼈는 달라지지 않아요. 그렇지만 근육도 체질마다 다르게 단련되어요. 예를 들어볼까요? 소양인이 몇 달만 역기를 들면 가슴이 불쑥불쑥 일어나서 엄청나게 발달하죠. 태음인은 팔뚝이 통나무처럼 굵어져요. 태양인은 목과 어깨가 드러나게 발달해요. 소음인은 몇 년을 해도 빈약해요.

달리기를 예로 들까요? 태음인은 하체가 통나무처럼 굵어져요. 소음인은 허벅지가 놀랄 만큼 발달해요. 태양인은 여전히 빈약하고, 소양인은 탄력 있는 근육을 가지긴 해도 그리 굵어지진 않아요. 운동 때문에 체질이 달라지는 게 아니라, 체질의 특성이 더 잘 드러나죠. 그러니 오히려 파악이 더 쉽지요."

"체격이 왜소한 태양인과 소음인, 배 나온 태음인과 소양인, 가슴과 엉덩이가 비슷한 소양인과 소음인은 구별하기 어렵지 않으신가?"

"왜소해도 태양인은 어깨선이 나머지 세 선에 비해 월등히 크므로 구별하기가 제일 쉽죠. 누워도 태음인은 배가 옆으로 조금 출렁거릴 뿐 배가 나오므로 이 경우도 알기가 쉽죠.

소양인과 소음인의 구별이 애매한 경우에는 닭고기 먹는 걸 물어보면 알아요. 소음인은 기름기 없는 허벅살, 소양인은 근육이 발달한 다릿살, 태음인은 닭목이나 닭날개나 닭똥집 같은 혐오스럽거나 기름진 곳을 밝혀요. 태음인에게 솔직하게 물어보면 닭기름이 뱃속에서 머무르는 무거운 감이 있다고 하죠.

제일 어려운 것은 가슴과 엉덩이가 비슷한 소양인과 소음인 경우예요. 회식 자리에서 가만히 못 있고 몸을 비비 꼬거나 뒷벽에 등을 기대는 버릇이 있으면 소양인이고, 앉은 자세로 몇 시간이고 꼿꼿한 허리를 자랑하면 소음인이죠. 이때 꼭 물어봐야 합니다. 허리를 다친 적이 있는지, 그리고 허리가 약해 일부러 운동 삼아 허리를 꼿꼿하게 세우는지를. 소음인이라도 허리 다친 이는 소양인 같아 보이고, 소양인이라도 무예를 익히거나 운동 삼아 허리를 꼿꼿하게 세운 이는 소음인 같아 보이죠. 이때도 자세히 보면 소양인의 자세는 엉덩이가 훨씬 작아 안정감이 없어요.

맥주나 얼음이나 찬물을 잘 마시는 걸 물어봐도 알아요. 잘 마시면 소양인이고, 전혀 못 마시면 소음인이죠. 잘못 배운 건강교육이나 위장병 때문에 못 마시는 소양인도 있는데, 이때는 밥 먹는 양과 습관을 살피면 판가름 나요. 밥 먹는 양이 많거나, 두세 번밖에 안 씹고 밥을 꿀꺽 삼키면 소양인이죠. 오래 씹으라는 가르침 때문에 그러는 소양인도 있지만, 그 양이 밥 한 그릇 정도는 너끈히 해치우죠. 소음인은 밥을 조금밖에 못 먹어요. 많이 먹으면 먹자마자 화장실로 가 설사하거나, 아니면 반드시 변비가 와요."

파악 일반

주름부채를 느릿느릿 접으며 조심스레 말을 꺼내신다.
"치수 재기를 정리해주시게."
무릎 꿇고 공손하게 말씀에 답한다.
"어깨선을 재어 가슴선보다 크면 무조건 태양인이죠. 가슴선보다 배꼽선이 날씬하면 무조건 태음인이 아니죠. 배꼽선이 다른 선보다 크거나 난형난제여서 비슷하면 태음인이죠. 가슴선과 골반선의 차이로 보아 가슴이 크면 소양인이요, 골반이 크면 소음인이죠."
"누워 재는 방법 말고는 없으신가?"
"오링 테스트, 체질 침, 맥 짚기, 약물변증 같은 전문적인 방법과, 생활 관찰법 같은 일상적인 방법이 있어요. 본능, 식습관 등으로 파악하는 것이 일상적인 방법이에요.
본능이란 체질 본연의 약점을 거슬러서 집착하는 욕망의 흐름을 살피는 일이죠. 소양인은 아랫도리의 정력이 약해 오히려 색정에 몸부림치는 경향이 많죠. 소음인은 비위가 약한데도 기운을 크게 일으켜야 가능한 명예에, 태음인은 호흡이 거친데도 숨이 커야 가능한 재물의 축적에, 태양인은 해독 능력이 약한데도 간 기능이 활발해야 가능한 술 마시기에 골몰하는 본능이 있어요.

 식습관으로도 체질을 가늠할 수 있어요. 소음인은 양념이 잘된 것을 골고루 조금씩 맛을 즐기는 소식가죠. 태양인은 소음인과 비슷해요. 양념이 적게 된 것을 좋아하고 쌀밥을 고봉으로 먹는다는 것만 빼고요. 소양인은 먹을거리 한 종류에 집중해서 즐겨요. 태음인은 모든 반찬을 싹쓸이하는 대식가죠. 음인인 소음인은 미역국, 태음인은 토란국을 며칠이고 끼니때마다 먹어도 질리지 않지만, 양인인 태양인은 메밀냉면, 소양인은 오리 로스를 두 끼 연속 먹지 못할 만큼 입이 짧아요.

 더욱 적나라하게 나타나는 것이 회식 자리죠. 태양인은 엄청 단순하여 회식 분위기 자체를 즐겨요. 소음인은 밥통이 작은지라 간편한 술자리는 즐겨도 많이 먹는 회식 자리는 싫어해요. 소양인은 본인 몸에 해로운 소주를 즐겨요. 맥주 마시면 오줌보가 짧아 10분에서 30분 간격으로 소변보러 다니기 바쁘니까요. 태음인은 식탐이 도도하여 허리띠를 풀 뿐더러 10차 넘게 못 가는 걸 한스럽게 여기죠.

 이외에도 가정환경, 공부 방식, 여행 계획, 운동 버릇 등에서 차이가 나죠."

 일어나 큰절을 올린 뒤, 무릎 꿇고 머리 조아려 선인께 청한다.

 "전문적인 방법에 대해서는 가르침을 듣고 싶습니다."

"오링 테스트는 피시술자의 기운에 흔들리지 않을 만큼 시술자의 기감氣感이 출중해야 하오. 타고난 기감이나 후천적으로 수련하여 얻은 기감이 있어야 하는, 시술자의 능력이 문제가 되오. 더욱이 시술자가 선입관이 없어야 한다는 심리적 전제가 깔려야 하오. 하니 여간 어려운 것이 아니오. 체질 침도 유사하오. 피시술자의 체질을 잘못 파악하기 십상이오.

맥 짚기는 표준적인 경우에만 가능하다는 한계가 뚜렷하오. 소음인 맥은 느리고 약하며, 태음인 맥은 길면서 팽팽하고, 소양인 맥은 빠르고 힘차며, 태양인 맥은 짧으면서 풀려 있소. 소음인은 신장 맥이 강하고 비장 맥이 약하며, 소양인은 그 반대고, 태음인은 간 맥이 굳세고 폐 맥이 부드러우며, 태양인은 그 반대라오. 문제는 사람의 맥이 이렇게 표준화되기 어렵다는 것이오. 아침에 눈뜰 때의 맥을 짚어야 가장 정확하다는 『황제내경 소문』의 가르침같이, 맥이란 장부 고유의 파동이거늘, 하물며 그 표준에 있어서야?

약물변증은 체질 약을 써서 몸의 순응과 반발을 보아 체질을 가려내는 방법이오. 순응은 몸을 편안케 하오. 소양인은 대변을 잘 보고, 태양인은 소변을 잘 보며, 태음인은 숨쉬기가 원활하고, 소음인은 소화가 잘 되오. 반발은 갑자기 땅이 꺼질 듯하거나, 머리가 어질어질하면서 눈앞이 캄캄해지는 것이오. 태양인은 뱃속이 이상하여 토하거나, 태음인은 가슴이 답답하여 숨쉬기 어렵거나, 소음인은 아랫배가 얼음장같이 차가워져 설사하거나, 소양인은 두드러기가 나거나 얼굴에 열이 치솟거나 하오. 약물변증은 건강한 사람에게만 쓰는 위험한 방법이오. 허약한 이는 물론이고, 병세가 위중한 환자에게는 쓸 수 없다는 약점이 있소.

　하여 몸의 골격을 파악하는 치수 재기가 가장 정확하고 안전한 체질 감별법이라 할 수 있다오."

일상적인 방법

주름부채를 느릿느릿 접으며 조심스레 말을 꺼내신다.
"일상적인 방법을 좀 더 말씀해주시게."
무릎 꿇고 공손하게 말씀에 답한다.
"주도권을 쥔 이의 가정환경에서 알 수 있어요. 태음인의 집은 쌓아둔 물건이 넘쳐나 발 디딜 곳이 없을 정도죠. 결코 버리지 않아요. 죽기 전까지 언젠가 쓸 날이 올지 모르니까요. 소음인은 10년이 가도 변화가 거의 없어요. 물건마다 자리가 잡혀 나름의 질서가 서요. 가정이란 의지하는 현실이자 자랑하는 마당이니까요.
소양인은 체력의 강약에 따라 깨끗하거나 더러운 상극을 오가죠. 더럽거나 복잡한 것을 못 참아 물건을 계속 버리거나 정리해요. 태양인은 기괴하리만큼 이상해요. 일정 유형이 없다는 게 적확하다 할까요? 가정이란 힘을 길러서 훌쩍 뛰어 넘어갈 마당이니까요.
공부 방식도 음인이 상황에 흔들림 없이 체계적이라면, 양인은 기분에 따라 달라서 산만하죠. 태음인은 닥치는 대로 공부해요. 언제 어디서건 쓸 수 있게 잘 암기해요. 소음인은 시간표대로 해나가요. 벗어나는 걸 못 견뎌요. 순서대로 단계별로 모범적으로 하죠. 공부란 과거의 글과 선생님의 말씀을 수용하여 현재의 즐거움과 기쁨을 학습하는 것이니까요.

소양인은 암기는 잘하지만 공상에 잘 잠기죠. 좋아하는 것 위주로 하며, 문장 통째 외우기 같은 것은 싫어해요. 공부 시간도 들쭉날쭉해요. 태양인은 무시하거나 아예 제멋대로죠. 나름의 기준대로예요. 공부란 미래의 예언과 현재의 문제점을 읽어내 삶의 질곡을 바꿔가는 것이니까요.

여행 계획도 재미있어요. 음인이 현실적으로 짜임새 있다면, 양인은 낭만적으로 엉뚱하다 할까요? 태음인의 경우 인터넷은 기본이고 도서관 지하 창고든 뭐든, 관계 자료가 있는 곳을 다 뒤져 별로 중요하지 않은 정보마저 총동원하는 방대함을 과시하죠. 소음인은 무어라도 손에 잡혀야 해요. 여행 일정, 동원 차량, 숙박 형태와 업소, 취사 방식과 도구의 선택, 소지품에 이르기까지 확인하고 또 확인하는 섬세함을 자랑해요. 여행이란 정신의 휴식이고 기력의 재충전이니까요.

양인은 이런 걸 돌아보지 않아요. 몸이 가면 가는 것이고, 아니면 아닌 것이어요. 가다가 다른 데로 빠질 수도 있고, 다른 일을 할 수도 있어요. 여행이란 해방이고 신기함의 발견이니까요.

심폐心肺 기능이 약한 음인의 운동은 팔굽혀펴기, 턱걸이, 평행봉, 달리기가 좋아요. 간신肝腎 기능이 약한 양인의 운동은 걷기(느리게, 빨리, 거꾸로), 깨금발 짚기, 거북이걸음, 앉았다 일어서기, 기마 자세가 좋죠. 거꾸로 하면 양인은 등뼈 전체의 왜곡이 심하게 나타나고, 음인은 심폐의 기능 저하가 극심해져요.

운동 버릇을 보면 기막혀요. 완전히 반대예요. 장부 기능이 약한 쪽을 보완하거나 기르는 운동을 해야 하는데 장부 기능이 강한 쪽을 강화하거나 신장시키는 운동을 수십 년이나 해서 심한 병이 들죠.『주역』「건괘乾卦」의 '너무 높이 오른 용은 후회한다.'는 항룡유회亢龍有悔를 생각나게 해요. 병이 심해도 여간해서 바꾸려 들지 않아요."

일어나 큰절 올린 뒤, 무릎 꿇고 머리 조아려 선인께 청한다.

"이 밖의 방법에 대해서도 좀 더 듣고 싶습니다."

"건강할 때의 상태와 특정 병을 앓을 때의 모습으로 나누어 살피는 관찰법이 있소. 이 두 가지를 비교해 자신의 체질을 확인할 수 있소.

건강할 때의 태양인은 오줌을 왕성하게 많이 누고, 태음인은 땀이 잘 흐르며, 소양인은 똥을 시원하게 잘 누고, 소음인은 음식을 부드럽게 소화시키오. 다시 말해 몸의 상태가 좋지 않으면 잘 안 되오.

태양인이 토하는 병에 걸리면 목구멍의 식도가 열려서 바람이 새어나오는 듯하고, 태음인이 피똥 싸는 이질에 걸리면 아랫배가 막혀서 무겁게 안개가 낀 듯하오. 소양인이 똥을 못 누면 가슴이 반드시 타오르는 불덩이 같아 사방을 뒹굴며, 소음인이 설사가 그치지 않으면 배꼽 아래가 반드시 차가운 얼음장 같아 꼼짝 못하고 누워서 자리보전하오."

자가 파악

주름부채를 느릿느릿 접으며 조심스레 말을 꺼내신다.

"스스로 자기 자신을 파악하는 법에 대해 말씀해주시게."

무릎 꿇고 공손하게 말씀에 답한다.

"태양인은 거의 보기 어렵지만, 어깨가 넓어 파악하기는 가장 쉽죠. 목덜미의 일어난 힘이 아주 씩씩하며, 성품의 바탕이 툭 트인데다 과감하게 결단을 잘 내리죠. 토하거나 하체를 못 쓰는 태양인 특유의 병증으로도 알 수 있어요. 여덟아홉 날 똥을 못 누는 경우도 있으나, 소양인 변비처럼 위태한 증세는 아니죠. 태양인 계집애는 튼튼하고 튼실하나 간이 작고 옆구리가 좁아서 애기보가 차지하는 공간이 부족하므로, 돌 암소와 돌 암말 같은 가축의 경우처럼 아이 낳는 일이 거의 힘들죠.

소양인은 위가 가득하고 아래가 비어, 가슴은 튼실하고 발은 날렵하죠. 빠르고 날카로우며 용맹을 좋아하는데다, 사람 수도 많아 분별하기 쉬워요. 건망증이 많은 편이죠. 전화하면서 실상 해야 할 말을 전하지 못해 다시 통화하거나, 외출하면서 소지품을 제대로 챙기지 못해 몇 번씩 집 안에 들락날락하기도 하죠. 어느 경우나 예외는 있는 법이어서, 가끔 키가 작고 조용하며 맑아서 겉으로 보기에 소음인과 거의 닮은 경우가 있긴 해요.

태음인은 맥이 길면서 팽팽하고, 살갗이 단단하고 튼실하며, 평소에 몸가짐이 의젓하고, 말솜씨는 가지런하게 잘 가다듬으며 바르고 크며, 키가 크고 기나 작고 짧은 사람도 있어요. 이에 비해 소음인은 맥이 느리면서 약하고, 살갗이 나긋나긋하며, 평소에 몸가짐이 자연스럽고, 말솜씨는 간결하여 쉽고 잔재주가 있으며, 키가 작고 짧으나 크고 긴 사람도 있어요.

태음인과 소음인도 가끔 서로 비슷하여, 닮은 것도 같고 아닌 것도 같아 분별하기 어려운 경우가 있어요. 그럴 땐 병증을 살펴보면 분별이 되죠.

태음인은 땀이 흐르면 완전히 튼실하고, 겉보기에 야무지고 단단하면 큰 병이며, 가슴이 뛰어 울렁거리는 증세가 있고, 학질을 앓으면서 추워 오들오들 떨면서도 찬물을 마실 수 있어요. 반면 소음인은 원기가 비어 땀이 흐르면 큰 병이고, 겉보기에 야무지고 단단하면 완전히 튼실하며, 손발이 떨리면서 힘이 없는 증세가 있고, 학질을 앓으면서 추워 오들오들 떨면서는 찬물을 마시지 못해요."

일어나 큰절 올린 뒤, 무릎 꿇고 머리 조아려 선인께 청한다.

"제가 불민하여 빠뜨린 점이 있는 듯싶습니다."

"태양인은 간이 작고 옆구리가 좁아서 애기보가 차지하는 공간이 부족하므로, 애가 들어서기도 어렵거니와 들어서더라도 낳기가 어렵소. 현대처럼 제왕절개술이 있었던 것도 아니어서 태양인의 수가 드물 수밖에. 시저의 어머니가 제왕절개로 시저를 낳은 것을 보면, 시저도 태양인이지 싶소.

임신한 소양인도 운동을 게을리 하면 하체가 약해져 애 낳을 때 엄청 고생하오. 제왕절개를 한 이들 대부분이 소양인이라 보면 틀림없다오.

태음인에겐 눈의 흰자위가 보이도록 눈초리가 위로 당겨지는 증세가 있으며, 눈망울이 쑤시는 증세도 있소. 가슴이 뛰어 울렁거리는 것을 정충怔忡이라 하는데, 이때 땀이 없고 숨이 차며 목구멍에 걸린 기침을 하는 증세를 동반하기도 하오. 이에 비해 소음인은 보통 때에 호흡이 고르다가도 이따금 큰 한숨을 내쉬는 일이 있소. 목 안이 아픈 증세를 인후증이라 하는데, 대수롭지 않게 여겨 그냥 내버려두어서는 아니 되오. 그 병은 대단히 중증인데도 느릿느릿 진행하는 병증이오.

토하는 증세를 열격噎膈이나 반위反胃라 하는데 태양인 고유의 병증이오. 소음인 늙은이에게도 이런 증세가 있어 자칫 태양인이라 착각할 수가 있소.

작년에 피골이 상접하여 죽음의 신이 손짓하는, 65세 할머니가 찾아온 일이 있소. 못 먹어 뼈가 그대로 드러나는데도, 먹으면 토하니 그럴 수밖에. 소음인 비위 속에 도사린 차디찬 한기는 소음인 생래의 특징이오. 어떤 기기로도 측정되지 않으니, 무슨 죽을병이라 생각한 것이 큰 병이 된 것이랄까? 본의 아닌 단식이지만, 그것 때문에 맥이 너무 좋아져 백수를 할 터이니 소음인 보양강장식인 삼계탕, 보신탕, 추어탕, 뱀탕 같은 미음과 죽을 회복식으로 들라 권했다오. 올해는 건강한 아줌마가 되어 나타났소."

체질 이해의 힘

체질을 왜 알아야 하나 … 323

양생이란 … 327

사상의학의 특성과 일생 … 331

몸이란 … 334

마음이란 … 338

체질을 왜 알아야 하나

주름부채를 느릿느릿 접으며 조심스레 말을 꺼내신다.

"체질을 왜 아셔야 하는가?"

무릎 꿇고 공손하게 말씀에 답한다.

"체질 공부는 세계관 형성과 양생養生에 대한 올바른 방향을 제시하기 때문이에요.

나의 정체는 무엇인가, 자기 개발의 가능성과 한계는 어디까지인가, 인생 경영과 사회 처세를 어찌해야 하는가, 라는 우리 영혼의 세계관 형성에 대한 방향성을 찾을 수 있어서죠. 생각해보면, 우리의 마음이란 참으로 공허하고 무망한 것이지요. 우리의 마음이란 스치기만 해도 수습하기 힘든 상흔을 새기는 도처에 도사린 미혹의 암초투성이며, 감히 맞닥뜨리기 버거운 무지의 풍랑으로 들끓는 고뇌의 바다가 아니던가요? 황량하고도 무섭기 짝이 없는 어둠의 공포와 질곡의 바다를 항해하는 데 있어서 나침반, 구조선, 등대, 해도海圖만한 반가운 안내자는 더 없다 하겠어요.

　나의 아픔은 어디에서 오는가, 원상회복의 길은 무엇인가, 건강한 몸과 맑은 정신에는 어떻게 이르는가, 라는 우리 육신의 양생에 대한 방향성을 찾을 수 있어서죠. 생각해보면, 우리의 몸이란 참으로 허약하고 무력한 것이지요. 우리의 몸이란 거대 사회와 인공 구조물로 구획한 문화라는 수수께끼의 미로 속에서 상처와 아픔으로 신음하며 건강의 길을 찾아서 방황하는 방기된 미아며, 자연스런 야생 본능조차 사회적 기능 속에 매몰되어 생식력마저 상실해가는 불모의 사막이 아니던가요? 가도 가도 끝이 보이지 않아 지난하고 아득하기 짝이 없는 억겁의 사막을 횡단하는 데 있어서 낙타, 캐러밴caravan, 오아시스, 지도地圖만한 희망의 구원자는 없다 하겠어요.

　그러니 우리 영혼의 세계관 형성에 대한 반가운 안내이자 우리 육신의 양생에 대한 희망의 구원인, 이러한 체질 공부를 알지 않으면 안 된다 하겠죠."

　"보다 쉽게 풀어 말씀해주시게."

　"세계관이란 나의 성정性情과 남의 성정의 같고 다름을 이해하여 나의 정체를 찾는 것이죠. 나 속의 나 아닌 것, 즉 나의 한계를 인정하며, 나 속의 나일 수 있는 것, 즉 나의 가능성을 향해 나아가는 것이죠. 그것이 나의 안에서는 인생 경영으로, 나의 밖에서는 사회 처세로 나타나죠. 남의 체질에 대한 이해를 바탕으로 나의 체질의 고유함을 살려가는 것이 나의 세계관이라 하겠죠.

　우리 관점 형성의 첫걸음은 흉내 내거나 업신여기는 것에서 시작하지요. 상성相成하는 태양인과 소양인, 상자相資하는 태음인과 소음인은 쉽게 서로를 닮을 수 있어요. 이른바 상생相生이지요. 상반相反하는 태양인과 소음인, 태음인과 소양인은 서로를 본받을 때 본인의 영역이 건강하게 확장되어요. 반면에 상극相剋하는 소음인과 소양인, 태음인과 태양인은 해와 달처럼 서로 만날 수가 없지만, 상대의 영역을 인정하여 조화를 이루면 기적적인 놀라운 힘을 발휘하게 되어요.

거꾸로 생각하면 더욱 쉬워요. 폐인廢人적 세계관이라고나 할까요? 소심한 소음인이 소양인의 대범함을 닮으려 하면, 상극의 것을 흉내 내려다 자신의 마음을 다치게 되겠지요. 그가 태양인의 수컷다운 씩씩함을 업신여기면 어찌될까요? 업신여기면 여길수록 더욱 더 암컷다운 소심함에 빠져들겠지요. 그가 태음인의 처세술을 극도로 고집하거나 무시하면 어떨까요? 중도에서 벗어나므로 자신의 감정을 상하게 되겠지요. 그가 소음인의 섬세한 합리성에 지극히 집착하거나 외면하면 어떤가요? 중도에서 벗어나므로 자신의 본성을 다치겠지요.

요즘 유행하는 경영 처세서를 보세요. 무엇이든 할 수 있다는 엉터리 처세서 일색 아닌가요? 영화를 봐도 그래요. 〈적벽대전〉에 나오는 배우들은 소양인 일색이에요. 저라면 관우는 태양인으로, 유비와 손권은 태음인으로, 제갈량과 소교는 소음인으로 안배하겠어요.

결국 내 고유의 것을 바탕으로 상극하는 것과의 조화를 모색하고, 상반하는 것을 모범 삼으며, 상성·상자하는 것을 닮으면 전인全人적 세계관을 형성할 수 있다 하겠죠."

| 상생, 상극, 상반 |

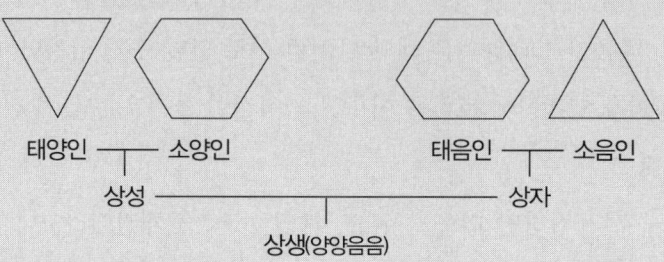

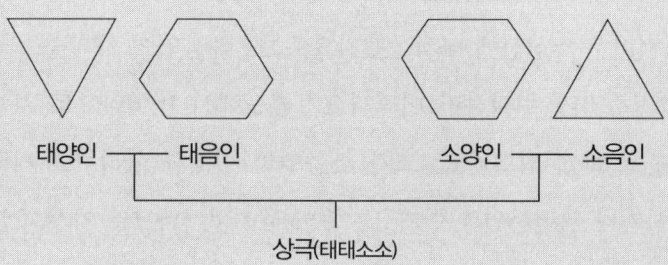

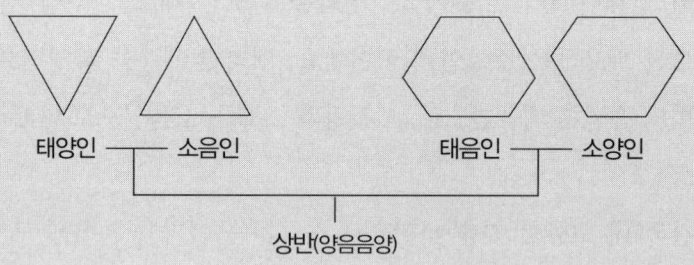

양생이란

주름부채를 느릿느릿 접으며 조심스레 말을 꺼내신다.
"양생에 대해서도 쉽게 풀어 말씀해주시게."
무릎 꿇고 공손하게 말씀에 답한다.
"아픔이란 뭘까요? 아침에 거시기가 픽 쓰러져 있고, 종일 일을 하는 둥 마는 둥 빌빌거리며, 반찬을 이것저것 건드리면서 끼적거리고, 똥오줌을 영 못 싸고, 잠을 제대로 못 자는 게죠. 그런 몸이야말로 누구라도 멀리하고픈 전염병 걸리기 직전의 병 덩어리죠. 아픔이란 못 먹고 못 싸고 못 자고 못 움직이는 것이에요.

양생이란 뭘까요? 아침에 거시기가 발딱 서고, 종일 일하면서 활기로 넘쳐나며, 맛나게 식사를 하고, 똥오줌을 잘 싸고, 잠을 잘 자는 거죠. 그런 몸이야말로 진의 시황제나 한 무제가 오매불망 그리던 삼신산 불로초 같은 보약 덩어리죠. 양생이란 잘 먹고 잘 싸고 잘 자고 잘 움직이는 것이에요.

아프다면 그건 별게 아니어요. 그간 내내 아프게 만들고 살아왔기 때문이에요. 그럼 어떻게 하면 될까요? 오늘 이 순간부터라도 건강하게 만들면서 살아가면 내일부턴 건강해질 수밖에 없어요.

건강한 몸과 맑은 정신 형성의 첫걸음은 본인에 맞는 먹을거리를 먹고, 본인 체력을 강화시키는 운동을 하며, 본인에 맞는 잠자는 시간에, 본인에 맞는 잠자리에 눕는 데서 시작하지요.

소음인을 계속 예로 들까요? 소음인은 비위가 남극의 빙산 같으니, 비위를 불타오르게 하는 보양강장식의 식단을 꾸려야 해요. 피부가 뜨거우니 냉수욕이나 수영을 하고, 심폐 기능이 약하니 단축 마라톤 같은 심폐 강화 운동을 해야 하고요. 자시子時(밤 10시 30분에서 12시 30분 사이)가 지나 북서 방향으로 눕되, 옥 장판 같은 찬 성질을 띤 바닥 위에서 자면 좋지요. 늦게 자서 늦게 일어나는 게 소음인 보약이나 마찬가지죠. 이것이 소음인 양생법이에요.

거꾸로 소음인이 생수를 마시고, 생식을 하며, 녹즙을 마시면 대번 설사해요. 온수욕을 하고 하체 강화 운동을 하면 건강에 큰 보탬이 안 되고요. 따뜻한 성질을 띤 자석磁石이나 은銀 장판에서 일찍

| 사상인 조견 1 |

사상인 \ 조건	계절	시간	비유(장부 기준)
태양인	봄(2~4월)	아침(4:30~6:30)	해에서 달로 향함
소양인	여름(5~7월)	점심(10:30~12:30)	해
태음인	가을(8~10월)	저녁(후4:30~6:30)	달에서 해로 향함
소음인	겨울(11~1월)	밤(후10:30~12:30)	달

자고 일찍 일어나는 것도 해로워요. 이리하면 소음인은 병약해질 수밖에 없어요. 이것은 상극 체질인 소양인의 양생법이네요.

결국 본인 체질의 먹을거리를 바탕으로 체력 강화 운동을 하며, 체질에 맞는 잠자는 시간에 체질에 맞는 잠자리에 눕는 데서 양생이 시작하고 완성되지요."

"체질 공부가 영혼의 세계관 형성과 육신의 양생에 대한 안내란 말인데, 그렇다면 영혼과 육신은 각각 별개의 독립한 존재란 말씀이신가?"

"어떻게 그럴 수 있나요? 5장6부 중 하나라도 없는 육신의 어디에 영혼이 자리할 수 있으며, 영혼이 없는 육신이 어떻게 살아 있다 할 수 있나요? 영혼과 육신은 불가분리의 관계에 있죠. 눈에 거의 보이지 않는 가시 하나가 손톱 끝에 박히더라도 우리의 마음은 그곳에서 벗어나기 어렵죠. 마음속에 슬픔이 가득하면 우리의 몸도 불편하기 짝이 없죠. 마음 따로 몸 따로가 아니라 마음과 몸은 하나인 것이죠. 즉 영혼과 육신은 하나예요.

체질 공부의 뛰어난 점은, 몸의 건강과 허약에 따라 마음의 건강과 허약이 결정되고 마음의 건강과 허약에 따라 몸의 건강과 허약이 결정된다고 가르쳐주는 데 있죠."

"기존 의학에서도 그리 보지 않으시는가?"

"그렇기도 하고 아니기도 하죠. 서양 의학의 경우는 철저히 나눠서 본다 하겠어요. 전통 한의학에서는 몸과 마음의 일원화를 말하지만, 실제로는 별개로 접근해왔다 하겠어요. 사상의학에서만 몸과 마음에 대해 일원적 접근을 하고 있어요.

서양 의학의 외과 시술과 각종 검사 장치는 하루가 다르게 발전해왔죠. 문제는 5장6부와 같은 내과의 문제도, 그 부분을 자르든가 대체하든가 하는 외과적 접근 방식에서 벗어나지 못한다는 것이죠. 전통 한의학은 내과의 문제를 5장6부 상호간의 유기체적 관계 속에서 다루는 점에서는 서양 의학보다 건강한 접근 방식이죠. 그렇지만 마음과 몸을 유기체로 보기만 할 뿐이지, 주로 몸의 병만 다루는 한계가 있죠."

사상의학의 특성과 일생

일어나 큰절 올린 뒤, 무릎 꿇고 머리 조아려 선인께 청한다.

"제가 불민하여 빠뜨린 점이 있는 듯싶습니다."

"전통 한의학에선 열온한랭熱溫寒冷의 일방一方적 접근이 사상의학의 병통이라고 바라보듯, 사상의학에선 한열과 온랭의 조화로운 중화中和적 접근이 전통 한의학의 한계라고 바라본다오.

비위가 찬 소음인에게는 인삼과 꿀 같은 뜨거운 성질의 음식과 약을, 비위가 뜨거운 소양인에게는 돼지고기와 박하 같은 찬 성질의 음식과 약을, 간이 서늘한 태음인에게는 도라지와 무 뿌리 같은 따뜻한 성질의 음식과 약을, 간이 따뜻한 태양인에게는 조개와 오가피 같은 서늘한 성질의 음식과 약을 권한다오. 그러므로 사상의학에선 명현瞑眩 현상이란 발생하지 않소. 한 성질만의 일방적 접근이라 하지만, 사실상 가장 적절한 인체 친화적 접근이란 것을 알 수 있소.

중화적 접근이란 우리네 일상 음식에서 흔히 볼 수 있는 것이오.

차가운 성질의 돼지고기에 뜨거운 성질의 각종 양념을 버무린다거나, 서늘한 성질의 메밀국수에 따뜻한 성질의 들깨를 섞는 것이오. 약도 마찬가지여서 소음인 십전대보탕에 소양인 백복령과 숙지황이 들어간다거나, 태음인 우황청심환에 소양인 웅황과 주사가 들어가는 것이오. 그러니 전통 학의학에선 눈앞이 캄캄해지고 머리가 어질어질해지는 명현 현상이 발생하오. 다른 체질의 약이 일으키는 인체 부작용이 곧 명현 현상인 셈이오. 사실상 중화적이란 이질적인 것들이 뒤섞여 나타나는 부작용을 보기 좋게 포장한 말이란 것을 알 수 있소.

게다가 전통 한의학에선 마음과 몸을 유기체로 보기만 할 뿐이지, 주로 몸의 병만 다루는 한계가 있소. 반면 사상의학에선 마음과 몸을 유기체로 통합하여 바라본다오. 마음을 다스려서 몸을 치료케 하고, 몸을 다스려서 마음을 치료케 하오.

개괄적으로 말해 사상의학은 전통 한의학의 방만함을 체계적으로 네 개씩 나누어 분류하고 몸과 마음을 통합하여 정리한, 가장 차원 높고 가장 과학적인 접근 방식이오. 이 점을 빠뜨려서는 안 되오."

주름부채를 느릿느릿 접으며 조심스레 말을 꺼내신다.

"사람의 일생은 어떻게 나누는가?"

무릎 꿇고 공손하게 말씀에 답한다.

"가장 오래된 의서인 『황제내경 소문』이래 여성은 7세를, 남성은 8세를 기본수로 하여 일생을 나누죠. 사상의학에서는 남녀 불문하고 16세를 기준으로 삼죠. 1세부터 16세까지를 어린이라, 17세부터 32세까지를 젊은이라, 33세부터 48세까지를 혈기 왕성한 장년이라, 49세부터 64세까지를 늙은이라 하죠.

공부하기를 좋아하는 어린이는 어린이 중에서, 나이 먹은 어른들을 공경하는 젊은이는 젊은이 중에서, 차별 없이 널리 사랑하는 장년은 장년 중에서, 좋은 사람들을 돌보는 늙은이는 늙은이 중에서 뛰어난 이죠.

아직 지식이 제대로 미치지 못하는 7세나 8세 전의 어린이가 희로애락의 성정에 단단히 달라붙으면 병이 나니, 사랑하는 어머니가 마땅히 돌보아 지켜주어야 해요. 아직 날래고 사나움이 제대로 미치지 못하는 24세나 25세 전의 젊은이가 희로애락의 성정에 단단히 달라붙으면 병이 나니, 슬기로운 어버이나 능력 있는 형이 마땅히 돌보아 지켜주어야 해요. 38세나 39세 전의 장년은 어진 아우나 벗이 도와주는 것이 좋고요, 56세나 57세 전의 늙은이는 효성스러운 자식이나 손자가 북돋워주는 것이 좋아요.

착한 사람의 집에는 착한 사람들이 반드시 모여들고, 악한 사람의 집에는 악한 사람들이 반드시 모여들죠. 이처럼 착한 사람들이 많이 모여들면 착한 사람들의 장부 기운이 생기 차게 움직이고, 악한 사람들이 많이 모여들면 악한 사람들의 마음 기운이 굳세고 왕성하기 마련이죠.

어느 사람의 집에서든 하는 일마다 이루어지지 않고, 질병이 잇달아 끊이지 않으며, 착함과 악함이 서로 맞서 버틴다면, 그 집안은 바야흐로 무너질 처지에 놓인 것이죠. 오직 사리에 밝은 자애로운 어버이나 효성스런 자식이라야 이를 다스릴 수 있어요."

몸이란

주름부채를 느릿느릿 접으며 조심스레 말을 꺼내신다.

"몸에 대해서 말씀하시게."

무릎 꿇고 공손하게 말씀에 답한다.

"전통 한의학에서는 인체를 세 부분으로 나눠 3초焦를 설정하지요. 가슴 명치 윗부분을 상초, 배꼽 위를 중초, 배꼽 이하 아랫배를 하초로요. 사상의학에서는 중초를 두 부분으로 나눠 4초로 말하죠. 상초는 뒷등에서 앞가슴 위쪽의 폐와 위완(목덜미) 사이고, 중상초는 뒤 등골뼈와 앞가슴 사이의 비장과 위장 부위며, 중하초는 뒤 허리와 앞 배꼽 사이의 간장과 소장 부위고, 하초는 뒤 허리뼈에서 앞 배꼽 아래 사이의 신장과 대장 부위죠. 여기에서 상초는 태양인, 중상초는 소양인, 중하초는 태음인, 하초는 소음인의 영역이고요.

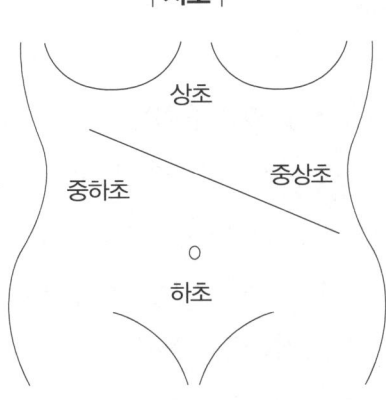

| 사초 |

　전통 한의학에서는 장부를 5장6부로 나누지만, 사상의학에서는 4장4부로 나누죠. 태양인의 폐장과 위완, 소양인의 비장과 위장, 태음인의 간장과 소장, 소음인의 신장과 대장으로요. 이때 음식물의 기운은 4부(위완, 위장, 소장, 대장)로 들어가서 4관四官(태양인의 귀, 소양인의 눈, 태음인의 코, 소음인의 입)으로 나오고, 4장(폐, 비, 간, 신)과 4체四體(태양인의 털가죽, 소양인의 힘줄, 태음인의 살, 소음인의 뼈)로 돌아가요.

　태양인은 간장의 기능이 약하여 피의 저장 능력이 부족하므로, 본인의 간장을 신장시킬 수 있는 소리를 가려내는 귀의 청각 기능을 뛰어나게 타고나죠. 이것이 태양인의 귀예요. 소양인은 신장의 기능이 약하여 체내의 음기가 부족하므로, 본인의 신장을 신장시킬 수 있는 빛깔을 가려내는 눈의 시각 기능을 뛰어나게 타고나죠. 이것이 소양인의 눈이에요. 태음인은 폐장의 기능이 약하여 호흡 능력이 떨어지므로, 본인의 폐장이 감당할 수 있는 냄새를 가려내는 코의 후각 기능을 뛰어나게 타고나죠. 이것이 태음인의 코예요. 소음인은 비장의 기능이 약하여 음식물을 잘 소화시키지 못하므로, 본인의 비장이 수용할 수 있는 음식물을 가려내는 입의 미각 기능을 뛰어나게 타고나죠. 이것이 소음인의 입이에요.

음식물은 위완(목덜미)으로부터 위장으로 들어가서, 위장에서 소장으로 들어가고, 소장으로부터 대장으로 들어가서, 대장에서 똥구멍으로 나와요. 모든 음식물은 위장에 머물러 쌓여서 찌는 듯 타올라 더운 기운이 되고(소양인의 몸 안 특징), 소장에서 삭혀 이끌어 고요하고 맑아져서 서늘한 기운이 되며(태음인의 몸 안 특징), 더운 기운 중 가볍고 맑은 것은 위로 올라가 위완에서 따뜻한 기운이 되고(태양인의 몸 안 특징), 서늘한 기운 중 바탕이 무거운 것은 아래로 내려가 대장에서 찬 기운이 되죠(소음인의 몸 안 특징).

하여 태양인은 속에서 따뜻한 기운이 밖으로 달아나려 하므로 메밀과 같이 서늘한 것을 먹어 따뜻한 기운을 붙잡아야 하고, 겉도 그래서 서늘하게 유지해야 해요. 소양인은 속이 더우므로 얼음처럼 성질이 찬 것을 먹어서 마구 날뛰기 쉬운 더운 기운을 가라앉혀야 하고, 겉은 차므로 덥게(특히 하체를) 감싸주어야 해요. 태음인은 속에서 서늘한 열(갈증)이 웅크리고 있어 보이차 같은 뜨거운 것을 먹어 갈증을 날려버려야 하며, 겉도 그래서 뜨겁게 땀을 흘려야 해요. 소음인은 속이 차서, 인삼이나 꿀같이 성질이 더운 것을 먹어서 남극의 빙산처럼 응결된 찬 기운을 녹여내야 하고, 겉은 더우므로 냉수마찰이나 수영 등으로 겉의 열기를 차갑게(특히 상체를) 식혀야 해요.

그러므로 병이 나면, 태양인의 식도는 위완(목덜미)의 온기로 인해 부드러운 봄바람이 새어나오는 듯하고, 소양인의 가슴은 위장의 화기火氣로 인해 불을 내뿜는 활화산과 같이 타오르며, 태음인의 배는 소장의 냉기로 인해 끈적끈적한 남만의 늪지대에 무겁게 깔린 안개와 같고, 소음인의 아랫배는 대장의 한기로 인해 남극의 빙하 같은 차가운 얼음장이 되죠.

4초와 관련하여 상초는 폐장(신神의 태양인), 중상초는 비장(기氣의 소양인), 중하초는 간장(혈血의 태음인), 하초는 신장(정精의 소음인)과 떼려야 뗄 수 없는 관계죠. 그래서 뒤통수는 곧게 펴는 힘으로 가죽과 털을 이루어 태양인의 털가죽이 깨끗하고, 손(가슴)은 거두어들이는 힘으로 힘줄을 이루어 소양인의 근육이 볼 만하며, 허리는 느슨하게 풀어주는 힘으로 살을 이루어 태음인의 배가 불룩하고, 발(엉덩이)은 굳세어 굽히지 않는 힘으로 뼈를 이루어 소음인의 뼈가 단단하죠."

| 사상인 조견 2 |

사상인\조건	4초	4장	4부	4관	4체	4상	기운	비유
태양인	상초	폐	위완	귀	털가죽	신	따뜻함	봄바람
소양인	중상초	비	위장	눈	힘줄	기	뜨거움	화산
태음인	중하초	간	소장	코	살	혈	서늘함	늪
소음인	하초	신	대장	입	뼈	정	차가움	빙하

마음이란

주름부채를 느릿느릿 접으며 조심스레 말씀을 꺼내신다.

"몸에 대해서는 들었으니, 이제 마음에 대해서 말씀하시게."

무릎 꿇고 공손하게 말씀에 답한다.

"마음이 통괄하는 것에 네 가지가 있어요. 타고날 때부터의 본성, 세상살이를 일삼는 감정, 본성의 토대인 본성기운, 감정의 토대인 감정기운이에요.

본성은 선천적으로 타고난 본성이고, 감정은 후천적으로 일삼는 운명이죠. 본성기운과 감정기운은 이와 다르죠. 마음을 추슬러서 길러야 할 본성이 본성기운이라면, 몸을 닦아서 세워야 할 운명이 감정기운이에요. 지극한 본성의 덕인 박통博通과 올바른 운명의 길인 독행獨行의 경지로 나아가느냐, 아니면 삿된 마음인 사심邪心과 게으른 행실인 태행怠行에 빠져드느냐. 이 두 갈래 갈림길에서의 선택에 따라, 길러야 할 본성기운과 세워야 할 감정기운이 달라지죠."

| 마음의 네 갈래 1 |

마음＼특징	내용	특징	분화	분화 양태
본성	타고남	선천성	없음	그대로
감정	일삼음	후천성	없음	그대로
본성기운	길러야 할 본성	본성의 토대	있음	박통/사심
감정기운	닦아야 할 운명	감정의 토대	있음	독행/태행

"하나하나 나누어 조목조목 말씀하시게."

"타고날 때부터의 인간 본성은 네 가지로 각기 달라요. 태양인은 차원을 단숨에 뛰어넘어 미래를 예견하는 시간의 도약인 천시天時에 뛰어나고, 소양인은 세상 사람들이 만나는 지점을 내려다보는 수직의 높이인 세회世會에 뛰어나며, 태음인은 혈연과 지연 등 인간관계에 질서를 세우는 수평의 넓이인 인륜人倫에 뛰어나고, 소음인은 과거를 정리하는 시간의 깊이인 지방地方에 뛰어나요.

세상살이를 일삼는 감정은 네 가지로 각기 달라요. 태양인은 우연히 만나는 사람들과의 사귐인 교우交遇를 일삼고, 소양인은 일을 이루기 위해 힘쓰는 사무事務를 일삼으며, 태음인은 인간관계에서의 처신인 거처居處를 일삼고, 소음인은 자기편끼리의 더불음인 당여黨與를 일삼아요.

본성의 토대인 본성기운도 네 가지로 각기 달라요. 태양인의 배꼽에는 행실을 바르게 절제하는 행검行檢이 깃들고, 소양인의 아랫배에는 너그럽게 받아들여 감싸주는 도량度量이 담겨 있으며, 태음인의 턱에는 이해득실을 헤아려 정확한 계산을 하는 주책籌策이 머물고, 소음인의 가슴은 일을 조직적으로 짜내어 인간관계를 잘 다스리는 경륜經綸을 품어요. 다만 이러한 마음가짐에 다다르기 위해 태양인은 우쭐함을, 소양인은 허풍 침을, 태음인은 교만함을, 소음인은 뽐냄을 버려야 해요.

　감정의 토대인 감정기운도 네 가지로 각기 달라요. 태양인의 엉덩이는 일을 이루도록 꾀를 내어 방법을 세우는 방략方略이 깔려 있고, 소양인의 허리는 재치 있게 사물을 처리하는 능력인 재간材幹을 띠며, 태음인의 어깻죽지는 위엄 있는 거동인 위의威儀를 걸치고, 소음인의 뒤통수는 새로운 사실을 인식해서 자신의 견해를 세우는 식견識見을 담고 있어요. 다만 이러한 몸가짐을 쌓기 위해 태양인은 남의 물건을 욕심껏 훔치려는 마음을, 소양인은 자기 비하에 빠져 허우적대는 게으른 마음을, 태음인은 자존심에 사로잡혀 치닫는 오만방자한 마음을, 소음인은 남의 이익을 제멋대로 빼앗으려는 마음을 반드시 버려야 해요."

　일어나 큰절 올린 뒤, 무릎 꿇고 머리 조아려 선인께 청한다.

　"제가 불민하여 빠뜨린 점이 있는 듯싶습니다."

　"유기적 상관관계에 놓인 네 가지 모두 다 아울러서 파악하는 것이 간결하오. 본성기운 중 맑은 기운이 본성으로 나타나고, 감정기운 중 맑은 기운이 감정으로 나타나오. 약간 비약하는 것을 용서하신다면 본성, 감정, 본성기운, 감정기운은 서로서로 영향을 주고받는 순환 관계에 놓여 있다 하겠소. 본성과 감정, 본성과 본성기운, 감정과 감정기운, 본성기운과 감정기운은 끊임없이 상호 순환하므로, 이와 같은 순환 관계 속에서 욕심 없는 마음이야말로 온몸의 주

| 마음의 네 갈래 2 |

마음 \ 사상인	태양인	소양인	태음인	소음인
본성	천시 (시간의 도약)	세회 (수직의 높이)	인륜 (수평의 넓이)	지방 (시간의 깊이)
감정	교우 (우연한 사귐)	사무 (일 처리)	거처 (사회적 처세)	당여 (편당 짜기)
본성 기운	박통	행검 (행실의 절제)	도량 (너그러운 감쌈)	주책 (이해득실의 셈)	경륜 (인간관계 조직)
	사심	벌심 (우쭐함)	과심 (허풍 침)	교심 (교만함)	긍심 (뽐냄)
감정 기운	독행	방략 (방법 세우는 꾀)	재간 (재치 있는 능력)	위의 (위엄 있는 거동)	식견 (인식과 견해)
	태행	절심 (훔침)	나심 (자기 비하)	치심 (오만방자함)	탈심 (빼앗음)

재자라오."

"가르치심을 받자와 욕심 없는 마음을 부지런히 닦으오리다. 앞으로도 본성, 감정, 본성기운, 감정기운이란 무엇인지, 사상인의 자기 한계는 어디까지인지, 상극하는 본성 영역이나 상반하는 감정 영역까지 잘할 수 있는지, 본성기운과 감정기운의 문제는 어찌 극복하는지, 글 따로 저 따로 제각각 놀아나는 고루과문孤陋寡聞한 어리석은 저에게 가르침을 내려주시길 엎드려 청하나이다."

체질별 마음의 네 갈래

본성 … 345

감정 … 350

본성의 토대 … 355

감정의 토대 … 361

사상인의 장부 … 367

앞뒤 4해와 성정 강화법 … 373

절세박통과 독행대인 … 381

전인의 세계로 가는 길 … 391

본성

주름부채를 느릿느릿 접으며 조심스레 말씀을 꺼내신다.
"타고난 본성에 대해서 쉽게 풀어 말씀하시게."
무릎 꿇고 공손하게 말씀에 답한다.
"타고날 때부터의 인간 본성을 살펴보면, 태양인의 귀는 천시天時에 뛰어나고, 소양인의 눈은 세회世會에 뛰어나며, 태음인의 코는 인륜人倫에 뛰어나고, 소음인의 입은 지방地方에 뛰어나요.
지방, 인륜, 세회, 천시라는 분류는 상上 천문天文, 중中 인사人事, 하下 지리地理라는 삼재三才 관념을 사상四象으로 실체화한 것이죠. 태양인의 천시는 천문과, 소양인의 세회와 태음인의 인륜은 인사와, 소음인의 지방은 지리와 같아요.
태양인의 천시, 곧 천문은 밤낮과 계절 같은 자연현상이나, 인간들의 사회현상의 배후에 자리한 미래의 여건이나 상태를 말하죠. 천문은 1년 365일 동안 계속하여 변화하니, 전근대 사회에서의 천문 중시는 시간이나 시대의 변화와 관련한 미래 예측과 관련해서죠. 미래의 시간인 천시란 아스라이 먼 것이라서 차원 너머까지 귀 기울여야 들리니, 태양인의 귀는 차원을 달리한 미래의 시간인 천시를 듣죠.

한 번도 경험하지 않은 일인데도 많이 경험해본 것처럼 익숙하고, 처음 가본 곳인데도 여러 번 다닌 곳처럼 낯설지 않으며, 첫 대면이면서도 이미 구면인 듯한 친근함이 느껴지는 일을 드물지만 겪은 적이 있을 거예요. 그런데 이런 것들을 미리 엿보고 엿듣는다면 어떨까요? 그런 것이 천시가 아닐까 싶어요. 사상의학 창시자 이제마 선생도 태양인답게, '백 년 뒤 사상의학을 이해하는 후인이 반드시 나올 것이다.'라고 예견했다는 설이 있죠.

소양인의 세회는 세상 '세'와 만날 '회'라는 말 그대로, 세상만물이나 사람들이 만나고 통하는 미묘한 지점이죠. 사람들이 만나는 세회란 몹시 커서 높디높은 곳에서 내려다보아야만 보이니, 소양인의 눈은 세상 사람들이 만나는 교묘한 지점인 세회를 보죠.

연예인 중에서도 코미디언, 특히 뛰어난 코미디언은 사람들이 어떤 분위기에서 자지러지는가를 본능적으로 포착하는 듯 보여요. 이름난 축구 골게터들도 공 넣을 자리를 미리 알아 기다린다는 인상을 받아요. 어지러울 만큼 천변만화한 사회현상 속에서 특정 분위기, 특정 포스트를 족집게로 집어내듯 알아채는 미묘한 능력을 세회라 할 수 있죠.

태음인의 인륜은 사람의 무리 사이에 조리를 세운다는 뜻이죠. 혼륜混淪 상태에 있는 무질서한 사람들의 관계에 나름대로 일정한 질서를 부여하여 바로 세우는 것을 의미하죠. 인간질서인 인류란 너무 넓어서 냄새로만 그 향취가 맡아지니, 태음인의 코는 인간관계의 질서를 세우는 인류을 냄새 맡죠.

나이가 들어갈수록 조상님 산소가 어떻다느니, 시사가 어쩌고 묘비석이 저쩌고 하는 이들을 보면, 거의가 태음인이에요. 음식점 메뉴나 기계 매뉴얼을 찾아 읽기를 즐긴다거나, 단순한 회식 자리에서조차 이 좌석은 어르신 자리고 저 자리는 애들 자리라며 일정한 질서를 부여하고 싶어하는 이들이 거개 그래요. 이런 게 인류이라 보면 알기 쉽죠.

소음인의 지리, 곧 지방은 먼 과거로부터 내려온 모든 산물이 자리하고 정리된 곳이죠. 곧 과거 어느 일정 범위에 자리하고 정리하여, 그 범위 안과 밖을 가름하는 것이 지방이죠. 과거를 정리하는 지방이란 희미하게 아득하여서 입으로만 그 깊이가 씹히니, 소음인의 입은 일정 시간의 과거를 정리하는 지방을 맛보죠.

그가 거들어주면 일을 쉽게 마무리 짓는다거나 그에게 일을 맡기면 안심이라는 등, 마치 우리 몸의 그림자처럼 흔적 없이 움직이는 것 같은, 타고난 비서감이란 소리를 듣는 사람들이 대개 소음인이에요. 매사에 계획을 짜고, 그 시간표대로 움직이는 조직적 인물들이 거개 그렇지요. 이런 것이 지방이라고 할 수 있죠."

일어나 큰절 올린 뒤, 무릎 꿇고 머리 조아려 선인께 청한다.

"제가 불민하여 빠뜨린 점이 있는 듯싶습니다. 태양인의 귀와 소양인의 눈으로 천시와 세회를 듣거나 보는 것은 그런대로 이해가 갑니다만, 태음인의 코가 어떻게 인륜을 냄새 맡고 소음인의 입이 어떻게 지방을 맛보는가를 잘 모르겠습니다."

"태음인의 코가 인류를 냄새 맡는다는 것은, 사람들 사이에 사노라면 겉으로 드러나는 것을 살피면서 사람마다의 재주나 행실이 어진가 칠칠찮은가를 조용히 더듬게 되는 법이지요. 이것이 냄새 맡는 것이라오. 소음인의 입이 지방을 맛본다는 것은, 여기저기 사노라면 곳곳마다의 인민들이 생활하는 지리적 이로움을 골고루 맛보게 되는 법이지요. 이것이 맛보는 것이라오.

태양인의 본성은 멀리까지 어루만지고(원산遠散), 소양인의 본성은 크게 감싸며(굉포宏抱), 태음인의 본성은 널리 펼치고(광장廣張), 소음인의 본성은 깊고 단단하오(심확深確). 그런즉 도약(遠)하여 날아가는 태양인, 높이(宏)로 치솟는 소양인, 넓이(廣)를 펼쳐나가는 태음인, 깊이(深)로 파고드는 소음인이라 부르오.

태양인의 도약이란 미래로 넘나드는 데자뷰 현상과 같이 꿈이나 환청幻聽 등을 통해 미래를 들으니, 머나먼 미래로 날아가는 도약인 셈이오. 소양인의 높이란 마천루나 산 같은 곳에서 내려다보면 아래의 정경이 한눈에 다 들어오니, 공간으로 치솟아 오르는 높이인 셈

| 본성 |

사상인\발현	4관	본성	시공	내용	현상	특징	인식	예
태양인	귀	천시	시간	도약(미래)	예측	황당함	선험적	데자뷰
소양인	눈	세회	공간	높이	전망	변화무쌍	직관적	골게터
태음인	코	인륜	공간	넓이	질서	방만함	경험적	매뉴얼
소음인	입	지방	시간	깊이(과거)	정리	단순함	논리적	비서

이오. 태음인의 넓이란 향 사르는 향기와 같이 사방으로 퍼져나가는 냄새를 맡을 수 있으니, 영역을 확장해가는 넓이인 셈이오. 소음인의 깊이란 감별가가 포도주 원액의 과거를 읽어낼 때 원액의 역사를 혀로 맛보는 것과 같이, 깊숙한 곳을 파고 들어가는 깊이인 셈이오."

감정

주름부채를 느릿느릿 접으며 조심스레 말씀을 꺼내신다.

"세상살이를 일삼는 감정에 대해서 쉽게 풀어 말씀하시게."

무릎 꿇고 공손하게 말씀에 답한다.

"세상살이를 일삼는 감정을 살펴보면, 태양인은 우연히 만나는 사람들과의 사귐인 교우交遇를 일삼고, 소양인은 일을 이루기 위해 힘쓰는 사무事務를 일삼으며, 태음인은 인간관계에서의 처신인 거처居處를 일삼고, 소음인은 자기편끼리의 더불음인 당여黨與를 일삼아요.

태양인의 교우는 벗과의 사귐인 교우交友가 아니라, 우연히 만난 사람들과 사귄다는 교우交遇지요. 막힌 것을 시원하게 트는 소통疏通에 뛰어난 성질이 있으므로 태양인의 비장은 우연히 만나 사귀기를 잘하는 재간이 있죠.

시간이 흘러가면 갈수록 짧아지는 건? 인생이에요. 아무리 지나쳐도 지나치지 않는 건? 인사예요. 인사하는 얼굴에는 침을 뱉을 수 없다고 하잖아요. 누구하고라도, 심지어 철천지원수徹天之怨讐나 정적政敵이나 정적情敵에게조차 인사를 나눌 수 있는 데서 사귐은 시작되지요. 사람과 사람이 만나는 데 무슨 이유나 목적이 필요한 가요? 사람만큼 빛나는 존재를 찾을 수 있나요? 이유도 목적도 그 어떤 소소한 앙금 하나 깔려 있는 것 없이 무조건 사귀는 것, 이것이 교우죠. 어찌 보면 너무나 황당하기만 한 사귐이 교우라 하겠죠.

소양인은 굳세고 씩씩한 강무剛武에 뛰어난 성질이 있으므로 소양인의 폐장은 일을 이루기 위해 힘쓰기를 잘하는 재간이 있죠. 사무는 말 그대로 일 처리나 사람 처리를 잘하는 것이죠.

태음인의 거처는 머무르는 거처라기보다 머무르는 방법에 가깝지요. 머무르는 처소인 거지처居之處가 아니라, 머무르며 처신하는 거이처居而處죠. 다시 말해 복잡다단한 인간관계 속에서 어떻게 처신하느냐를 일삼는 것이죠. 어떤 일이든 이루는 성취成就에 뛰어난 성질이 있으므로 태음인의 신장은 처신을 잘하는 재간이 있죠.

시골집 청소의 시작은 거미줄 걷는 데서부터 시작한다고 할 수 있어요. 거미가 지은 줄을 만져보면, 둥글게 돌린 윤곽선들은 끈적끈적하지만 둥근 줄들을 가로지르는 직선들은 끈적거리지 않아요. 끈적끈적한 윤곽선에 걸린 벌레들을 즐겁고 편하게 직선을 타면서 요리하는 거미의 솜씨를 보노라면, 경탄스럽기까지 해요. 거미줄처럼 얽힌 인간관계의 그물망 속에서 목표 대상을 꼼짝달싹 못하게 다루면서 거미처럼 자신은 즐겁고 편하게 움직이는 것, 이것이 거처(처신)죠.

소음인의 당여는 목적과 이해를 같이하는 이들끼리 만나 무리를 이루는 것이죠. 깔끔하고 무게 잡는 단중端重함에 뛰어난 성질이 있으므로 소음인의 간장은 자기편끼리 만나기를 잘하는 재간이 있죠. 〈동물의 왕국〉에선 종종 집단으로 무리를 지어 움직이는 늑대나 스라소니 떼를 볼 수 있어요. 먹이를 찾고 추적하며 공격하거나, 강적에 방어하거나 짝짓기하는 모든 일이 그 조직 안에서 다 이루어져요. 만약 무리에서 이탈하거나 제외되는 일이 생기면, 그 존재에게 그것은 죽음을 의미해요. 조직 밖에서의 삶이란 꿈에서조차 상상할 수 없거니와, 조직 안에서의 어울림이나 깔끔한 일 처리로서 인정받는 것이 커다란 기쁨일뿐더러 존재의 이유이기도 한 것, 이것이 당여죠."

일어나 큰절 올린 뒤, 무릎 꿇고 머리 조아려 선인께 청한다.

"제가 불민하여 빠뜨린 점이 있는 듯싶습니다."

"만남과 사귐이 얼핏 보아 비슷한 것 같소만, 태양인의 교우가 시작부터가 불분명한 우연의 사귐이라면, 소음인의 당여는 시작부터가 분명한 만남이라는 데서 차이가 크게 나오. 소양인의 사무가 어떤 일의 완성을 위해 힘껏 일하는 것이어서 다분히 공적이라면, 태음인의 거처는 자신의 처세를 지향하여 일삼는 것이어서 사적인 성격이 강하오.

같은 양인陽人끼리는 서로를 이루는 상성相成의 관계에 있고, 같은 음인陰人끼리는 서로를 돕는 상자相資의 관계에 있소. 상성과 상자의 관계 속에서, 비슷한 힘이 비슷한 이웃의 근거지에서 작동하기는 쉬운 일이오. 그렇지만 자신의 근거지(본성)가 아닌 이웃(감정)이어서 본성처럼 '타고난다' 하지 않고, 감정에서는 '잘한다'고 할 뿐이오.

예컨대 비장은 거두어들이는 힘인 능수지력能收之力을 쓰는 소양인의 근거지이므로, 상성하는 태양인의 비는 소통에 뛰어나 교우를 잘하오. 폐장은 곧게 펴는 힘인 직신지력直伸之力을 쓰는 태양인의 근거지이므로, 상성하는 소양인의 폐는 강무에 뛰어나 사무를 잘하오. 신장은 굳세어 굽히지 않는 힘인 굴강지력屈强之力을 쓰는 소음인의 근거지이므로, 상자하는 태음인의 신은 성취에 뛰어나 처신을 잘하오. 간장은 느슨하게 풀어주는 힘인 관방지력寬放之力을 쓰는 태음인의 근거지이므로, 상자하는 소음인의 간은 단중함에 뛰어나 당여를 잘하오.

그러니 태양인은 교우를 씩씩하게 도맡을 수 있소. 왜냐하면 태양인의 교우란 우연히 만나 사귀는 것이므로 모르는 상대일수록 업신여기지 않아야 이루어지기 때문이오. 그렇지만 소음인을 흉내 낸다 하여 당여를 깔끔하게 세울 수는 없소. 왜냐하면 소음인의 당여란 자기편끼리 다른 무리를 업신여겨야 이루어지기 때문이오. 반대의 경우도 마찬가지이므로 소음인은 당여를 잘하나 교우까지 잘할 수는 없소.

소양인은 사무를 재빠르게 잘할 수 있소. 왜냐하면 소양인의 사무란 일을 이루기 위해 힘쓰는 것이므로, 관계하는 상대를 속이지 않아야 이루어지기 때문이오. 그렇지만 태음인을 흉내 낸다 하여 거처를 늘 안정시킬 수는 없소. 왜냐하면 태음인의 거처란 인간관계에서의 처신이라는 속임에서 이루어지기 때문이오. 반대의 경우도 마찬가지이므로 태음인은 거처를 잘하나 사무까지 잘할 수는 없소.

| 감정 |

사상인＼발현	4장	감정	내용	성질	특징	대인관계	예
태양인	비	교우	낯선 사귐	소통	존중	사교적	인사
소양인	폐	사무	일 처리	강무	믿음	사무적	일 처리
태음인	신	거처	처세	성취	속임	처세적	거미
소음인	간	당여	편 가르기	단중	업신여김	조직적	늑대

하여 상극 체질의 본성 영역도 그렇거니와, 상반 체질의 감정 영역까지 잘할 수는 없음을 알아야 하오. 따라서 상극의 본성 영역과 상반의 감정 영역에서조차 '그래요, 할 수 있어요. Yes, I can do.'란 구호는 억지라오."

본성의 토대

주름부채를 느릿느릿 접으며 조심스레 말씀을 꺼내신다.
"본성의 토대인 본성기운에 대해서 말씀하시게."
무릎 꿇고 공손하게 말씀에 답한다.
"본성의 토대인 본성기운을 살펴보면, 태양인의 배꼽에는 행검行檢이 깃들고, 소양인의 아랫배에는 도량度量이 담겨 있으며, 태음인의 턱에는 주책籌策이 머물고, 소음인의 가슴은 경륜經綸을 품어요. 다만 이러한 마음가짐에 다다르기 위해 태양인은 우쭐함을, 소양인은 허풍 침을, 태음인은 교만함을, 소음인은 뽐냄을 버려야 해요.

한번 상상해보세요. 가만히 그 모습을 그려보면 우습기까지 해요. 태양인의 벌伐은 사람을 창으로 벤다는 뜻이니, 사정없이 남을 멸시하여 쳐내고 자기만 옳다고 똥고집을 부리는 것이 벌이에요. 소양인의 과夸는 가랑이를 크게 벌린 모습이니, 실제 이상으로 돋보이려 크게 허풍 치는 것이 과예요. 태음인의 교驕는 여섯 자 크기의 말(馬)을 가리키니, 드러나게 뽐내는 꼴불견이 교예요. 소음인의 궁矜은 세모난 창 자루니, 무기로서 쓰이는 것은 창날인 모矛이므로 창 자루만 쥐고 뽐내듯 실속 없이 허세를 떠는 것이 긍이에요.

이렇게 상극 체질의 본성기운을 무시하고 자신의 본성기운에만 외곬으로 빠져들 때, 삿된 마음인 사심邪心이 생겨나요. 이를 막아내고 자신을 돌이켜보아 본성기운의 역량을 키우면, 절세의 박통博通이 자리 잡아요."

"본성의 토대인 본성기운에 대해서 좀 더 풀어 말씀하시게."

"배꼽은 태음인의 영역이에요. 늘 가만히 있으려고만 하는 본성기운이 작동해요. 상극 체질인 태양인이 이를 무시하면, 삿된 마음인 벌심이 생겨나요. 늘 나아가려고만 하는 턱의 본성기운과 어긋나기 때문에요. 이때 태양인이 본성기운에만 외곬으로 빠져드는 벌심을 막아내고 스스로의 재주를 돌이켜보면서 씩씩하게 재주를 닦아가면, 절세의 행검이 태양인의 배꼽에 자리 잡아요.

회의를 시작하면서 거두절미하고 단도직입적으로 결론을 내리는 일이 있죠. 자신의 말만 듣기를 강요하고, 남의 말은 마구 꺾어버리면서 아예 자기의 귀를 닫는 게죠. 이것이 태양인의 벌심이죠. 논리의 극단적 도약에 다른 체질 사람들은 황당하여 어찌 받아들여야 할지 몰라 헤매게 되죠. 이때 논리의 극단적 도약을 마음에 접어두고 논리의 설득이 아닌, 언어의 유희가 아닌 행동의 실천으로써 회의의 결과를 씩씩하게 고쳐나간다면 어떨까요? 다른 체질의 사람들도 차츰차츰 감복되지 않겠어요? 재주가 별건가요? 이게 재주죠.

아랫배는 소음인의 영역이에요. 늘 머물러 있으려고만 하는 본성기운이 작동해요. 상극 체질인 소양인이 이를 무시하면, 삿된 마음인 과심이 생겨나요. 늘 일을 벌이려고만 하는 가슴의 본성기운과 어긋나기 때문에요. 이때 소양인이 본성기운에만 외곬으로 빠져드는 과심을 막아내고 스스로의 힘을 돌이켜보면서 굳세게 힘을 닦아가면, 절세의 도량이 소양인의 아랫배에 자리 잡아요.

소양인은 일을 잘 벌여놓죠. 벌여놓은 일이 많다보면 수습이 쉽지 않죠. 왜냐고요? 뱃심이 딸려서죠. 딸리면 일의 정리가 잘될 턱이 있나요? 화도 잘 내고 슬픔에도 젖어 있기 마련이죠. 보이는 것마다 눈을 내리깔고 무시하고 허풍투성이죠. 이게 소양인의 과심이죠. 힘이 넘쳐나는 소양인은 척 보면 알죠. 늘 너그럽고 잘 웃으며 겸손하죠. 그러니까 사람들이 늘 그의 주위에 꼬이죠. 멋들어진 일의 벌임 이상으로 일의 수습도 깔끔하게 하죠. 이것이 준비된 힘의 위력이죠.

턱은 태양인의 영역이에요. 늘 나아가려고만 하는 본성기운이 작동해요. 상극 체질인 태음인이 이를 무시하면, 삿된 마음인 교심이 생겨나요. 늘 가만히 있으려고만 하는 허리의 본성기운과 어긋나기 때문에요. 이때 태음인이 본성기운에만 외곬으로 빠져드는 교심을 막아내고 스스로의 앎을 돌이켜보면서 찬찬하게 앎을 닦아가면, 절세의 주책이 태음인의 턱에 자리 잡아요.

물건을 살 때 가격을 터무니없이 깎거나 덤을 얻으려는 일을 가끔 볼 수 있죠. 이때 판매자를 단지 그 물건을 판매한다는 이유만으로 콧방귀를 힝힝 뀌며 형편없이 깔아뭉개거나 업신여기는 짓거리

체질별 마음의 네 갈래 357

를 벌이는 경우가 종종 눈에 띄죠. 이런 것이 태음인의 교심이죠. 만약 판매자에 대해 알고 있다면 이런 일이 일어날 수 있을까요? 그 사람이나 그 일에 대한 앎이나 정보가 있다면, 상황은 크게 달라지지 않겠어요? 이것이 앎이죠.

가슴은 소양인의 영역이에요. 늘 일을 벌이려고만 하는 본성기운이 작동해요. 상극 체질인 소음인이 이를 무시하면, 삿된 마음인 긍심이 생겨나요. 늘 머물러 있으려고만 하는 아랫배의 본성기운과 어긋나기 때문에요. 이때 소음인이 본성기운에만 외곬으로 빠져드는 긍심을 막아내고 스스로의 꾀를 돌이켜보면서 크게 꾀를 닦아가면, 절세의 경륜이 소음인의 가슴에 자리 잡아요.

장례식장에서 갑자기 희극적인 일이 일어난다 치죠. 장례 절차나 유산 정리 같은 합리적 과정이 아닌, 가족이 모르는 망인의 숨겨진 아이가 나타나거나 하는 당황스런 의외의 일이 말이죠. 그 아이가 비참하게 느낄 정도로 가족 중에 어떤 이는 자기들이 정통 후계자라고 으스대면서 혀를 끌끌 차며 차갑게 대할 수도 있을지 모르겠네요? 이것이 소음인의 긍심이죠. 만약 소음인이 당황스러움을 다스려 자신의 입장 속에서 상대를 받아들일 수 있는 공간이 있는가를 찾아본다면 어떨까요? 슬픔을 같이 나눌 가족이 하나 늘어 더 좋다며 너스레를 떨고 살갑게 대하지 않을까요? 꾀가 별건가요? 이게 꾀죠."

일어나 큰절 올린 뒤, 무릎 꿇고 머리 조아려 선인께 청한다.

"제가 불민하여 빠뜨린 점이 있는 듯싶습니다."

"삿된 마음을 막아내고 본성기운의 역량을 키우라는 것이 그대

| 본성기운 |

사상인 \ 발현	앞 몸	박통	사심	비유	예	극복	근거
태양인	배꼽	행검 (행실의 절제)	벌심 (우쭐함)	베는 창	논리 비약	행동 실천	재주
소양인	아랫배	도량 (너그러운 감쌈)	과심 (허풍 침)	가랑이	일 벌임	일 수습	힘
태음인	턱	주책 (이해득실의 셈)	교심 (교만함)	말	값 깎기	받아들임	앎
소음인	가슴	경륜 (인간관계 조직)	긍심 (뽐냄)	창 자루	장례식장	살가움	꾀

말씀의 요지요. 삿된 마음이 어찌 일어나는가를 장부의 입장에서 보충하겠소.

음식물의 따뜻한 기운은 위완을 지나 두뇌를 거쳐 폐에 이르러, 곧게 펴는 폐의 기운으로 나타나오. 이 기운은 턱으로 드러나 늘 나아가려고만 하오. 태양인이 스스로의 재주를 돌이켜보지 않고 나아가기만 하면, 특유의 우쭐하는 벌심이 배꼽에서 생겨나오.

음식물의 더운 기운은 위장을 지나 뒷등을 거쳐 비에 이르러, 여물게 감싸주는 비의 기운으로 나타나오. 이 기운은 가슴으로 드러나 늘 일을 벌이려고만 하오. 소양인이 스스로의 힘을 돌이켜보지 않고 일을 벌이기만 하면, 특유의 허풍 치는 과심이 아랫배에서 생겨나오.

음식물의 서늘한 기운은 소장을 지나 허리뼈를 거쳐 간에 이르러, 넓게 느슨한 간의 기운으로 나타나오. 이 기운은 배꼽으로 드러나 늘 가만히 있으려고만 하오. 태음인이 스스로의 앎을 돌이켜보지 않고 가만히 있기만 하면, 특유의 교만한 교심이 턱에서 생겨 나오.

　음식물의 찬 기운은 대장을 지나 방광을 거쳐 신에 이르러, 따뜻하게 쌓는 신의 기운으로 나타나오. 이 기운은 아랫배로 드러나 늘 머물러 있으려고만 하오. 소음인이 스스로의 꾀를 돌이켜보지 않고 머물러 있기만 하면, 특유의 뽐내는 긍심이 가슴에서 생겨나오."

감정의 토대

주름부채를 느릿느릿 접으며 조심스레 말씀을 꺼내신다.
"감정의 토대인 감정기운에 대해서 쉽게 풀어 말씀하시게."
무릎 꿇고 공손하게 말씀에 답한다.
"감정의 토대인 감정기운을 살펴보면, 태양인의 엉덩이는 방략方略이 깔려 있고, 소양인의 허리는 재간材幹을 띠며, 태음인의 어깻죽지는 위의威儀를 걸치고, 소음인의 뒤통수는 식견識見을 담고 있어요. 다만 이러한 몸가짐을 쌓기 위해 태양인은 남의 물건을 욕심껏 훔치려는 마음을, 소양인은 자기 비하에 빠져 허우적대는 게으른 마음을, 태음인은 자존심에 사로잡혀 치닫는 오만방자한 마음을, 소음인은 남의 이익을 제멋대로 빼앗으려는 마음을 반드시 버려야 해요.

상반 체질의 감정기운을 무시하고 자신의 감정기운에만 외곬으로 빠져들 때, 게으른 행실인 태행怠行이 생겨나죠. 이를 막아내고 상반 체질의 감정기운을 본받으면, 높은 덕으로 홀로 우뚝 서는 독행獨行이 자리 잡죠.

엉덩이는 소음인의 영역이에요. 늘 암컷이 되려고만 하는 감정기운이 작동해요. 상반 체질인 태양인이 이를 무시하면, 게으른 행실인 절심竊心이 생겨나요. 늘 수컷이 되려고만 하는 뒤통수의 감정기운과 충돌하기 때문에요. 이때 태양인이 감정기운에만 외곬으로 빠져드는 절심을 막아내고 소음인의 암컷이 되려 하는 감정기운을 본받아 닦아가면, 대인의 방략이 태양인의 엉덩이에 자리 잡아요.

어린아이들에게 처음 높이뛰기를 시켜보면, 곧추세운 뻗정다리로 강시殭屍처럼 껑충거리죠. 어른들의 일에서도 이처럼 마음만 급해 제자리서 맴맴 도는 일이 종종 있죠. 맴맴거리다 보면 어찌될까요? 쥐 잡아먹은 괭이처럼 눈 가리고 야옹하는, 일의 결과물을 훔치려는 욕심이 은근히 생겨나겠죠. 그것이 태양인의 절심 아닐까요? 높이뛰기를 하기 위해선 무릎을 한껏 굽혔다 용수철처럼 튕겨 올라야 하죠. 『주역』「건괘」의 첫 효인 잠룡구연潛龍九淵(아홉 길 물속에서 용은 잠겨 있다)에서도 구름을 휘감고 하늘로 비상하기 위해서는 깊은 물속에서 힘을 기르는 준비를 해야 한다고 말하죠. 이렇게 조용히 비축된 힘이 방략이 아니면 무얼까요?

허리는 태음인의 영역이에요. 늘 안에서 지키려고만 하는 감정기운이 작동해요. 상반 체질인 소양인이 이를 무시하면, 게으른 행실인 나심懶心이 생겨나요. 늘 밖에서 이기려고만 하는 어깻죽지의 감정기운과 충돌하기 때문에요. 이때 소양인이 감정기운에만 외곬으로 빠져드는 나심을 막아내고 태음인의 안에서 지키려 하는 감정기운을 본받아 닮아가면, 대인의 재간이 소양인의 허리에 자리 잡아요.

불평불만이 많은 사람들이 가끔 있죠. 남들이 하는 일이나 이뤄 놓은 업적에 대해 칭찬하고 감사하는 게 아니라 그런 것쯤이야 누군들 못할까, 라고 공공연하게 비아냥거리고 책잡기에 몰두하는 것이죠. 이것이 소양인의 나심이에요. 말로야 무슨 일을 못할까요? 불평불만을 떨쳐내고, 목표와 방법을 정해 하나하나 시간과 순서에 따라 해나가면 어찌 될까요? 깜짝 놀랄 만한 재간 덩어리를 하나하나씩 이루어나가지 않을까요?

어깻죽지는 소양인의 영역이에요. 늘 밖에서 이기려고만 하는 감정기운이 작동해요. 상반 체질인 태음인이 이를 무시하면, 게으른 행실인 치심侈心이 생겨나요. 늘 안에서 지키려고만 하는 허리의 감정기운과 충돌하기 때문에요. 이때 태음인이 감정기운에만 외곬으로 빠져드는 치심을 막아내고 소양인의 밖에서 이기려 하는 감정기운을 본받아 닮아가면, 대인의 위의가 태음인의 어깻죽지에 자리 잡아요.

시골서 목장을 운영하려는 꿈을 꾼 일이 있으신가요? 우선 닭 병아리 몇 마리를 사죠. 그러고는 틈날 때마다 생각에 잠기죠. 이 닭 병아리들을 길러 개 한 쌍을 사고, 개를 길러 돼지 한 쌍을 사며, 돼지를 길러 소 한 쌍을 사고, 한 쌍으로 몇 천 마리의 소 목장을 만드는 꿈을 말이죠. 밀짚모자에다 청바지 허리에 나무 권총 차고 입가에 담배꽁초를 물고서 질끈질끈 씹으면, 완전 카우보이죠. 이게 태음인의 치심이죠. 그런데 아뿔싸, 조류독감이라니! 이러면 절단 나

체질별 마음의 네 갈래

죠. 그러지 않고 주변의 환경 정리, 위생, 영양, 방역 등에 힘써 우선 닭 농장부터 이루어가면 어떨까요? 주인으로서의 위엄이 어깨에 서린 멋쟁이 닭 농장주가 되지 않겠어요?

뒤통수는 태양인의 영역이에요. 늘 수컷이 되려고만 하는 감정기운이 작동해요. 상반 체질인 소음인이 이를 무시하면, 게으른 행실인 탈심奪心이 생겨나요. 늘 암컷이 되려고만 하는 엉덩이의 감정기운과 충돌하기 때문에요. 이때 소음인이 외곬으로 빠져드는 탈심을 막아내고 태양인의 수컷이 되려 하는 감정기운을 본받아 닦아가면, 대인의 식견이 소음인의 뒤통수에 자리 잡아요.

돈 많은 시부모를 둔 며느리가 고급 승용차나 아파트를 바라는 일이 있다 치죠. 아무런 노력도 기울이는 일 없이 단지 며느리란 이유만으로 시댁의 콩고물이 떨어지기를 바란다면, 그것이 소음인의 탈심 아닐까요? 바람 이상으로 적극적으로 시부모 봉양에 힘쓰면 어떤 일이 벌어질까요? 떡에서 떨어지는 콩고물 부스러기뿐 아니라 떡시루를 통째로 받지 않을까요? 그럴 때 아하, 그렇구나, 하는 평소의 자신을 뛰어넘는 앎의 발견이 크게 이루어지죠. 그것이 식견 아닐까요? 나아가 세계 경영이나 국가 경영 같은 식견도 이런 가정 경영 식견의 연장선상에 있죠."

일어나 큰절 올린 뒤, 무릎 꿇고 머리 조아려 선인께 청한다.

"제가 불민하여 빠뜨린 점이 있는 듯싶습니다."

"게으른 행실을 막아내고 상반 체질의 감정기운을 본받으라는 것이 그대 말씀의 요지요. 게으른 행실이 어찌 일어나는가를 장부의 입장에서 보충하겠소.

음식물의 따뜻한 기운은 위완에서 침인 진津으로 변하여 곧게 올라가는 기운으로 나타나오. 이 기운은 뒤통수로 드러나 늘 수컷이 되려고만 하오. 태양인이 전적으로 수컷 되기만을 좋아하면 제멋대로 하는 마음이 반드시 지나쳐서, 남의 물건을 훔치려는 절심이 엉덩이에서 생겨나 비루한 비인鄙人이 되오.

음식물의 더운 기운은 위장에서 끈끈한 기름인 고膏로 변하여 옆으로 올라가는 기운으로 나타나오. 이 기운은 어깻죽지로 드러나 늘 밖에서 이기려고만 하오. 소양인이 전적으로 밖에서 이기기만을 좋아하면 사사로움으로 치우치는 마음이 반드시 지나쳐서, 게으른 나심이 허리에서 생겨나 경박한 박인薄人이 되오.

| 감정기운 |

발현 사상인	뒷몸	독행	태행	태행인	예	극복	근거
태양인	엉덩이	방략 (방법 세우는 꾀)	절심 (훔침)	비루한 비인	높이뛰기	물러섬	암컷 됨
소양인	허리	재간 (재치 있는 능력)	나심 (자기 비하)	경박한 박인	불평불만	마음 수습	안 지킴
태음인	어깻죽지	위의 (위엄 있는 거동)	치심 (오만방자)	탐탁한 탐인	목장의 꿈	일 힘씀	밖 이김
소음인	뒤통수	식견 (인식의 견해)	탈심 (빼앗음)	나약한 나인	며느리	나아감	수컷 됨

음식물의 서늘한 기운은 소장에서 맑은 기름인 유油로 변하여 풀어 내려가는 기운으로 나타나오. 이 기운은 허리로 드러나 늘 안에서 지키려고만 하오. 태음인이 전적으로 안에서 지키기만을 좋아하

면 물욕만 바라는 마음이 반드시 지나쳐서, 오만방자한 치심이 어깻죽지에서 생겨나 탐탁한 탐인貪人이 되오.

　음식물의 찬 기운은 대장에서 무거운 기름인 액液으로 변하여 푹 꺼져 내려가는 기운으로 나타나오. 이 기운은 엉덩이로 드러나 늘 암컷이 되려고만 하오. 소음인이 전적으로 암컷 되기만을 좋아하면 구차하게 눈앞의 안일만을 도모하는 마음이 반드시 지나쳐서, 남의 이익을 빼앗으려는 탈심이 뒤통수에서 생겨나 나약한 나인懦人이 되오."

사상인의 장부

주름부채를 느릿느릿 접으며 조심스레 말씀을 꺼내신다.
"우리 몸속 장부와 네 갈래 마음의 관계에 대해서 말씀하시게."
무릎 꿇고 공손하게 말씀에 답한다.
"먼저 사상인의 각 영역인 4초를 말씀드리지요. 폐 부위는 목덜미 아래에서 등 위까지 자리하고, 위완 부위는 턱 아래에서 가슴 위까지 자리하며, 이곳을 태양인의 영역인 상초라 하죠. 비 부위는 등골뼈에 자리하고, 위 부위는 가슴에 자리하며, 이곳을 소양인의 영역인 중상초라 하죠. 간 부위는 허리에 자리하고, 소장 부위는 배꼽에 자리하며, 이곳을 태음인의 영역인 중하초라 하죠. 신 부위는 허리뼈 아래에 자리하고, 대장 부위는 배꼽과 배의 아래에 자리하며, 이곳을 소음인의 영역인 하초라 하죠.
길고 튼실하여 목이 볼 만하고 폐활량이 대단하여 허리가 잘록한 상초의 태양인은 자신의 인체 균형상 어깨가 가장 넓어 완전 역삼각형 체형이고, 가슴의 볼륨이 대단하여 하체가 부실한 중상초의 소양인은 자신의 인체 균형상 가슴이 가장 넓어 마름모꼴이며, 배꼽 부분의 가운데 배가 툭 튀어나와 어깨에 목이 거의 달라붙은 중하초의 태음인은 자신의 인체 균형상 가운데 배가 가장 넓어 술통형이고, 아랫배와 골반이 발달하여 가슴이 빈약한 하초의 소음인은 자신의 인체 균형상 엉덩이가 가장 넓어 완전 삼각형 체형을 이루어요.

여기에서 자신의 인체 균형상이란 말을 강조한 것은 남과 비교하여 판단하면 안 되기 때문이에요. 남과 비교하여 어깨가 큰 경우나 젖통이 큰 경우나 엉덩이가 큰 경우는 대부분 우람하게 살찐 태음인에게서 볼 수 있으니까요. 남과 비교할 때 왜소한 태양인은 소음인처럼 보이고, 가슴이 발달해 어깨가 커 보이는 소양인은 태양인처럼 보이며, 몸을 잘 가꾼 태음인은 가슴이 그럴듯하여 소양인처럼 보이고, 날씬한 소음인은 소양인처럼 보이기 십상이에요.

음식물의 통로인 4부를 말씀드리지요. 4부는 위완, 위장, 소장, 대장이죠. 음식물은 위완으로부터 위장으로 들어가서 위장에서 소장으로 들어가고, 소장으로부터 대장으로 들어가서 대장에서 똥구멍으로 나오죠. 인체라는 상수도에서 하수도까지의 주요 통로가 4부인 셈이죠.

4부의 기운을 말씀드리지요. 모든 음식물은 위장에 머물러 쌓여서 찌는 듯 타올라 더운 기운이 되죠. 소장에서 삭혀 이끌어 고요하고 맑아져서 서늘한 기운이 되죠. 더운 기운 중 가볍고 맑은 것은 위로 올라가 위완에서 따뜻한 기운이 되죠. 서늘한 기운 중 바탕이 무거운 것은 아래로 내려가 대장에서 찬 기운이 되죠.

위완의 따뜻한 기운에 영향을 받는 태양인은 자주 슬픔에 잠기고, 위장의 더운 기운에 영향을 받는 소양인은 노여움을 잠시도 참지 못해 화가 폭발하고, 소장의 서늘한 기운에 영향을 받는 태음인은 스스로의 속셈에 사로잡혀 기쁨에 겨운 미소를 잘 지으며, 대장의 찬 기운에 영향을 받는 소음인은 웃음을 참지 못해 즐거워서 곧잘 깔깔거려요.

4부의 기능을 말씀드리지요. 위완은 입과 코로 통하므로 음식물의 기운을 위로 올려 보내죠. 대장은 똥구멍으로 통하므로 음식물의 기운을 아래로 내려 보내죠. 위장의 됨됨이는 넓고 커서 거두어 감싸줌으로 음식물의 기운을 머물러 쌓죠. 소장의 됨됨이는 매우 좁아 이리저리 꾸불꾸불함으로 음식물의 기운을 삭혀 이끌죠.

위완이 발달한 태양인은 호흡이 원활하여 코를 고는 일은 거의 드물지만 소장의 기능이 부족하여 음식물을 잘 삭혀내지 못하고, 위장이 발달한 소양인은 무엇이든 잘 소화시키지만 대장의 기능이 미숙하여 똥이건 아기건 시원하게 누거나 낳기 어렵고, 소장이 발달한 태음인은 엄청나게 먹어대고 마셔대지만 위완의 기능이 부족하여 잠들면 옆 사람이 괴로워할 만큼 엄청나게 코를 골아대고, 대장이 발달한 소음인은 똥도 아기도 쑥쑥 잘 뽑아내지만 위장의 기능이 미숙하여 한 끼니 음식량이 좁쌀만큼 작아요.

앞 4해와 뒤 4해를 말씀드리지요. 음식물의 따뜻한 기운은 위완에서 침인 진津으로 바뀌죠. 혀 밑으로 들어가서는 (앞)진해가 되니, 진해란 침이 머무르는 곳이죠. 진해의 맑은 기운은 귀로 나와서

신神이 되죠. 두뇌로 들어가서는 (뒤)이해膩海가 되니, 이해란 신이 머무르는 곳이죠. 이해의 이즙 가운데 맑은 것은 안의 폐로 돌아가고, 흐린 찌꺼기는 밖의 가죽과 털로 돌아가죠.

그러므로 위완, 혀, 귀, 두뇌, 가죽, 털은 모두 태양인 영역인 폐의 무리여서 태양인의 혀, 귀, 두뇌, 가죽, 털이 깨끗하죠. 가령 태양인의 살집을 찔러보면 가냘파서 안쓰러운 마음이 들지만, 겉가죽을 쓰다듬으면 몹시 미끈하여 기분이 좋죠.

음식물의 더운 기운은 위장에서 끈끈한 기름인 고膏로 바뀌죠. 두 젖꼭지 사이로 들어가서는 (앞)고해가 되니, 끈끈한 기름이 머무르는 곳이죠. 고해의 맑은 기운은 눈으로 나와서 기氣가 되죠. 등골뼈로 들어가서는 (뒤)막해膜海가 되니, 막해란 기가 머무르는 곳이죠. 기해의 기즙 가운데 맑은 것은 안의 비로 돌아가고, 흐린 찌꺼기는 밖의 힘줄로 돌아가죠.

그러므로 위장, 두 젖꼭지, 눈, 등골뼈, 힘줄은 모두 소양인 영역인 비의 무리여서 소양인의 두 젖꼭지, 눈, 등골뼈, 힘줄이 좋죠. 가령 소양인의 이빨은 약해서 치과를 자주 가야 하지만, 유방은 사발이나 종처럼 아름답죠.

음식물의 서늘한 기운은 소장에서 묽은 기름인 유油로 바뀌죠. 배꼽으로 들어가서는 (앞)유해가 되니, 유해란 묽은 기름이 머무르는 곳이죠. 유해의 맑은 기운은 코로 나와서 혈血이 되죠. 허리뼈로 들어가서는 (뒤)혈해血海가 되니, 혈해란 혈이 머무르는 곳이죠. 혈해의 혈즙 가운데 맑은 것은 안의 간으로 돌아가고, 흐린 찌꺼기는 밖의 살로 돌아가죠.

그러므로 소장, 배꼽, 코, 허리뼈, 살은 모두 태음인 영역인 간의 무리여서 태음인의 배꼽, 코, 허리뼈, 살은 두툼하죠. 가령 태음인의 겉가죽을 가볍게 만져보면 악어 껍질처럼 이상하지만, 살집을 찔러보면 두툼하여 푹신푹신하죠.

| 사상인의 장부 |

장부 \ 사상인	태양인	소양인	태음인	소음인
4초	상초	중상초	중하초	하초
체형	역삼각형	마름모꼴	술통 형	삼각형
4부	위완	위장	소장	대장
기운	따뜻함	뜨거움	서늘함	차가움
본성	슬픔	성냄	기쁨	즐거움
4부 기능	올림	쌓음	삭힘	내림
4부 약점	소장의 삭히지 못함	대장의 배변 어려움	위완의 코골이	위장의 소화 미숙
앞 4해	진해(턱)	고해(가슴)	유해(배꼽)	액해(아랫배)
뒤 4해	이해(뒤통수)	막해(어깻죽지)	혈해(허리)	정해(엉덩이)
4장	폐	비	간	신
4부 무리	위완, 혀, 귀, 두뇌, 가죽, 털	위장, 젖꼭지, 눈, 등골뼈, 힘줄	소장, 배꼽, 코, 허리뼈, 살	대장, 생식기, 입, 방광, 뼈
4상	신	기	혈	정

음식물의 찬 기운은 대장에서 무거운 기름인 액液으로 바뀌죠. 생식기와 그 즈음의 털 속으로 들어가서는 (앞)액해가 되니, 액해란 무거운 기름이 머무르는 곳이죠. 액해의 맑은 기운은 입으로 나와

서 정精이 되죠. 방광으로 들어가서는 (뒤)정해精海가 되니, 정해란 정이 머무르는 곳이죠. 정해의 정즙 가운데 맑은 것은 안의 신으로 돌아가고, 흐린 찌꺼기는 밖의 뼈로 돌아가죠.

 그러므로 대장, 생식기, 입, 방광, 뼈는 모두 소음인 영역인 신의 무리여서 소음인의 생식기, 입, 방광, 뼈는 좋죠. 가령 소음인의 유방은 접시처럼 가라앉은 편이지만, 이빨이나 뼈는 아주 튼튼하죠.

 이상의 내용을 간단히 정리하면, 음식물의 기운은 4부로 들어가서 4관(귀, 눈, 코, 입)으로 나오고, 4장과 4체(털가죽, 힘줄, 살, 뼈)로 돌아가요. 4초와 관련하여 상초는 폐(신神의 태양인), 중상초는 비(기氣의 소양인), 중하초는 간(혈血의 태음인), 하초는 신(정精의 소음인)의 무리와 떼려야 뗄 수 없는 관계예요. 함억제복頷臆臍腹에 있는 진고유액의 바다인 앞 4해와, 두견요둔頭肩腰臀에 있는 이막혈정의 바다인 뒤 4해는 이 과정 속에 자리해요."

앞뒤 4해와 성정 강화법

주름부채를 느릿느릿 접으며 조심스레 말씀을 꺼내신다.

"우리 몸의 앞뒤 4해와 네 갈래 마음의 관계에 대해서 말씀하시게."

무릎 꿇고 공손하게 말씀에 답한다.

"본성과 앞뒤 4해의 관계를 말씀드리지요. 태양인의 귀는 천시에 널리 두텁게 미치는, 듣는 힘으로 진해의 맑은 기운을 끌어내죠. 맑은 기운이 상초에 가득 차면 신神이 되죠. 신이 두뇌로 흘러들어 이膩가 되고, 이가 거듭거듭 쌓이면 이해가 되죠.

만일 태양인이 음악 소리에 귀를 떼지 않거나 도라지같이 기관지를 뚫어주는 따뜻한 음식을 먹으면, 오히려 폐장의 발산 능력을 제어하기 어려우리만큼 신이 마구 날뛰어 괜한 슬픔에 젖기 쉬워요. 그만큼 태양인은 듣는 것에 예민하고 몸 내부가 신으로 가득해서죠.

소양인의 눈은 세회에 널리 두텁게 미치는, 보는 힘으로 고해의 맑은 기운을 끌어내죠. 맑은 기운이 중상초에 가득 차면 기氣가 되죠. 기가 등골뼈로 흘러들어 막이 되고, 막이 거듭거듭 쌓이면 막해가 되죠.

만일 소양인이 책에 눈을 박아 고개 돌릴 줄을 모른다거나 각종 양념으로 버무린 뜨거운 음식을 먹으면, 도리어 비장의 기운을 고양시키는 열기가 폭발하여 화를 억누르지 못해요. 그만큼 소양인은 보는 것에 예민하고 몸 내부가 기로 가득해서죠.

태음인의 코는 인류에 널리 두텁게 미치는, 냄새 맡는 힘으로 유해의 맑은 기운을 끌어내죠. 맑은 기운이 중하초에 가득 차면 혈血이 되죠. 혈이 허리뼈로 흘러들어 엉킨 혈이 되고, 엉킨 혈이 거듭거듭 쌓이면 혈해가 되죠.

만일 태음인이 모기향 냄새를 긴 밤 내내 맡거나 감식초같이 간을 활성화시키는 서늘한 음식을 먹으면, 오히려 간장의 저장 능력을 벗어나리만큼 혈이 넘쳐나서 터무니없는 속셈으로 기뻐하는 욕심을 억제하지 못해요. 그만큼 태음인은 냄새 맡는 것에 예민하고 몸 내부가 혈로 가득해서죠.

소음인의 입은 지방에 널리 두텁게 미치는, 맛보는 힘으로 액해의 맑은 기운을 끌어내죠. 맑은 기운이 하초에 가득 차면 정精이 되죠. 정이 방광으로 흘러들어 엉킨 정이 되고, 엉킨 정이 거듭거듭 쌓이면 정해가 되죠.

만일 소음인이 군것질을 계속하거나 전복처럼 찬 음식을 먹으면, 도리어 신장의 힘을 북돋는 정이 넘쳐나서 자신만의 헛된 즐거움에 빠져버려요. 그만큼 소음인은 먹는 것에 예민하고 몸 내부가 정으로 가득해서죠.

| 앞뒤 4해와 본성 |

사상인 \ 4해	4관 →	본성 →	앞 4해	→ 4상 →	뒤 4해
태양인	귀 →	천시 →	진해(턱)	→ 신 →	이해(뒤통수)
소양인	눈 →	세회 →	고해(가슴)	→ 기 →	막해(어깻죽지)
태음인	코 →	인륜 →	유해(배꼽)	→ 혈 →	혈해(허리)
소음인	입 →	지방 →	액해(아랫배)	→ 정 →	정해(엉덩이)

감정과 앞뒤 4해의 관계를 말씀드리지요. 태양인의 비는 교우에 숙련하고 통달한 성내는 힘으로, 막해의 맑은 즙을 빨아들이죠. 맑은 즙이 비로 들어가면 비의 근원을 북돋죠. 안으로는 고해를 부축하고 보호하여, 그 기운을 두들겨 울림으로써 그 농축된 기름을 엉겨 모이게 하죠.

불알이 힘없이 축 늘어지고 불알 밑이 축축해지면 입맛을 잃어 밥을 거의 못 먹어요. 태양인의 비위가 매우 손상된 상태임을 알리는 적색경보라 할 수 있죠. 더 나아가 토악질을 하면서 끈끈한 침 거품을 흘리거나 사타구니 불알 밑이 얼음장같이 차가우면 몹시 위험해요.

소양인의 폐는 사무에 숙련하고 통달한 슬퍼하는 힘으로, 이해의 맑은 즙을 빨아들이죠. 맑은 즙이 폐로 들어가면 폐의 근원을 북돋죠. 안으로는 진해를 부축하고 보호하여, 그 기운을 두들겨 울림으로써 그 침을 엉겨 모이게 하죠.

입속에서 모르는 사이 냉침이 넘어오면, 비록 게워내지는 않더라도 구토의 일종이에요. 그만큼 입속에 고이는 맑은 침이 생기는가 안 생기는가는 소양인 폐의 건강 상태를 아는 중요한 잣대라 할 수 있어요. 이런 증세가 있는 소년들을 방치하여 내버려두면 대부분 요절하죠.

태음인의 신은 거처에 숙련하고 통달한 즐거운 힘으로, 정해의 맑은 즙을 빨아들이죠. 맑은 즙이 신으로 들어가면 신의 근원을 북돋죠. 안으로는 액해를 부축하고 보호하여, 그 기운을 두들겨 울림으로써 그 무거운 기름을 엉겨 모이게 하죠.

꿈을 꾸면서 정액을 싸는 병에 걸리는 일이 있어요. 태음인의 신장에 이상이 있다는 경고죠. 한 달 동안에 서너 번이나 이런 식으로 사정한다면 정기가 텅 빈 허로의 무거운 증세예요. 더 나아가면 끔찍하죠.

소음인의 간은 당여에 숙련하고 통달한 기뻐하는 힘으로, 혈해의 맑은 즙을 빨아들이죠. 맑은 즙이 간으로 들어가면 간의 근원을 북돋죠. 안으로는 유해를 부축하고 보호하여, 그 기운을 두들겨 울림으로써 그 묽은 기름을 엉겨 모이게 하죠.

황달에 걸려 배가 불러 물 찬 것 같고 검거나 묽은 똥을 눈다면, 지나치게 성교를 하여 생긴 것이에요. 소음인의 간에 문제가 생겼다는 신호죠. 이때 조심하여 삼가지 않고, 오줌보가 터질 듯 팽팽하고 아랫배가 그득해지며, 온몸이 다 노랗고 이마가 검어지고, 발바

닥이 뜨거워지면 흑달이에요. 그러면 끝이죠.

| 앞뒤 4해와 감정 |

사상인 \ 4해	4장 → 감정 → 뒤 4해 →	4장 →	앞 4해
태양인	비 → 교우 → 막해의 즙 →	비의 근원 →	고해(농축 기름)
소양인	폐 → 사무 → 이해의 즙 →	폐의 근원 →	진해(침)
태음인	신 → 거처 → 정해의 즙 →	신의 근원 →	액해(무거운 기름)
소음인	간 → 당여 → 혈해의 즙 →	간의 근원 →	유해(묽은 기름)

이처럼 뒤 4해의 맑은 즙이 4장의 근원을 북돋듯, 앞 4해의 흐린 찌꺼기는 4부를 보완해요. 위완은 위로 오르는 힘으로, 진해의 흐린 찌꺼기를 다스려서 위완을 보태어 돕죠. 위장은 머물러 쌓는 힘으로, 고해의 흐린 찌꺼기를 다스려서 위장을 보태어 돕죠. 소장은 삭혀 이끄는 힘으로, 유해의 흐린 찌꺼기를 다스려서 소장을 보태어 돕죠. 대장은 아래로 내려가는 힘으로, 액해의 흐린 찌꺼기를 다스려서 대장을 보태어 돕죠.

앞서 앞 4해의 흐린 찌꺼기가 4부를 보완하듯, 뒤 4해의 흐린 찌꺼기는 4체의 형성에 쓰여요. 뒤통수는 곧게 펴는 힘으로, 이해의 흐린 찌꺼기를 달구어 두드려서 가죽과 털을 이루죠. 손은 거두어들이는 힘으로, 막해의 흐린 찌꺼기를 달구어 두드려서 힘줄을 이루죠. 허리는 느슨하게 풀어주는 힘으로, 혈해의 흐린 찌꺼기를 달구어 두드려서 살을 이루죠. 발은 굳세어 굽히지 않는 힘으로, 정해의 흐린 찌꺼기를 달구어 두드려서 뼈를 이루죠.

그리하여 태양인의 가죽과 털이 깨끗하고, 소양인의 힘줄이 강하며, 태음인의 살이 두껍고, 소음인의 뼈가 단단해요.

앞 4해와 4부				
사상인 \ 앞 4해	4부	→	앞 4해	→	4부
태양인	위완	→	진해 찌꺼기	→	위완
소양인	위장	→	고해 찌꺼기	→	위장
태음인	소장	→	유해 찌꺼기	→	소장
소음인	대장	→	액해 찌꺼기	→	대장

뒤 4해와 4체				
사상인 \ 뒤 4해	뒷몸	→	뒤 4해	→	4체
태양인	뒤통수	→	이해 찌꺼기	→	털가죽
소양인	손(어깻죽지)	→	막해 찌꺼기	→	힘줄
태음인	허리	→	혈해 찌꺼기	→	살
소음인	발(엉덩이)	→	정해 찌꺼기	→	뼈

본성 강화법이에요. 태양인의 귀는 반드시 멀리 들어야 하고, 소양인의 눈은 반드시 크게 보아야 하며, 태음인의 코는 반드시 널리 냄새 맡아야 하고, 소음인의 입은 반드시 깊이 맛보아야 하죠. 귀·눈·코·입의 쓰임이 이와 같이 멀고 크며 넓고 깊어야만 신기혈정이 생겨나고, 가깝거나 작거나 좁거나 얕으면 신기혈정이 없어지기 때문이죠.

남의 말이라면 같잖아서 곧잘 슬픔에 젖는 태양인이나, 남의 지적이라면 고까워서 대뜸 화를 터뜨리는 소양인이나, 손톱만큼이라도 이득이 없는 일이라면 고개를 돌리는 태음인이나, 너무나 수줍어서 말 한 마디도 내뱉지 못한 채 입을 꼭 다물고 있는 소음인은 그만큼 자신이 병들어 있다는 것을 알아야 해요.

| 본성 강화법 |

사상인 본성	태양인	소양인	태음인	소음인
4관	귀	눈	코	입
방법	멀리	크게	널리	깊게
강화	신	기	혈	정

감정 강화법이에요. 태양인의 비는 반드시 잘 물어야 하고, 소양인의 폐는 반드시 잘 배워야 하며, 태음인의 신은 반드시 잘 가려내야 하고, 소음인의 간은 반드시 잘 생각해야 하죠. 비·폐·신·간의 쓰임이 이와 같이 바르고 곧으며 알맞고 어울려야만 진고유액이 가득 차고, 치우치거나 기울거나 지나치거나 미치지 못하면 진고유액이 녹아버리기 때문이죠.

| 감정 강화법 |

감정 \ 사상인	태양인	소양인	태음인	소음인
4장	비	폐	신	간
방법	물음	배움	가려냄	생각함
강화	고(농축 기름)	진(침)	액(무거운 기름)	유(맑은 기름)

　무슨 일이건 상대의 속뜻을 물어보아 자신의 움직임을 제어하는 태양인이나, 어린 친구들이나 심지어는 적에게서라도 배워야 할 것을 찾아 열심히 배워서 익히는 소양인이나, 수많은 정보의 바다 속에서 헤매지 않게끔 취사선택하여 정리해가는 태음인이나, 여러 갈래의 통로 속에서 어떤 길을 깊숙이 파고들어야 견뎌낼 수 있는가를 심사숙고하는 소음인은 그만큼 건강하다는 것을 알 수 있어요."

절세박통과 독행대인

주름부채를 느릿느릿 접으며 조심스레 말씀을 꺼내신다.
"장부와 네 갈래 마음의 관계에 대해서 다시 정리해주시게."
무릎 꿇고 공손하게 말씀에 답한다.
"뒤와 앞은 인체의 음양이고, 4장과 4부는 인체의 4상이며, 뒤앞 장부가 자리한 각각의 네 부위는 인체의 4초예요. 4장에는 4장의 기운과 기능이 있듯이, 4부에도 4부의 기운과 기능이 있어요. 음식물의 기운은 이 4부로 들어가서 4관으로 나오고 4장과 4체로 돌아가요. 이 과정 속에 앞뒤 4해가 자리해요.

햇볕 드는 곳이 양이고 그늘진 곳이 음이죠. 그렇듯 앞을 향한 가슴이 양이고 뒤로 가려진 등이 음이며, 겉몸이 양이고 몸속이 음이며, 4부가 양이고, 4장이 음이에요. 4상은 사계절에 견주어 이해하면 쉽죠. 똑같은 한 해의 계절이면서도 봄, 여름, 가을, 겨울은 각각의 고유한 계절인 것처럼 말이에요. 똑같은 몸속이면서도 4초와 앞뒤 4해마다의 고유 영역이 있고, 4부와 4장의 기능이 각기 다르죠. 똑같은 얼굴이면서 귀·눈·코·입 4관마다의 역할이 다르고, 똑같은 몸뚱어리면서 털가죽·힘줄·살·뼈 4체마다의 기능이 각기 달라요.

귀·눈·코·입은 신기혈정의 통로이되, 그 근거지는 진고유액의 바다인 앞 4해가 자리한 함억제복(턱·가슴·배꼽·아랫배)이죠. 폐·비·간·신은 신기혈정의 결과물로서, 그 근거지는 이막혈정의 바다인 뒤 4해가 자리한 두견요둔(뒤통수·어깻죽지·허리·엉덩이)이죠. 따라서 함억제복의 본성기운 중 맑은 기운이 귀·눈·코·입의 본성으로, 두견요둔의 감정기운 중 맑은 기운(즙)이 폐·비·간·신의 감정으로 나타나죠.

태양인의 천시를 듣는 귀의 능력은 턱에서, 소양인의 세회를 바라보는 눈의 능력은 가슴에서, 태음인의 인륜을 냄새 맡는 코의 능력은 배꼽에서, 소음인의 지방을 맛보는 입의 능력은 아랫배에서 나온다는 말이고요. 태양인의 교우에 맞는 비장의 능력은 어깻죽지에서, 소양인의 사무에 다다르는 폐의 능력은 뒤통수에서, 태음인의 거처를 안정시키는 신장의 능력은 엉덩이에서, 소음인의 당여를 세우는 간의 능력은 허리에서 나온다는 말이에요.

귀·눈·코·입 4관은 진고유액의 바다인 앞 4해의 맑은 기운을 끌어내는 의식적이고 능동적인 존재이자, 이막혈정의 바다인 뒤 4해를 이루게 하는 결정적 존재이기도 하죠. 마찬가지로 간·신·폐·비 4장은 뒤 사해의 맑은 즙을 흡득吸得하는 의식적이고 능동적인 존재이자, 진고유액의 바다인 앞 4해의 기운을 고동鼓動하여 진고유액을 응취(凝聚)시키는 적극적 존재이기도 하죠.

먼저 절세박통(絶世博通)이 되어 여러 시공간에 두루 통할 수 있는, 본성기운에 영향을 주는 간·신·폐·비 4장의 능력에 대해서 다뤄보죠.

간단히 말해 태양인의 배꼽에 절세의 행검이 자리하려면 간의 능력이, 소양인의 아랫배에 절세의 도량이 자리하려면 신장의 능력이, 태음인의 턱에 절세의 주책이 자리하려면 폐의 능력이, 소음인의 가슴에 절세의 경륜이 자리하려면 비장의 능력이 결정적 영향을 준다는 것이죠.

태양인의 배꼽에 절세의 행검이 자리하려면 간의 능력이 결정적 영향을 주죠. 태양인의 간이 약해 소장이 음식물을 삭혀내지 못하여 배꼽이 있는 가운데 배가 부실하여 거칠어지면, 사정없이 남을 멸시하여 쳐내고 자기만이 옳다고 똥고집을 부리는 벌심을 부려요. 재주가 씩씩하지 않은데도 나아가려 해서죠.

간이 강해 소장이 잘 삭혀내어 가운데 배에 윤기가 흐르고 탄력이 생겨 재주가 씩씩해지면, 행실을 바르게 절제하는 절세의 행검을 행해요. 음식물을 잘 삭혀내는 배꼽 힘을 길러야 행검이 깃든다는, 삭히면 삭힐수록 재주가 씩씩해서 행검이 깃든다는 말씀이죠.

소양인의 아랫배에 절세의 도량이 자리하려면 신장의 능력이 결정적 영향을 주죠. 소양인의 신장이 약해 대장에 이상이 생겨 아랫배에 똥배가 나와 힘이 없으면, 열등감이 가득하여 실제 이상으로 돋보이려 크게 허풍 치는 과심을 부려요. 힘이 굳세지 않은데도 일을 벌이려 해서죠.

신장이 강해 대장이 잘 소통하여 똥을 잘 누고 날씬한 배(허리)에 뱃심(허릿심)이 붙어 힘이 굳세어지면, 남들을 포용하여 너그럽게 감싸주는 절세의 도량을 베풀어요. 똥을 잘 누는 뱃심(허릿심)을 길러야 도량이 담긴다는, 비우면 비울수록 힘이 굳세어서 도량이 담긴다는 말씀이죠.

태음인의 턱에 절세의 주책이 자리하려면 폐의 능력이 결정적 영향을 주죠. 태음인의 폐가 약해 위완(목덜미)이 답답하여 호흡이 원활하지 못해 심한 코골이가 되어 무호흡증에 가까우면, 자존심이 가득하여 드러나게 뽐내어 꼴불견을 떠는 교심을 부려요. 앎이 찬찬하지 않은데도 가만히 있으려 해서죠.

폐가 강해 위완이 잘 소통되어 숨쉬기가 편안하여 앎이 찬찬해지면, 이해득실을 헤아려 정확한 계산을 하는 절세의 주책을 펼쳐요. 목덜미의 턱이 편안해야 주책이 머문다는, 숨쉬기를 잘하면 잘할수록 앎이 찬찬해서 주책이 머문다는 말씀이죠.

소음인의 가슴에 절세의 경륜이 자리하려면 비장의 능력이 결정적 영향을 주죠. 소음인의 비장이 약해 위장이 잘 체하여 새가슴이 되어 깜짝깜짝 놀라 쿵쿵 뛸 정도로 약해지면, 실속 없이 허세를 떠는 긍심을 부려요. 꾀가 크지 않은데도 머무르려 해서죠.

비장이 강해 위장이 소화를 잘 시켜 가슴이 안정되어 꾀가 커지면, 일을 조직적으로 짜내어 인간관계를 다스리는 절세의 경륜을 펼쳐요. 가슴이 반석처럼 굳건하게 안정되어야 경륜을 품는다는, 잘 소화시키면 소화시킬수록 꾀가 커서 경륜을 품는다는 말씀이죠.

절세박통의 길						
사상인 \ 박통	4장 →	4부 →	앞몸 → 향상	본성기운	극복	결과
태양인	간 →	소장 →	배꼽 → 삭힘	나아가려 함	재주	행검
소양인	신 →	대장 →	아랫배 → 배변	일 벌이려 함	힘	도량
태음인	폐 →	위완 →	턱 → 호흡	그냥 있으려 함	앎	주책
소음인	비 →	위장 →	가슴 → 소화	머무르려 함	꾀	경륜

이제 독행대인獨行大人이 되어 세상에 홀로 우뚝 서는, 감정기운에 영향을 주는 입·코·눈·귀 4관의 능력(본성)에 대해서 다뤄 보죠.

간단히 말해 태양인의 엉덩이에 대인의 방략이 자리하려면 입의 능력이, 소양인의 허리에 대인의 재간이 자리하려면 코의 능력이, 태음인의 어깻죽지에 대인의 위의가 자리하려면 눈의 능력이, 소음인의 뒤통수에 대인의 식견이 자리하려면 귀의 능력이 결정적 영향을 준다는 것이죠.

태양인의 엉덩이에 대인의 방략이 자리하려면 입의 능력이 결정적 영향을 주죠. 구름 위로 치솟아 하늘 끝까지 날아가는 용처럼, 암컷 앞에서 힘을 뽐내는 수컷처럼, 태양인은 수컷이 되려 하는 호방한 웅심이 강해요. 전적으로 이것에만 빠져들면 욕심껏 남의 것을 은근슬쩍 자기 것으로 삼는 절심이 생겨나죠. 제멋대로 하는 마음이 반드시 지나쳐서죠.

용이 아홉 길 물속에서 날아오를 힘을 비축하듯, 굳세어 굽히지 않는 힘에 의해 백魄을 갈무리한 엉덩이의 암컷이 되려 하는 부드러움을 본받아 기르면, 일을 이루도록 꾀를 내어 방법을 세우는 방략이 생겨나요.

무거운 기름의 바다인 액해의 맑은 기운은 입으로 나와서 정이 되고, 방광으로 들어가서는 정이 머무는 정해가 되죠. 그러니 입에서 정을 굳세게 기르면, 방광의 정이 잘 머물러서 엉덩이의 백이 활발해지지 않겠어요? 따라서 태양인이 소음인처럼 암컷이 되려 하면 할수록 홀로 우뚝한 대인의 방략이 엉덩이에 깔린다는 말씀이에요.

머루며 다래 넝쿨을 보신 적이 있나요? 떡갈나무든 가시나무든 뭐든 가까이 있으면 휙휙 휘감아 오르는 넝쿨 말이에요. 그뿐 아니에요. 오래되면 넝쿨 줄기는 어지간한 나무처럼 굵은데다 침대 스프링처럼 탄력까지 겸비해요. 휘늘어진 굵은 넝쿨에 앉아 발장난을 치면 몸이 서서히 앞뒤로 움직여요. 얼마나 편안하고 부드러운지요. 좀체 베어지지 않는 질김에다 부드러운 탄력까지 갖춘 지혜로운 넝쿨이라 할 수 있지요.

소양인의 허리에 대인의 재간이 자리하려면 코의 능력이 결정적 영향을 주죠. 끝없이 빛을 뿜어내는 태양처럼, 아무것에나 맹렬하게 부딪히는 멧돼지처럼, 소양인은 밖에서 이기려 하는 호승심이 강해요. 전적으로 이것에만 빠져들면 정당화하면서 자신을 변명하며 꾸며대는 나심이 생겨나죠. 사사로움으로 치우치는 마음이 반드시 지나쳐서죠.

집돼지가 울안에서 올망졸망 새끼들과 낮잠을 편안하게 즐기듯, 느슨하게 풀어주는 힘에 의해 혼魂을 갈무리한 허리의 안에서 지키려 하는 느긋함을 본받아 기르면, 재치 있게 사물을 처리하는 능력인 재간이 생겨나요.

묽은 기름의 바다인 유해의 맑은 기운은 코로 나와서 혈이 되고, 허리뼈로 들어가서는 혈이 머무는 혈해가 되죠. 그러니 코에서 혈을 느슨하게 기르면, 허리뼈의 혈이 잘 머물러서 허리의 혼이 활발해지지 않겠어요? 따라서 소양인이 태음인처럼 안에서 지키려 하면 할수록 홀로 우뚝한 대인의 재간을 허리에 떤다는 말씀이에요.

어릴 적에 돼지우리를 본 적이 많아요. 우리에 박힌 말목의 간격이 커서 어미는 못 나오지만 새끼들은 쉽게 빠져나와요. 돼지 새끼들이 숲으로 울타리로 송사리 떼처럼 우르르 몰려다녀요. 그러다가 어미에게 가선 때로 혼나기도 하고 때로 사랑받기도 하고요. 그래요, 그때의 어미 태도는 얼마나 한가하고 대견하던지요. 자애로운 어머니에다 훌륭한 선생님의 자태에 영락없지요.

태음인의 어깻죽지에 대인의 위의가 자리하려면 눈의 능력이 결정적 영향을 주죠. 외양간에 누워 되새김질을 하며 여물을 곱씹는 소처럼, 눈망울에 두려움이 가득한 송아지처럼, 태음인은 안에서 지키려 하는 수비 성향이 강해요. 전적으로 이것에만 빠져들면 오만방자한 치심이 생겨나죠. 물욕만 바라는 마음이 지나쳐서죠.

수소가 양 뿔로 사납게 들이박아 호랑이에 맞서듯, 거두어들이는 힘에 의해 영靈을 갈무리한 어깻죽지의 밖에서 이기려 하는 사나움을 본받아 기르면, 위엄 있는 거동인 위의가 생겨나요.

끈끈한 기름의 바다인 고해의 맑은 기운은 눈으로 나와서 기가 되고, 등골뼈로 들어가서는 기가 머무는 막해가 되죠. 그러니 눈에서 기를 거두어 기르면, 등골뼈의 기가 잘 머물러서 어깻죽지의 영이 활발해지지 않겠어요? 따라서 태음인이 소양인처럼 밖에서 이기려 하면 할수록 홀로 우뚝한 대인의 위의를 어깻죽지에 걸친다는 말씀이에요.

드물지만 앞집의 송아지가 소 우리를 탈출하는 일이 벌어져요. 주인이 긴 막대를 휘두르고 제가 장대를 휘저어 우리로 몰아넣으려 해도 껑충거리며 다른 길로 빠져버려요. 그러다 작은 동산에 올라 사방을 휘휘 둘러보는 늠름한 위엄을 연출해요. 얼마나 듬직하고 멋지던지요. 낭패한 주인과 대조적인, 동산에 우뚝 선 위엄 서린 그 풍모를 지켜보노라면 웃음과 감탄이 절로 흘러나오죠.

소음인의 뒤통수에 대인의 식견이 자리하려면 귀의 능력이 결정적 영향을 주죠. 태양의 빛을 받아야 제 빛을 내는 달처럼, 수컷의 보호 아래서 제 능력을 발휘하는 암컷처럼, 소음인은 남에게 기대는 의존심이 강해요. 전적으로 이것에만 빠져들면 제멋대로 심술부리면서 남의 이익을 가로채는 탈심이 생겨나죠. 구차하게 눈앞의 안일만을 도모하는 마음이 반드시 지나쳐서죠.

까투리가 제 새끼들을 보호하려고 매에게 사납게 저항하듯, 곧게 펴는 힘에 의해 신神을 갈무리한 뒤통수의 수컷이 되려 하는 씩씩함을 본받아 기르면, 새로운 사실을 인식해서 자신의 견해를 세우는 식견이 생겨나요.

침의 바다인 진해의 맑은 기운은 귀로 나와서 신이 되고, 두뇌로 들어가서는 신이 머무는 이해가 되죠. 그러니 귀에서 신을 곧게 기르면, 두뇌의 신이 잘 머물러서 뒤통수의 신이 활발해지지 않겠어요? 따라서 소음인이 태양인처럼 수컷이 되려 하면 할수록 홀로 우뚝한 대인의 식견을 뒤통수에 담는다는 말씀이에요.

한번은 수목원 도로에서 앞차가 갑자기 멈춰 서서는 가만히 있는 거예요. 무슨 일인가 하여 차문을 열고 나가보니, 까투리 어미가 새끼 일곱 마리를 이끌고 과감히 무단횡단 중이대요. 얼마나 씩씩하고 담대하던지요. 보무도 당당한 어미의 모습을 바라보는 우리가 숙연해지더군요.

| 독행대인의 길 |

독행 사상인	4관 → 4상 → 뒤 4해(뒷몸)	예	감정기운	극복	결과
태양인	입 → 정 → 정해(엉덩이)	용	수컷 됨	암컷 됨	방략
소양인	코 → 혈 → 혈해(허리)	돼지	밖 이김	안 지킴	재간
태음인	눈 → 기 → 막해(어깻죽지)	소	안 지킴	밖 이김	위의
소음인	귀 → 신 → 이해(뒤통수)	까투리	암컷 됨	수컷 됨	식견

결국 앞 4해가 자리한 함억제복의 본성기운 중 맑은 기운이 4관의 본성으로 나타나고, 뒤 4해가 자리한 두견요둔의 감정기운 중 맑은 기운(즙)이 4장의 감정으로 나타나죠. 반면에 4관과 4장은 각각 앞뒤 4해의 맑은 기운과 즙을 끌어내고 빨아들이는 능동적 역할을 하여, 각각 뒤앞 4해를 성립시키죠.

마음은 이제까지 말한 모든 것을 맡아 처리해요. 마음은 네 모퉁이의 사상을 짊어지고 한가운데의 태극을 등지고서, 똑바로 가슴이 전중을 향하여 광명한 빛을 밝게 비추죠. 이 때문에 귀·눈·코·

입은 본성을 살피지 않는 것이 없고, 폐·비·간·신은 감정을 헤아리지 않는 것이 없으며, 턱·가슴·배꼽·아랫배는 본성기운을 정성스레 하지 않는 것이 없고, 뒤통수·어깻죽지·허리·엉덩이는 감정기운을 공경스레 하지 않는 것이 없죠."

전인의 세계로 가는 길

일어나 큰절 올린 뒤, 무릎 꿇고 머리 조아려 선인께 청한다.

"제가 불민하여 빠뜨린 점이 있는 듯싶습니다."

"음식물의 기운은 4부로 들어가서 4관으로 나오고, 4장과 4체로 돌아가오. 이 과정에서 4장부와 4체관의 작용은 일회적이고 단선적으로 보이오. 하지만 귀·눈·코·입이 신기혈정이 되고 폐·비·간·신이 폐·비·간·신의 근원을 북돋는 일련의 생리 과정은 끝없이 돌고 돌아 순환적이오. 줄여 말하면 본성이 본성기운에서 나오고, 감정이 감정기운에서 나오며, 본성기운이 감정에서 영향을 받고, 감정기운이 본성에서 영향을 받는다는 말이오. 거듭 말하지만 사상인의 4초는 단순히 기계적인 과정 속에 자리하는 데 그치는 것이 아니라오. 앞 4해와 뒤 4해가 끊임없이 순환하는 과정 속에 역동적으로 자리한 것이라오.

그대가 말한 마음이란 5장에서의 심장인 동시에, 우리 온몸의 주재자인 마음이기도 하오. 물론 이 마음은 욕심이 없는 마음을 가리키오. 본성, 감정, 본성기운, 감정기운은 각기 독자적이면서도 서로서로 영향을 주고받는 순환 관계에 놓여 있거니와, 이와 같은 순환 관계 속에서 욕심 없는 마음이야말로 온몸의 주재자라오. 욕심 없는 마음을 닦을 때에야 전인의 세계로 나아갈 수 있소.

세계관이란 나의 성정性情과 남의 성정의 같고 다름을 이해하여 나의 정체를 찾는 것이 아니오? 내 속에서 나 아닌 것, 즉 나의 한계를 인정하며, 내 속에서 나일 수 있는 것, 즉 나의 가능성을 향해 나아가는 것이오. 그것이 나의 안에서는 인생 경영으로, 나의 밖에서는 사회 처세로 나타나는 것이 아니겠소?

상성相成하는 태양인과 소양인, 상자相資하는 태음인과 소음인은 쉽게 서로를 닮을 수 있소. 이것이 상생相生이오. 반면에 상극相剋하는 소음인과 소양인, 태음인과 태양인은 해와 달처럼 서로 만날 수가 없소만, 상대의 영역을 인정하여 조화를 이루면 놀라운 기적적인 힘을 발휘하오. 상반相反하는 태양인과 소음인, 태음인과 소양인은 서로를 본받으면 본인의 영역이 건강하게 확장되오. 결국 내 고유의 것을 바탕으로 상생(상성·상자)하여 상극하는 것과의 조화를 모색하고 상반하는 것을 본받으면, 전인全人적 세계관을 형성할 수 있소.

바꿔서 생각하면 더욱 쉽소. 본성과 감정을 외면하거나 본성기운과 감정기운에만 외곬으로 빠져들면, 그것이 무어겠소? 폐인적 세계관 아닐런가?

태양인을 봅시다. 안하무인의 태양인이 태음인의 근신함을 닮으려 하면, 상극의 것을 흉내 내려다 자신의 마음을 다치게 되오. 상반하는 소음인의 암컷다운 부드러움을 업신여기면 여길수록 더욱더 수컷다운 패도적 기질을 뿜어낸다오. 상성하는 소양인의 사무 능력을 극도로 고집하거나 무시하여 남들에게 묻기를 게을리 하면, 자신의 감정이 약화되오. 태양인다운 도약하는 천시 감각을 등한시하여 천시 듣기를 소홀히 하면, 자신의 본성이 약화된다오. 이것이 태양인의 폐인적 세계관이오.

사물놀이를 하는 30대 후반의 태양인이 머무른 적이 있소. 연습을 하던 어느 날 몸이 안 좋은 것을 느끼오. 공연을 앞둔 터라 억지로 꾹 참고 연습을 계속하오. 며칠의 공연을 마친 날, 사람들이 어째 목이 이상하다고 지적하는 거요. 목이 왼쪽 어깨에 거의 붙은 거요. 당시에 그는 동료 선후배의 의견을 묵살하고 매사에 독선적으로 앞으로 앞으로만 밀고 나갔던 거요. 눈치 챘겠지만, 수컷다운 패도적 기질에 사로잡혀 억지로 강행한 나머지 그런 병이 생긴 거라오.

소양인을 봅시다. 기가 센 소양인이 소음인의 조용함을 닮으려 하면, 상극의 것을 흉내 내려다 자신의 마음을 다치게 되오. 상반하는 태음인의 안에서 지키려 하는 수비 성향을 업신여기면 여길수록 더욱더 밖에서 이기려 하는 호승심에 불타오른다오. 상성하는 태양인의 교우 능력을 극도로 고집하거나 무시하여 배우기를 게을리 하면, 자신의 감정이 약화되오. 소양인다운 드높은 세회 감각을 등한시하여 세회 보기를 소홀히 하면, 자신의 본성이 약화된다오. 이것이 소양인의 폐인적 세계관이오.

길 건너에 40대 중반의 소양인 아주머니가 산다오. 창문도 늘 굳게 닫혀 있고, 하루 종일 집밖으로 나다니는 것을 거의 볼 수 없을 정도로 집안에만 박혀 사오. 몇 해 전부터 심장 박동이 불규칙해지고 심장이 비대해지기 시작하오. 어깨도 구부정해져서 키도 점차 작아지오. 당시에 그녀는 속으로 속으로만 가정불화를 삭히려 애쓰기만 한 거요. 아시다시피, 소음인 식의 조용함을 애서 닮으려 하여 심화가 속에서 타올라 병이 심각해진 것이오.

태음인을 봅시다. 욕심 많은 태음인이 태양인의 씩씩함을 닮으려 하면, 상극의 것을 흉내 내려다 자신의 마음을 다치게 되오. 상반하는 소양인의 밖에서 이기려 하는 호승심을 업신여기면 여길수록 더욱더 안에서 지키려 하는 엉큼한 보수성에 빠져든다오. 상자하는 소음인의 당여 능력을 극도로 고집하거나 무시하여 가려내기를 게을리 하면, 자신의 감정이 약화되오. 태음인다운 광범한 인류 감각을 등한시하여 인류 맡기를 소홀히 하면, 자신의 본성이 약화된다오. 이것이 태음인의 폐인적 세계관이오.

모 연구원에 근무하는 30대 초반의 태음인이 자기 팀장을 따라 들른 적이 있소. 맥을 잡아보니 맥이란 맥 모두가 거의 뛰지를 않는 거요. 그리하여 1년 정도 산속으로 들어가 자연과 동화하여 짐승처럼 살라 권하니까, 이상한 나라의 앨리스를 보듯 말을 듣지 않더이다. 한 달 정도 뒤에 팀장이 찾아왔소. 그 연구원이 서울 출장 다녀오는 길에 기차간에서 문제를 일으켜, 출동한 경찰관이 정신병원에 강제 입원시켰다는 거요. 당시에 그는 무호흡증이어서 잠잘 때 간이 산소마스크를 쓰던 중이오. 본인이 건강을 돌보지 않고, 돈이나 가정이나 직장 같은 것을 지키려 하는 엉큼한 보수성에 빠져 있다 이런 사단이 일어난 거라오.

　소음인을 봅시다. 소심한 소음인이 소양인의 대범함을 닮으려 하면, 상극의 것을 흉내 내려다 자신의 마음을 다치게 되오. 상반하는 태양인의 수컷다운 씩씩함을 업신여기면 여길수록 더욱더 암컷다운 소심함에 빠져든다오. 상자하는 태음인의 처세술을 극도로 고집하거나 무시하여 생각하기를 게을리 하면, 자신의 감정이 약화되오. 소음인다운 깊이 있는 지방 감각을 등한시하여 지방 맛보기를 소홀히 하면, 자신의 본성이 약화된다오. 이것이 소음인의 폐인적 세계관이오.

　몇 년 전 일이오. 아마 3월 5일이지 싶소. 꽃샘추위가 지나쳐 눈이 수북이 쌓이다 보니, 차들이 꼼짝 못해 거리 전체가 그대로 주차장이 되었다오. 40대 초반 노처녀가 다른 날과 달리 예쁘게 치장한 미인으로 변해 나타나서는, 눈이 쌓인 거리를 같이 산책하자는 거요. 웃음보를 몇 개나 찬 것마냥 평소에는 선머슴처럼 깔깔거리던 창백한 낯빛의 여성이, 귀고리를 찰랑거리는 성장 차림으로 조신하게 목소리를 내리깔아 말하는데 적이 놀랐다오. 당시에 그녀는 늦은 결혼에 대한 망설임, 늙은 부모 봉양에 대한 안타까움 등으로 무척 힘든 시기를 지나던 중이오. 그래서 소양인 식의 대범함을 굳이 흉내 내려 한 것이 아닌가 싶소. 그것이 그녀를 더 힘들게 한 것이고.

　이와 달리 본성과 감정을 강화시키고, 본성기운과 감정기운의 한계를 극복하여 잘 다스리면, 그것이 무엇겠소? 전인적 세계관 아닐

| 폐인적 세계관 |

폐인관 사상인	상극 체질 닮기	상반 체질 업신여김	게으름의 감정 약화	소홀함의 본성 약화
태양인	태음인 근신함	소음인 암컷 됨	소양인 사무 능력	자신의 천시 감각
소양인	소음인 조용함	태음인 안 지킴	태양인 교우 능력	자신의 세회 감각
태음인	태양인 씩씩함	소양인 밖 이김	소음인 당여 능력	자신의 인륜 감각
소음인	소양인 대범함	태양인 수컷 됨	태음인 처세술	자신의 지방 감각

런가?

  태양인을 봅시다. 태양인은 천시를 잘 듣고, 소양인을 닮아 남과 사귀는 교우에 뛰어나오. 천시 듣기를 더욱 멀리까지 하고 교우에서 묻기에 힘쓰면, 본성과 감정이 강화되오. 상극하는 태음인의 영역을 인정하여, 늘 나아가려고만 하는 마음을 잘 다스려 스스로의 재주를 돌이켜보면서, 씩씩하게 재주를 닦으면 절세의 행검을 발휘하오. 늘 수컷이 되려고만 하는 행실을 다스려, 암컷이 되려 하는 상반하는 소음인의 행실을 본받아 닦으면 대인의 방략을 행한다오. 이것이 태양인의 전인적 세계관이오.

  사물놀이를 하는 그 젊은이는 집이나 사회와의 인연을 끊고 이곳에서 힘을 기르오. 집 짓고 풀 뽑으며 나무하고 불 때며 밥 짓는 일을 통해 하체 힘을 기르오. 하체 힘을 기른 뒤, 주변 산을 오르내리며 마음의 평온함을 자연으로부터 배우기 시작하오. 남의 말에 귀 기울여 들을 줄 알고, 무슨 일이든 상대의 의중을 꼭 물으려고 노력하오. 목뼈도 바로 잡히고 목근육도 튼튼해져 집으로 돌아가오. 지금은 가족과 지내면서 사물을 일반인들에게 강습하고 있소.

소양인을 봅시다. 소양인은 세회를 잘 보고, 태양인을 닮아 일 처리를 잘하는 사무에 뛰어나오. 세회 보기를 더욱 높이까지 하고 사무에서 배우기에 힘쓰면, 본성과 감정이 강화되오. 상극하는 소음인의 영역을 인정하여, 늘 일을 벌이려고만 하는 마음을 잘 다스려 스스로의 힘을 돌이켜보면서, 굳세게 힘을 닦으면 절세의 도량을 발휘하오. 늘 밖에서 이기려고만 하는 행실을 다스려, 안에서 지키려 하는 상반하는 태음인의 행실을 본받아 닦으면 대인의 재간을 행한다오. 이것이 소양인의 전인적 세계관이오.

작년 여름에 심장 수술을 받은 뒤, 그 아줌마는 한동안 집 안에서 요양하오. 6개월 정도의 요양 기간이 필요하다는데, 3개월쯤 지났을 때 찾아왔소. 마을의 모 기관에서 건물을 아침과 저녁 두 차례 청소하라는 제안이 들어온 것이오. 가족과 주변에선 만류한다면서 내 의견을 듣고 싶다는 거요. 내가 뭐라 했을 것 같소? 두말할 나위 없이 제의를 수락하라 했소. 그렇게 규칙적인 일을 하는 것이 몸의 건강은 물론이고 마음에도 좋아서요. 수술한 작년만 해도 심장 맥 빼놓곤 제대로 뛰는 맥이 전무하리만치 형편없던 것이, 이번 가을에는 맥이 그런대로 뛰는 것을 짚을 수 있었다오. 등도 전보다는 제법 펴져 키도 커진데다, 집 창문을 늘 열어놓고 무시로 외출하는 것을 곧잘 본다오.

태음인을 봅시다. 태음인은 인륜을 잘 냄새 맡고, 소음인을 닮아 사회적 처신을 잘하는 거처에 뛰어나오. 인륜 맡기를 더욱 넓게 하고 처세에서 가려내기에 힘쓰면, 본성과 감정이 강화되오. 상극하는 태양인의 영역을 인정하여, 늘 가만히 있으려고만 하는 마음을 다스려 스스로의 앎을 돌이켜보면서, 찬찬하게 앎을 닦으면 절세의 주책을 발휘하오. 늘 안에서 지키려고만 하는 행실을 다스려, 밖에서 이기려 하는 상반하는 소양인의 행실을 본받아 닦으면 대인의 위의를 행한다오. 이것이 태음인의 전인적 세계관이오.

그 연구원은 그 뒤로 정신병원에서 나와 회사에 복귀하오. 팀장의 말에 의하면, 같은 팀원들이 잘 배려해주는데다 본인도 이전보다 훨씬 적극적으로 생활한다는 거요. 술은 아예 끊고 회식 자리도 멀리하면서 퇴근 뒤 집으로 일찍 들어가고, 틈만 나면 어디서든 열심히 운동한다 하오.

소음인을 봅시다. 소음인은 지방을 잘 맛보고, 태음인을 닮아 자기편끼리의 더불음인 당여에 뛰어나오. 지방 맛보기를 더욱 깊게 하고 당여에서 생각하기에 힘쓰면, 본성과 감정이 강화되오. 상극하는 소양인의 영역을 인정하여, 늘 머물러 있으려고만 하는 마음을 다스려 스스로의 꾀를 돌이켜보면서, 크게 꾀를 닦으면 절세의 경륜을 발휘하오. 늘 암컷이 되려고만 하는 행실을 다스려, 수컷이 되려 하는 상반하는 태양인의 행실을 본받아 닦으면 대인의 식견을 행한다오. 이것이 소음인의 전인적 세계관이오.

얼마 뒤 그 노처녀는 시집을 가오. 지인들이 전하는 말로는 소음인답게 조신하게 산다 하오. 남편과 원만하게 잘 지내며 친정식구와도 잘 오간다 하오.

그러니 체질의 입장에 설 때, 무엇이든 할 수 있다고 가르치는 요즘에 유행하는 경영 처세서를 보면, 엉터리 처세서 일색인 셈이오. 하물며 자라나는 아이들에게 가르치는 교육조차 서울대 들어가기

| 전인적 세계관 |

전인관 사상인	본성 강화	감정 강화	본성기운 닦기	감정기운 본받기	인정
태양인	멀리 듣기(천시)	묻기(교우)	재주	소음인 암컷 됨	태음인 영역
소양인	높게 보기(세회)	배우기(사무)	힘	태음인 안 지킴	소음인 영역
태음인	넓게 맡기(인륜)	가려내기(처세)	앎	소양인 밖 이김	태양인 영역
소음인	깊이 맛보기(지방)	생각하기(당여)	꾀	태양인 수컷 됨	소양인 영역

와 미국인 만들기와 뭉텅이로 돈 벌기 일색 아니오? 그걸 바라보노라면, 인간 아닌 길로 치달리는 것을 지켜보노라면, 마음이 아프다오. 경영 처세서의 바람은 오래가지 못할 것이 분명하오. 현재의 교육 방향 역시 그렇다고 예언할 수 있소. 교육의 진정성이나 처세의 진정성은 스스로의 욕심 없는 마음 닦기에 달려 있는 것이 분명한 터에 어찌 그리 예견하지 못하겠소. 인간답기를 포기해버린 멍텅구리 바보가 아닌 다음에야."

일어나 큰절 올린 뒤, 무릎 꿇고 머리 조아려 선인께 사뢴다.

"먹구름을 몰아내는 바람 한 줄기와 같이, 목마름을 씻어주는 샘물 한 모금과 같이, 저와 같은 고루과문하고 어리석어 몽매한 이의 마음을 밝게 씻어내는 청량한 가르침 한 소식을 베푸시니, 삼세구천에 베푸신 이 은덕, 천계를 뛰어넘고 항하사恒河沙를 헤아리는 능력이 있더라도 어찌 다 갚으오리까? 가르치심을 받자와, 욕심 없는 마음을 부지런히 닦으오리다."

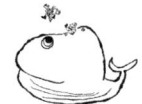
새우와 고래가 함께 숨쉬는 바다

추만호의 체질 이야기

지은이 | 추만호

펴낸이 | 전형배
펴낸곳 | 도서출판 창해
출판등록 | 제9-281호(1993년 11월 17일)

초판 1쇄 인쇄 | 2009년 6월 25일
초판 1쇄 발행 | 2009년 6월 30일

주소 | 121-846 서울시 마포구 성산1동 226-4 창해빌딩 2층
전화 | (02) 333-5678(代), (02) 3142-0057
팩시밀리 | (02) 322-3333
홈페이지 | www.changhae.net
E-mail | chpco@chol.com
 * chpco는 Changhae Publishing Co.를 뜻합니다.

ISBN 978-89-7919-926-0   13510

값·15,000원

ⓒ 추만호 2009, Printed in Korea

※ 잘못된 책은 구입하신 곳에서 바꾸어드립니다.

이 도서의 국립중앙도서관 출판시도서목록(CIP)은 e-CIP 홈페이지
(http://www.nl.go.kr/cip.php)에서 이용하실 수 있습니다.
(CIP제어번호 : CIP2009001854)